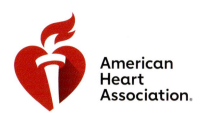

PALS
小児の二次救命処置

プロバイダーマニュアル

AHAマニュアルは，受講者がクラスの準備，クラスでの使用，およびAHAコースの完了後の復習を目的に個人的に使用するために設計されている。コースで提示された重要な情報の習得と定着を最適化するために，受講者はオンラインの受講前資料と併せてマニュアルを使用する必要がある。本マニュアルは共有を目的としたものではなく，その有効期間はコースが有効である限り継続される。

本プロバイダーマニュアルは _____ の所有物である。

© 2021 American Heart Association

日本にて発行: Global Speed 2-6-34, Takashima, Nishi-ku, Yokohama-shi, Kanagawa, 220-8515 Japan. 登録番号: 0107-03-002847

ISBN: 978-1-61669-939-0. 日本語版 20-2119JP. 印刷日: 7/21

オリジナル英語版
Pediatric Advanced Life Support Provider Manual
© 2020 American Heart Association

謝辞

アメリカ心臓協会（American Heart Association, AHA）は，このマニュアルの開発に貢献された以下の方々に感謝いたします。Kelly D. Kadlec, MD, MEd; Mary E. McBride, MD, MEd; Reylon Meeks, RN, BSN, MS, MSN, EMT, PhD; Sallie Johnson, PharmD, BCPS; Adam Cheng, MD; Ian R. Drennan, ACP, PhD; Susan Fuchs, MD; Mike Helbock, MICP, NR-P, SEI; Elizabeth A. Hunt, MD, MPH, PhD; Garth Meckler, MD, MSHS; Ryan Morgan, MD, MTR; Stephen M. Schexnayder, MD; Sarah Tabbutt, MD, PhD; Janice A. Tijssen, MD, MSc; and the AHA International PALS Project Team.

日本語版：長谷山圭司, 関島俊雄, 阿部裕樹, 岡本吉生, 水野圭一郎, 井手健太郎, 伊藤英介, 伊藤友弥, 松永綾子, 元野憲作, 西岡正人, 塚原孝紘平, 松井了, 長田浩平, 谷昌憲, 青木一憲, 野村理, 金井雅代, 櫻井淑男, 境田 康二, 田中 行夫, 小倉 憲一, 軍神 正隆, 宮本 朋幸, 矢野 隆郎, 島 秀樹, 松本尚浩, 加塩信行, 鹿瀬陽一, 片山正夫, 木村相樹, 佐藤浩之, 杉木大輔, 富澤　稔, 西成真琴, 藤田恒夫, 布施　淳, 秋場　研, 飯村知広, 河波弘晃, 後藤拓也, 佐方祐貴, 田中秀明, 三辻智美, およびAHA ECC International PALS Project Team.

PALS 受講者用資料は eLearning.heart.org（使用可能な場合）で確認できる。コース前の資料へのアクセスに関する詳細は，国際トレーニングセンターのコーディネーターに連絡のこと。

このコースの最新情報や修正情報を入手するには www.international.heart.org を参照のこと。

目次

パート 1
コースの概要 　　　　　　　　　　　　　　　　　　　　1

コースの目標 　　　　　　　　　　　　　　　　　　　　1
PALS プロバイダーコースの目的 　　　　　　　　　　　1
学習目標 　　　　　　　　　　　　　　　　　　　　　1
コース説明 　　　　　　　　　　　　　　　　　　　　2

受講前の準備 　　　　　　　　　　　　　　　　　　　　5
受講前自己評価と受講前作業 　　　　　　　　　　　　5
BLS スキル 　　　　　　　　　　　　　　　　　　　　5
心電図リズムの判定 　　　　　　　　　　　　　　　　5
基礎薬理 　　　　　　　　　　　　　　　　　　　　　6
臨床シナリオへの知識の実用的応用 　　　　　　　　　6

コース教材 　　　　　　　　　　　　　　　　　　　　　7
「**PALS** プロバイダーマニュアル」 　　　　　　　　　7
PALS リファレンスカード 　　　　　　　　　　　　　7
PALS 受講者用資料 　　　　　　　　　　　　　　　　7

コース修了の要件 　　　　　　　　　　　　　　　　　　8

科学技術に関する更新情報 　　　　　　　　　　　　　　9
2020 年版での大きな変更 　　　　　　　　　　　　　9
呼吸数 　　　　　　　　　　　　　　　　　　　　　　9
カフ付き気管チューブ 　　　　　　　　　　　　　　　9
輪状軟骨圧迫法 　　　　　　　　　　　　　　　　　10
アドレナリンの早期投与 　　　　　　　　　　　　　10
CPR の指針となる拡張期血圧 　　　　　　　　　　　10
心停止後のけいれん発作 　　　　　　　　　　　　　10
敗血症性ショック 　　　　　　　　　　　　　　　　10
オピオイド過量投与 　　　　　　　　　　　　　　　10

救命の連鎖 　　　　　　　　　　　　　　　　　　　　11
概要 　　　　　　　　　　　　　　　　　　　　　　11
救命の連鎖の要素 　　　　　　　　　　　　　　　　12

目次

パート 2
乳児および小児に対する BLS および AED の復習　　13

- 学習目標　　13
- 乳児および小児に対する BLS　　14
  - ヘルスケアプロバイダー向けの小児に対する BLS アルゴリズム–救助者 1 人　　14
  - 乳児および小児に対する 1 人法の BLS の手順　　15
  - 乳児／小児の胸骨圧迫　　18
  - 乳児／小児の人工呼吸　　20
  - ヘルスケアプロバイダー向けの小児に対する BLS アルゴリズム–救助者 2 人以上　　20
  - 乳児および小児に対する 2 人法の BLS の手順　　21
- 乳児および 8 歳未満（日本では未就学児）の小児に対する AED　　24
  - 各自の環境に用意されている AED 装置に慣れておく　　24
  - 小児向けショックエネルギー量の投与　　24
  - AED パッドの選択と貼付　　24
  - 乳児への AED の使用　　26

パート 3
高い能力を持つチーム　　27

- 高い能力を持つチームの役割とダイナミクス　　29
  - 高い能力を持つチームにおける役割　　29
  - 高い能力を持つチームの一部としての，効果的なチームダイナミクスの要素　　31

パート 4
重症の疾患や外傷のある小児に対する体系的なアプローチ　　37

- 学習目標　　37
- 初期評価（第一印象）による致死的な状態の判定　　37
  - 致死的な状態の判定と行動　　38
- 初期評価（第一印象）　　40
  - 外観（Appearance）　　40
  - 呼吸（Breathing）　　40
  - 循環（Circulation）（皮膚色）　　41
- 評価－判定－介入　　42
  - 評価　　42
  - 判定　　42
  - 介入　　43
  - 手順の継続　　43
- 一次評価　　44
  - 気道（Airway）　　44
  - 呼吸（Breathing）　　45

循環（Circulation）	53
神経学的評価（Disability）	59
全身観察（Exposure）	63

二次評価 — 64
- HとT — 64
- 焦点を絞った病歴聴取 — 64
- 焦点を絞った身体診察 — 65
- 継続的な再評価 — 65

診断的評価 — 66
- 動脈血ガス（ABG） — 66
- 静脈血ガス（VBG） — 67
- 毛細血管の血液ガス（CBG） — 68
- ヘモグロビン濃度 — 68
- 動脈血乳酸 — 68
- 観血的動脈圧モニタリング — 68
- 近赤外分光法 — 69
- 胸部X線撮影 — 69
- 心電図 — 69
- 心エコー法 — 69

パート 5
心停止の認識と管理 — 71

学習目標 — 71
心停止を防ぐための迅速な介入 — 71
致死的な問題 — 73
- 介入 — 73

乳児および小児の心停止 — 73
- 小児の心停止からの生存率 — 74

心停止の定義 — 74

心停止にいたる経路 — 75
- 低酸素性／呼吸原性心停止 — 75
- 突然の心停止 — 75

心停止の原因 — 76
- 心停止の危険がある小児の判定 — 76

心停止の認識 — 77
- 心停止リズム — 77

心停止の管理 — 80
- 質の高いCPR — 80
- CPRの質のモニタリング — 82
- 心停止でのPALS — 83
- 小児の心停止アルゴリズム — 88

パート 6
効果的で高い能力を持つチームダイナミクス　　103

学習目標	104
高い能力を持つチームにおける役割	104
チームリーダーの役割	104
チームメンバーの役割	104
効果的で高い能力を持つチームダイナミクスの要素	105
明確な役割および責任	105
自分の限界の認識	105
建設的介入	105
コミュニケーション	106
要約と再評価	106

パート 7
呼吸窮迫と呼吸不全の認識　　109

学習目標	109
呼吸障害に関する基本的な問題	110
呼吸障害における酸素化と換気の障害	110
呼吸器疾患の生理学	113
重症度による呼吸障害の判定	117
呼吸窮迫	117
呼吸不全	117
聴診器を用いた聴診	118
呼吸障害のタイプの判定	119
上気道閉塞	119
下気道閉塞	119
気道閉塞と呼吸数	120
肺組織疾患	120
呼吸調節の障害	121
まとめ：呼吸障害の認識のフローチャート	122

パート 8
呼吸窮迫および呼吸不全の管理　　123

学習目標	123
補助呼吸	124
呼吸停止	124
補助呼吸	124
呼吸窮迫および呼吸不全の初期管理	125
目標を定めた管理の原則	126

上気道閉塞の管理 127
上気道閉塞の一般的な管理 127
病因別による上気道閉塞の特異的な管理 128

下気道閉塞の管理 131
下気道閉塞の一般的な管理 131
病因別による下道閉塞の特異的な管理 131

肺組織疾患の管理 134
肺組織疾患の一般的な管理 134
病因別による肺組織疾患の特異的な管理 134

呼吸調節障害の管理 137
呼吸調節障害の一般的な管理 137
病因別による呼吸調節障害の特異的な管理 137

まとめ：呼吸器系緊急事態の管理フローチャート 141

呼吸器系緊急事態の管理に関するリソース 142
バッグマスク換気 142
吸引 152
口咽頭エアウェイ 153
酸素供給システム 155
噴霧器 158
定量噴霧型吸入器 160
パルスオキシメトリ 161
気管挿管 162

パート 9
ショックの認識　165

学習目標 165

ショックの定義 165

ショックの病態生理 167
組織への酸素供給の要素 167
1回拍出量 168
代償機序 169
血圧への影響 170

重症度別のショックの判定（血圧への影響） 171
代償性ショック 171
低血圧性ショック 172

タイプ別のショックの判定 174
循環血液量減少性ショック 174
血液分布異常性ショック 175
心原性ショック 180
閉塞性ショック 183

ショックの認識フローチャート 188

パート 10
ショックの管理 — 189

学習目標 — 189

ショックの管理の目標 — 189
- 警告徴候 — 189

ショックの管理の基本 — 190
- 血液酸素含量の最適化 — 190
- 心拍出量と血流分布の改善 — 190
- 酸素需要の抑制 — 190
- 代謝障害の是正 — 190

ショックの一般的な管理 — 192
- 一般的な管理の要素 — 192
- 輸液蘇生 — 192
- 「まとめ：初期管理の原則」 — 198

輸液療法 — 199
- 等張晶質液 — 199
- 膠質液 — 199
- 輸液投与の速度と量 — 199
- 輸液急速投与 — 201
- 輸液蘇生中の頻回の再評価 — 201
- 血液製剤投与の適応 — 202
- 血液製剤急速投与の合併症 — 202

血糖値 — 203
- 血糖モニタリング — 203
- 低血糖の診断 — 203
- 低血糖の管理 — 204

ショックのタイプによる管理 — 205
- 循環血液量減少性ショックの管理 — 205
- 血液分布異常性ショックの管理 — 210
- 敗血症性ショックの管理 — 210
- アナフィラキシーショックの管理 — 216
- 神経原性ショックの管理 — 216
- 心原性ショックの管理 — 217
- 閉塞性ショックの管理 — 219

ショック管理フローチャート — 222

循環の器系緊急事態の管理に関するリソース — 223
- 骨髄路確保 — 223
- 身長別カラーコード化蘇生テープ — 226

パート 11
不整脈の認識 — 229

- 学習目標 — 229
- 徐脈の定義 — 229
- 徐脈の認識 — 231
  - 徐脈の自他覚症状 — 231
  - 徐脈の心電図の特徴 — 231
  - 徐脈性不整脈のタイプ — 231
- 頻脈性不整脈 — 235
  - 頻脈性不整脈の認識 — 235
  - 心拍出量への影響 — 235
  - 頻脈と頻脈性不整脈の分類 — 235

パート 12
不整脈の管理 — 243

- 学習目標 — 243
- 小児不整脈管理の原則 — 243
- 管理：小児の脈拍のある徐脈 — 243
  - 薬物 — 246
  - 経皮ペーシング／経静脈ペーシングを考慮 — 247
  - 基礎疾患を特定して治療 — 247
  - 無脈性心停止 — 248
- 頻脈性不整脈の管理 — 249
  - 無脈性心停止の初期管理に関する質問 — 249
  - 初期管理の優先事項 — 249
  - 緊急介入 — 249
- 緊急介入のまとめ — 256
- 小児の脈拍のある頻拍アルゴリズム — 257
  - 薬物療法 — 259

パート 13
心拍再開後の治療 — 261

- 学習目標 — 261
- 治療の目標 — 262
  - 主要な目標 — 262
  - 心拍再開後の治療チェックリスト — 262
- 呼吸器系 — 264
  - 管理の優先順位 — 264
  - 一般的推奨事項 — 264

心血管系 — 267
- 管理の優先順位 — 267
- 一般的推奨事項 — 267
- ショックの治療 — 270
- 維持輸液の投与 — 273

神経系 — 275
- 管理の優先順位 — 275
- 一般的推奨事項 — 275

付録 — 279

BLS 習熟度テスト — 279
- 小児に対する CPR および AED スキルテストチェックリスト — 280
- 小児に対する CPR および AED スキルテストの重要なスキルの説明 — 281
- 乳児に対する CPR スキルテストチェックリスト — 282
- 乳児に対する CPR スキルテストの重要スキルの説明 — 284

初期評価（第一印象）－小児評価のトライアングル* — 285

一次評価 — 286

スキルステーション習熟度チェックリスト — 288
- 気道管理スキルステーション習熟度チェックリスト — 288
- 心リズム障害／電気的治療スキルステーション習熟度チェックリスト — 289
- 血管確保スキルステーション習熟度チェックリスト — 289

リズム認識の復習 — 290

学習ステーション習熟度チェックリストおよび PALS ケースシナリオテストチェックリスト — 294
- 気道確保　スキルステーション習熟度チェックリスト — 295
- 心リズム障害／電気的治療スキルステーション習熟度チェックリスト — 296
- 血管確保スキルステーション習熟度チェックリスト — 297
- PALS ケースシナリオテストチェックリスト — 298

索引 — 311

目次

目次

パート 1

コースの概要

コースの目標

PALS（小児の二次救命処置）プロバイダーコースは，小児患者の呼吸器系や心血管の緊急事態および心肺停止を管理するヘルスケアプロバイダーを対象としている。受講を準備した上でおよびスキルステーションとシミュレーションケースへの参加により，呼吸器系緊急事態，ショック状態，心肺停止を認識し，介入する能力を身につける。

コース受講中，受講者はシミュレーションを用いた一連のケースシナリオ練習に参加する。こうしたシミュレーションは，以下をはじめとする重要な概念を強化する。

- 小児に心停止を引き起こす恐れのある疾患の判定と治療
- 小児評価に対する体系的なアプローチの適用
- 「評価－判定－介入」の手順の使用
- PALS アルゴリズムとフローチャートの使用
- 効果的な蘇生チームダイナミクスの実践

PALS プロバイダーコースの目的

PALS プロバイダーコースの目的は，ヘルスケアプロバイダーが高い能力を持つチームダイナミクスと質の高い個人のスキルを活用し，呼吸器系緊急事態，ショック状態，心肺停止状態を呈している小児患者を効率的に認識および介入できるようにして，そのような患者の転帰を改善することである。

学習目標

このコースを修了した時点で，以下のことができるようになること。

- アメリカ心臓協会（American Heart Association, AHA）の BLS（一次救命処置）の推奨事項に従って質の高い心肺蘇生（CPR）を実施する
- 高い能力を持つチームメンバーとしての役割を果たす
- 早急な介入を要する患者と，そうでない患者を区別する
- 呼吸窮迫と呼吸不全を区別する
- 呼吸窮迫と呼吸不全に対する早期介入を実施する
- 代償性ショックと低血圧性ショックを区別する
- ショックの治療のために早期介入を実施する
- 心リズム異常を発症している安定した患者と不安定な患者を区別する
- 心リズム異常の治療を実施する
- 心拍再開後の管理を実施する

コース説明

受講者が前述の目的を達成できるように，PALS プロバイダーコースでは以下を設けている。

- BLS 習熟度テスト
- スキルステーション
- ケースシナリオに関するディスカッションおよびシミュレーション
- ケースシナリオのテストステーション
- 試験

「BLS 習熟度テスト」

AHA PALS プロバイダーコース修了カードを受け取るには，2 つの BLS テスト（小児に対する CPR および AED のスキルテストと乳児に対する CPR スキルテスト）に合格する必要がある。

PALS プロバイダーコースでは，基本的な CPR の実施方法や自動体外式除細動器（AED）の使用方法を詳しく指導しないため，受講者は，これらの事項を事前に理解しておく必要がある。必要に応じて，準備のために BLS コースの受講も検討する。

PALS プロバイダーコースを受講する前に，『PALS プロバイダーマニュアル』を読んで，BLS テストを受ける準備をしておく。

「スキルステーション」

本コースには，以下のスキルステーションが設けられている。

- 気道管理
- 心リズム障害／電気的治療
- 血管確保

スキルステーションでは，特定スキルの実習後，習熟度を証明する際に，スキルステーション習熟度チェックリストを使用する。これらのチェックリストの基準を使用して，インストラクターが受講者のスキルを評価する。

準備の際は，付録を参照し，各スキルの実施手順が詳細に記載されているスキルステーション習熟度チェックリストを確認すること。

「気道管理スキルステーション」

気道管理スキルステーションでは，酸素（O_2）供給システムと気道補助器具について理解していることを受講者が示す。気道確保と呼吸補助を実習し習熟度を確認する。これには以下が含まれる。

- 口咽頭エアウェイの挿入
- 効果的なバッグマスク換気の提供
- 口咽頭エアウェイおよび気管（ET）チューブによる吸引
- 身体診察および呼気二酸化炭素検知器による高度な気道確保器具の位置確認
- 気管チューブの固定

受講者の職務範囲に含まれる場合には，気管チューブの正しい挿入を含む高度な気道管理スキルを実演するよう求められることがある。

本マニュアルのパート 8 に記載されている，「呼吸器系緊急事態の管理に関するリソース」に含まれる，「バッグマスク換気」および「気管挿管」の項を復習して，気道管理スキルの詳細を学習する。

※初期評価と第一印象は同様である

「心リズム障害／電気的治療スキルステーション」

心リズム障害／電気的治療スキルステーションには，心リズムの判定や，心電図モニターと手動式除細動器の操作を実習し習熟度を確認する。スキルには以下が含まれる。

- 心電計（ECG）リードの正しい装着
- パドルまたはパッドの正しい選択と装着や位置調整
- 除細動が必要な心リズムの判定
- 同期電気ショックが必要な心リズムの判定
- 心電図モニターの操作
- 手動による除細動と同期電気ショックの安全な実施

必要に応じて，心電図モニタリングと手動による除細動について学習するため，BLSコースの受講を検討する。コースを受講する前に，『PALSプロバイダーマニュアル』の以下の資料を復習し，心リズムの判定，心電図モニタリング，手動による除細動の習得に役立てる。

- 付録の「リズム認識の復習」
- 「パート12：不整脈の管理」の「管理：小児の脈拍のある徐脈」
- 「パート12：不整脈の管理」の「頻脈性不整脈の管理」
- 「パート5：心停止の認識と管理」の「表22：BLSプロバイダーによる質の高いCPR要素のまとめ」
- 「パート5：心停止の認識と管理」の「小児の心停止アルゴリズム」

「血管確保スキルステーション」

血管確保スキルステーションでは，骨髄路（IO）の確保とその他の関連スキルを実習する。これには以下が含まれる。

- 骨髄針の挿入
- 針が骨髄腔に達したことを確認する方法の概要
- 静脈内（IV）／骨髄内ボーラス投与法の概要／実施
- 身長別カラーコード化蘇生テープを使用した，正しい投与量の算出

本マニュアルのパート10に記載されている，「循環器系緊急事態の管理に関するリソース」の，「骨髄路確保」および「身長別カラーコード化蘇生テープ」の項を復習し，血管確保スキルの詳細を学習する。

「PALSケースシナリオに関するディスカッションとシミュレーションを用いたケースシナリオ練習」

学習ステーションでは，受講者が，以下のようなさまざまな学習活動に参加する。

- 評価および意思決定のための体系的なアプローチを使用した，ケースシナリオに関するディスカッション
- シミュレーションを用いたケースシナリオ練習

このような学習ステーションにより，個人として，およびチームの一員としての重要な技能を身に付ける。このコースでは，蘇生処置に不可欠な要素である効果的なチームスキルに重点を置いているため，チームメンバーとして，およびチームリーダーとして練習を行う。

PALSプロバイダーコースでは，重病または重傷の小児を看護するうえでの体系的アプローチを教えることを重視している。『PALSプロバイダーマニュアル』全体を熟読し，必要な考え方を理解する。

「PALS ケースシナリオのテストステーション」

このコースの最後に，2 つのケースシナリオのテストステーションに合格して，コースの目標の達成を示さなければならない。PALS リファレンスカードおよび 2020 年版『ECC（救急心血管治療）ハンドブック（Handbook of Emergency Cardiovascular Care for Healthcare Providers）』（ECC のハンドブック）を使用してもよい。これらの臨床シミュレーションシナリオでは，以下を評価する。

- このコースで扱う個々の臨床状態を評価し，判定する能力
- 呼吸器系緊急事態およびショックによる緊急事態の認識と管理
- 主要な不整脈の判読と，適切な薬物療法および電気的治療を用いた管理
- 効果的なチームリーダーとしての行動

この評価は，各受講者の職務範囲に基づいてBLS および PALS スキルを総合的に活用する能力に重点が置かれる。

本マニュアルの「パート 6：効果的で高い能力を持つチームダイナミクス」に記載されている，「高い能力を持つチームにおける役割」の項を復習して，ケースシナリオのテストステーションに，チームリーダーとして参加するための準備をする。

「試験」

試験では，受講者の認知スキルの習熟度を判定する。受講者がコース修了の要件を満たすには，教室でのコースの試験で少なくとも 84 %の正答率を得なければならない。AHA には，e ラーニングコースおよび教室でのコースで実施する試験について，オープンリソースポリシーがある。

「オープンリソース」とは，受講者が試験を受けるときに他のリソース（資料）を参照してもよいことを意味する。参照資料には，プロバイダーマニュアルの印刷版または個人のデバイスで閲覧できる e ブック，受講者がプロバイダーコース中に記録したメモ，ECC ハンドブック，2020 年版『AHA 心肺蘇生と救急心血管治療のためのガイドライン（AHA Guidelines for CPR and ECC）』，ポスターなどが含まれる。オープンリソースには，他のプロバイダーやインストラクターとのオープンディスカッションは含まれない。

受講前の準備

試験に合格しPALS プロバイダーコースを修了するためには，受講前の準備が必要である。受講前に行うべき事項は以下のとおりである。

- 受講前の自己評価を行い，インストラクターに指示された場合は，オンラインの受講前作業を完了する
- BLS スキルを十分に修得していることを確認する
- 主要な心電図リズムの判定および判読を実習する
- 基礎薬理を学習し，「どの薬物をいつ使用するか」を理解しておく
- 知識の臨床シナリオへの応用を実習する

受講前自己評価と受講前作業

PALS プロバイダーコースを受講する前に，**eLearning.heart.org/courses** で受講前自己評価を完了する（この資料へのアクセス方法に関する詳細については，「PALS 受講者用資料」の項を参照のこと）。修了証およびスコアレポートは，印刷して受講時に持参すること。PALS プロバイダーコースでは，アルゴリズム，心電図の認識，薬理，BLS のスキルに関する指導は行われないため，受講前自己評価を活用して，これらの項目に関して不足している知識がないか確認する。受講前自己評価により，受講者の長所と短所の概要が示される。『PALS プロバイダーマニュアル』または他の補足資料の，該当箇所を学習する。

インストラクターに指示された場合は，**eLearning.heart.org/courses** でオンラインの受講前作業（ビデオレッスン）も完了する。ビデオレッスンにアクセスする前に，受講前自己評価に合格する必要がある。受講前作業により，コースの準備ができる。

BLS スキル

優れた BLS スキルは，ALS の基礎である。小児患者を処置するすべての者が，質の高い CPR を実施できなければならない。質の高い CPR が実施できなければ，PALS における介入は成功しない。そのため，PALS プロバイダーコースでは，受講者は小児に対する CPR および AED のスキルテストと，乳児に対する CPR のスキルテストに合格しなければならない。本コースを受講する前にBLS スキルに習熟しているか確認しておく。

テストの要件および資料については，付録の「BLS 習熟度テスト」の項を参照のこと。

心電図リズムの判定

受講者は，シミュレーションを用いたケースシナリオ練習およびケースシナリオテストにおいて，以下に示す主要な心リズムを判定し，判読できなければならない。

- 正常な洞調律
- 洞性徐脈
- 洞性頻脈
- 上室性頻拍
- 心室頻拍
- 心室細動
- 心静止
- 無脈性電気活動

上記の主要な心リズムを判定する自分の能力を評価するには，受講前自己評価の「心電図リズムの判定」の項が有用である。小児の心リズムを判定することが困難な受講者は，付録の「リズム認識の復習」の項を学習する。

基礎薬理

受講者は，PALSのアルゴリズムやフローチャートで使用される薬物の基礎情報を理解しておかなければならない。これには，適応，禁忌，投与方法が含まれる。受講者は臨床状況に応じて，どの薬物をいつ使用するのかについても理解しておく必要がある。

受講前自己評価の「薬理」の項は，本コースで使用する薬物に関する知識の評価および新しい知識の吸収に有用である。受講前の自己評価の項を読んで不明な点がある場合は，『PALS プロバイダーマニュアル』および ECC ハンドブックで学習すること。

臨床シナリオへの知識の実用的応用

受講前自己評価の「実用的応用」の項は，臨床シナリオに対する自身の知識の応用力を評価するのに有用である。受講者は，以下に基づいて意思決定を行う必要がある。

- 体系的なアプローチアルゴリズムおよび「評価－判定－介入」の手順
- 主要な心リズムの判定
- 主要な薬物に関する知識
- PALS のフローチャートおよびアルゴリズムに関する知識

体系的なアプローチアルゴリズムおよび「評価－判定－介入」の手順については，必ず理解しておく。主要な心リズムおよび主要な薬物について復習する。PALS のアルゴリズムやフローチャートについては，臨床シナリオに応用できるように精通しておく。ただし，PALS プロバイダーコースでは，各アルゴリズムの詳細についての指導は行われないことに注意する。詳細は，『PALS プロバイダーマニュアル』，PALS 受講者用資料（**eLearning.heart.org/courses**），および ECC ハンドブックに記載されている。

コース教材

PALS プロバイダーコースの教材は，『PALS プロバイダーマニュアル』，PALS リファレンスカード，および **eLearning.heart.org/courses** にある受講者用資料である。

「PALS プロバイダーマニュアル」

『PALS プロバイダーマニュアル』には，コースの受講前後，および受講時に使用する重要な情報が含まれている。この教材には，小児評価の概念や，呼吸器系，ショック，心臓における緊急事態の認識と管理について記載されている。受講時には必ず本マニュアルを持参すること。『PALS プロバイダーマニュアル』では，情報の内容に応じて以下のようにコールアウトボックスを使い分けている。

「重要な概念」

「重要な概念」ボックスには，特定の治療に関連する特定のリスクや，このコースの対象となる主要なトピックに関する追加の背景など，知っておくべき最も重要な情報が含まれている。

PALS リファレンスカード

PALS リファレンスカードは学習の役に立ち，以下の資料を含む。

- 小児のバイタルサイン
- PALS における体系的なアプローチアルゴリズム
- 小児の敗血症性ショックアルゴリズム
- PALS で使用される薬物
- 小児用身長別カラーコード化蘇生テープチャート
- 小児の心停止アルゴリズム
- 小児の脈拍のある徐脈アルゴリズム
- 小児の脈拍のある頻拍アルゴリズム
- PALS における ROSC 後のショック管理アルゴリズム
- 心拍再開後の治療の要素

受講時に PALS リファレンスカードを持参し，ケースシナリオに関するディスカッションおよび試験において参考として使用する。

PALS 受講者用資料

必要な受講前自己評価の完了に関する指示については，トレーニングセンターに問い合わせること。インストラクター主導の PALS コースを受講する前に，受講前自己評価を完了する必要がある。

受講前自己評価は，コースの準備に不可欠な要素である。受講者は，この評価で得たフィードバックにより，自身に不足している知識を確認し，何を学習すればよいのかを具体的に知ることができる。

受講前自己評価は，以下の 3 部構成である。

- 心電図リズムの判定
- 薬理
- 実用的応用

コースの受講前に上記の評価を行い，不足している知識の確認と知識の向上を図る。修了証を印刷し，受講時に持参すること。

受講者用資料には，PALS ビデオ，割り当てられている場合は受講前作業（ビデオレッスン），および補足情報も含まれる。

パート 1

コース修了の要件

PALS プロバイダーコースを修了し，コース修了カードを取得するための要件は，次のとおりである。

- すべてのスキルステーションと学習ステーションに積極的に参加し，実習を行い，修了する
- 小児に対する CPR および AED のスキルテストと乳児に対する CPR のスキルテストに合格する
- 84％以上の正解率で試験に合格する（教室でのコースのみ）
- 2 つの PALS ケースシナリオテストに合格する

科学技術に関する更新情報

PALS プロバイダーコースは，2020 年版『AHA 心肺蘇生と救急心血管治療のためのガイドライン（AHA Guidelines Update for CPR and ECC）』の勧告を取り入れて更新されている。継続的に，世界中の何百人もの蘇生の研究者や専門家が何千もの科学論文を評価し，議論し，熟考したうえで，エビデンスに基づく最良の治療について合意にいたり，これがガイドラインの基礎となっている。勧告には新しいものもあれば，従来の勧告を修正したものもある。以下のリストは，小児の一次救命処置および二次救命処置に関する主要な勧告を取り上げたものである。

2020 年版での大きな変更

2020 年版での大きな変更は以下のとおりである。

- 質の高い CPR では，適切なテンポと深さの胸骨圧迫を行って，CPR の中断を最小限にし，胸郭が完全に元に戻ってから次の圧迫を開始し，過換気を避けることに重点を置く必要がある。
- 高度な気道確保器具を挿入して CPR を受けている，または補助呼吸を受けており脈拍のある乳児および小児に対して，1 分あたり 20～30 回の呼吸数を目標とする。
- ショック非適応リズム患者の場合，CPR 開始後，早期にアドレナリンを投与するほど，患者の生存率が高くなる。
- カフ付き気管チューブの使用により，気管チューブ交換の必要性が低下する。
- 輪状軟骨圧迫法のルーチン使用は，バッグマスク換気中の逆流のリスクが低下せず，挿管成功の妨げになる可能性がある。
- 院外での心停止の場合，気管挿管などの高度な気道確保の処置よりも，バッグマスク換気の方が適切である。
- 蘇生は，自己心拍再開（ROSC）で終了ではない。優れた心拍再開後の治療は，最善の患者転帰のために極めて重要である。ROSC 後に意識が回復しない小児の場合，心拍再開後の治療には，目標体温管理および継続的な脳波記録法モニタリングが含まれる。すべての小児において，低血圧，高酸素症または低酸素症，および高炭酸ガス血症または低炭酸ガス血症の予防および／または治療が重要である。
- 標準的な BLS の治療に加えて，ナロキソンは，オピオイド過量投与の疑いによる呼吸停止のすべての小児患者対して推奨される。
- 敗血症性ショックの場合，プロバイダーは，体液過剰に対する頻回の再評価を伴って，10 mL/kg または 20 mL/kg の輸液投与を行える。輸液抵抗性敗血症性ショックの場合，アドレナリンまたはノルアドレナリン投与を行う。

呼吸数

小児の研究が不足しているため，小児に対する CPR 中の呼吸数は，成人データから以前推定した。データにより，換気回数が多いほど（1 歳未満の乳児では 30 回/分以上，1 歳以上の小児は 25 回/分以上），心停止における ROSC および生存率の上昇につながることが示されている。高度な気道確保器具を挿入している乳児および小児の CPR を実施する場合は，年齢および臨床状態に応じて，2～3 秒ごとに 1 回（20～30 回/分）の呼吸数を目標とすることを妥当としてよい。

カフ付き気管チューブ

カフ付き気管チューブによる挿管により，肺コンプライアンスが低い患者の呼気 CO_2 モニターおよび換気を改善し，気管チューブ交換の必要性を低下できる。3 つの文献のシステマティックレビューでは，カフ付きチューブにより，再挿管の必要性の低下，十分な換気の改善と呼気 CO_2 モニター精度の向上，および誤嚥リスク低下の可能性が示されている。

輪状軟骨圧迫法

特定の状況下において輪状軟骨圧迫法は有用な場合もあるが，臨床研究ではそのルーチン使用により最初の挿管成功率が低下することが示されている。これは，咽頭鏡検査中の視覚と，バッグマスク換気による胸の上がりを妨げるからである。したがって，小児患者の気管挿管時に，輪状軟骨圧迫法のルーチン使用は推奨されない。

アドレナリンの早期投与

CPR中のアドレナリン投与の目標は，冠動脈灌流圧を最適化し，脳灌流圧を維持することである。CPR中のアドレナリンの早期投与は生存退院率を増加させる可能性がある。小児患者の場合，どのような状況でも，胸骨圧迫の開始から5分以内に初回投与量のアドレナリンを投与することが妥当である。

CPRの指針となる拡張期血圧

心停止時に連続的に観血的動脈圧モニタリングを行っていた患者について，プロバイダーが拡張期血圧を使用してCPRの質を評価することは妥当である。CPR中の最適な血圧目標は不明であるが，拡張期血圧はCPR中の十分な血流のマーカーであり，動脈ラインが挿入されている場合は使用してもよい。

心停止後のけいれん発作

心拍再開後のけいれん発作はよく認められる。多くは非けいれん性発作で，脳波記録法モニタリングでのみ検出可能である。リソースを利用できる場合は，持続的脳症の患者における心停止後のけいれん発作の検出のため，継続的な脳波記録法モニタリングが推奨される。心停止後の臨床的けいれん発作を治療することが推奨される。

敗血症性ショック

敗血症性ショックの管理に関する前のAHAガイドラインには，積極的な（20 mL/kg）輸液ボーラス投与が記載され，追加のガイダンスが不足していた。2020年版『AHA心肺蘇生と救急心血管治療のためのガイドライン（AHA Guidelines Update for CPR and ECC）』は，輸液投与に対してより適したアプローチを推奨し，バソプレシンの使用の推奨事項を記載している。敗血症性ショックの患者において，一回あたり10 mL/kgまたは20 mL/kgの輸液をボーラス投与しながら，頻回の再評価をすることが妥当である。各輸液ボーラス投与後に，プロバイダーは，輸液への反応があるか，体液過剰の徴候があるか，患者を再評価する必要がある。蘇生の初期輸液候補としては等張晶質液または膠質液のいずれかが有効であり，蘇生の輸液候補としては緩衝液または非緩衝液のいずれかが有効である。輸液抵抗性の敗血症性ショックの乳児および小児において，アドレナリンまたはノルアドレナリンを初回血管作動薬として使用することは妥当である。

オピオイド過量投与

小児のオピオイド過量投与管理は，成人の場合と同じである。オピオイド過量投与が疑われ，はっきりとした脈拍を触知できるが正常な呼吸をしていないか，死戦期呼吸のみ（呼吸停止）の患者については，救助者は標準的なBLSの治療に加え，ナロキソンの筋注または経鼻投与することが妥当である。

救命の連鎖

過去何年にもわたって，アメリカ心臓協会は救急心血管治療の概念を採用および支持し，その発展を支援してきた。「救命の連鎖」という言葉は，救急心血管治療システムの概念の各要素を，たとえによってわかりやすく表している。救命の連鎖は，心停止傷病者の生存の可能性を最大にするために行う必要がある行動を示している。各鎖は前後の鎖に関連しているものの独立している。1つの鎖が壊れると，良好な転帰が得られる可能性が低下する。

概要

心停止は，街頭，自宅，病院の救急部（ED），病室のベッド，集中治療室など，あらゆる場所で起こる可能性がある。小児の救命の連鎖における治療システムの要素と行動の順序は，傷病者が院外または院内のいずれで心停止を起こしたかによって異なる。

小児の救命の連鎖における行動は，状況（院内か院外か）によって異なる。特定の小児の救命の連鎖を以下に示す（図1）。

- 小児の院内での心停止
- 小児の院外での心停止

図1. アメリカ心臓協会 2020 小児の救命の連鎖。小児の救命の連鎖における各鎖は，心停止が起こった場所が院内か院外かによって異なる。A，小児の院内での救命の連鎖。B，小児の院外での救命の連鎖。

A

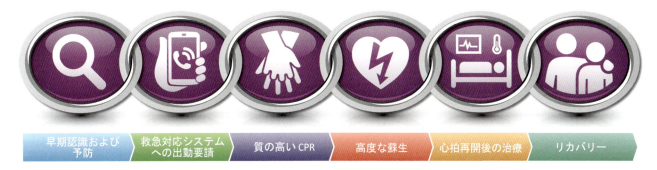

B

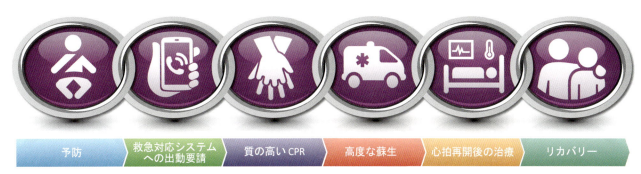

救命の連鎖の要素

小児の救命の連鎖は，心停止の発生場所に応じてわずかな違いがあるものの，いずれも以下の要素を含む。

- 予防および備え
- 救急対応システムへの出動要請
- 早期の除細動を含めた，質の高いCPR
- 高度な蘇生処置
- 心拍再開後の治療
- リカバリー

パート 2

乳児および小児に対する BLS および AED の復習

このパートでは乳児および小児に対する BLS について説明し，乳児および 8 歳未満（日本では未就学）の小児に対する AED の使用について取り上げる。

BLS では，以下のように年齢を定義する。

- 「乳児」とは，1 歳未満を指す（新生児を除く）。
- 「小児」とは，1 歳から思春期までを指す。思春期の徴候としては，男子の場合は胸毛または腋毛，女子の場合は乳房発育を挙げることができる。

学習目標

このパートの終了時に，以下のことができるようになること。

- 小児に対して質の高い CPR を実施する
- 乳児に対して質の高い CPR を実施する
- 乳児または 8 歳未満（日本では未就学）の小児に対して AED を早期使用することの重要性について説明する
- 乳児または 8 歳未満（日本では未就学）の小児に対する AED の適切な使用方法を示す

乳児および小児に対する BLS

ヘルスケアプロバイダー向けの小児に対する BLS アルゴリズム–救助者 1 人

「ヘルスケアプロバイダー向けの小児に対する BLS アルゴリズム–救助者 1 人」では，1 名の救助者のための反応のない乳児または小児に対する救助手順の概要を説明する（図 2）。以降で説明する手順を読み進めながら，このアルゴリズムを参照すること。

図 2. ヘルスケアプロバイダー向けの小児に対する BLS アルゴリズム–救助者 1 人。

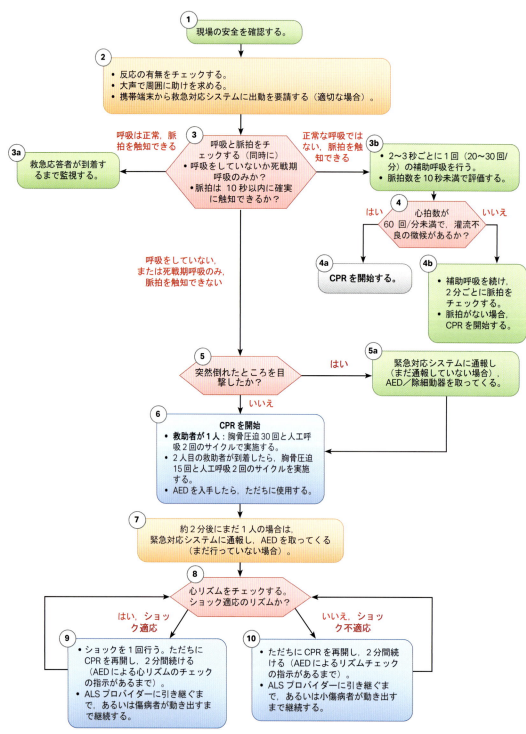

© 2020 American Heart Association

乳児および小児に対する 1 人法の BLS の手順

この手順では，受講者が救助者となる。あなたが救助者であり，自分 1 人で反応がない乳児または小児に遭遇した場合，「ヘルスケアプロバイダー向けの小児に対する BLS アルゴリズム–救助者 1 人」に示す手順（図 2）に従う。

現場の安全の確認，反応の有無のチェック，応援を呼ぶ（手順 1 と 2）

反応のない乳児または小児のもとに到着した最初の救助者は，以下の手順を迅速に実施する必要がある。

1. 現場の安全を確認する。
2. 反応の有無をチェックする。小児の肩または乳児のかかとを軽くたたき，大きな声で「大丈夫？」と尋ねる。
3. 乳児または小児に反応がない場合は，大声で近くの人に助けを求める。携帯端末から救急対応システムに出動を要請する（適切な場合）。

呼吸と脈拍の評価（手順 3）

次に，乳児または小児の呼吸および脈拍が正常か評価し，適切な次の処置を判断する。

「CPR 開始までの遅延時間を最小限に抑えるため，10 秒以内で呼吸の評価を，脈拍のチェックと同時に実施する。」

呼吸

呼吸をしていないか，死戦期呼吸のみかを確認し，脈拍をチェックする（同時に）。呼吸をチェックするには，胸郭の上下を 10 秒以内で確認する（手順 3）。

- 乳児または小児の呼吸が正常で脈拍を触知できる場合は，救急医療サービスが到着するまで経過観察する（手順 3a）。
- 乳児または小児が呼吸していないか，死戦期呼吸のみで脈拍が触知できる場合，補助呼吸を行う（手順 3b）。
- 呼吸をしていないか死戦期呼吸のみで脈拍が触知できない場合，乳児または小児は心停止を起こしている（手順 5）。死戦期呼吸は正常な呼吸とはみなさず，心停止の徴候となりうる。

脈拍のチェック

「乳児」：乳児の脈拍チェックを行うには，上腕動脈の脈拍を触診する（図 3A）。

「小児」：小児の脈拍チェックを行うには，頸動脈か大腿動脈の脈拍を触診する（図 3B および C）。

脈拍の有無を判断することは困難な場合があり，乳児または小児の場合は特に顕著である。そのため，10 秒以内に明確な脈拍を触知できない場合は，胸骨圧迫から CPR を開始する。

図 3. 脈拍チェック。**A,** 乳児の場合，上腕動脈の脈拍を触知する。**B,** 小児の場合，頸動脈の脈拍，または **C,** 大腿動脈の脈拍を触知する。

A

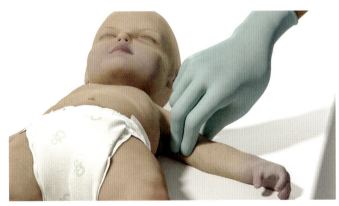

B

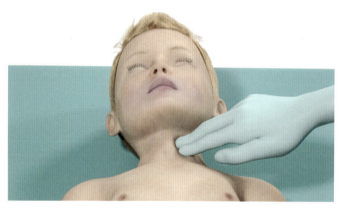

C

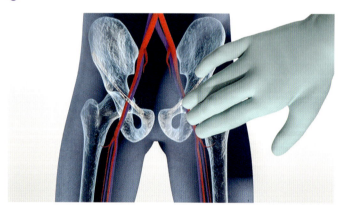

「乳児：上腕動脈の脈拍の位置を確認する」

乳児の脈拍チェックを行うには，上腕動脈の脈拍を触診する。10秒以内に明確な脈拍を触知できない場合は，胸骨圧迫から質の高いCPRを開始する。

以下の手順に従って，上腕動脈の位置を確認する。

1. 乳児の肘と肩の中間の上腕内側に指を2～3本置く。
2. 指で触れて5秒以上10秒以内で脈拍の触知を試みる（図3A）。

「小児：大腿動脈の脈拍の位置を確認する」

小児の脈拍チェックを行うには，頸動脈または大腿動脈の脈拍を触診する。10秒以内に明確な脈拍を触知できない場合は，胸骨圧迫から質の高いCPRを開始する。

以下の手順に従って，大腿動脈の脈拍の位置を確認する。

1. 大腿部内側の寛骨と恥骨の中間の，脚と体幹部の接合部のしわからやや下の位置に2本の指をあてる（図3C）。
2. 「5秒以上10秒以内」で脈拍を触知する。脈拍を触知できない場合は，胸骨圧迫から質の高いCPRを開始する。

「次の処置を決定する」

正常な呼吸および脈拍の有無に基づき，次の処置を判断する。

- 乳児または小児が正常に呼吸しており脈拍を触知できる場合，救急医療サービスが到着するまで傷病者を経過観察する（手順 3a）。
- 乳児または小児が正常に呼吸しておらず脈拍を触知できる場合，補助呼吸を 2～3 秒ごとに 1 回（20～30 回/分）行う（パート 8 の「補助呼吸」を参照）（手順 3b）。
- 10 秒以内で脈拍を評価する（手順 3b）。
  - 心拍数が 60 回/分未満で灌流不良の徴候を伴う場合（手順 4）は，CPR を開始する（手順 4a）。
  - 心拍数が 60 回/分以上の場合（手順 4）は，補助呼吸を続行し，2 分ごとに脈拍をチェックする。はっきりとした脈拍が触知されない場合，CPR を開始する（手順 4b）。
- 乳児または小児が呼吸していないか，死戦期呼吸のみで脈拍が触知できない場合（手順 5）。
  - 救助者が自分 1 人で乳児または小児が突然倒れるところを目撃した場合，救急対応システムに出動を要請し（まだ要請していない場合），AED／除細動器を取りに行く（手順 5a）。例えば，自分の電話で 119 番通報する，コードチームを要請する，または二次救命処置プロバイダーに通知する。
  - 救助者が自分 1 人で乳児または小児が突然倒れるところを目撃していない場合，次の手順に進む。2 分間の質の高い CPR を開始する（手順 6）。

「重要な概念：循環（灌流）不良の徴候」

- 体温：四肢の冷感
- 意識障害：意識／反応が継続して低下している
- 脈拍：脈拍が弱い
- 皮膚：蒼白，まだら模様（斑状の外観），その後チアノーゼを発症（蒼白になる）

「突然倒れたのか？」

突然倒れたところを目撃した場合，乳児または小児のもとを離れて救急対応システムに出動を要請し（携帯端末からすでに要請している場合を除く），AED を取りに行く。他の人が駆け付けてくれた場合は，その人に救急対応システムへの出動要請（まだ要請していない場合）を依頼して AED を取りに行ってもらい，自分は小児のもとを離れずに CPR を開始する。

「胸骨圧迫から質の高い CPR を開始する」

乳児または小児が正常に呼吸していない場合，または死戦期呼吸のみで脈拍を触知できない場合は，胸骨圧迫から質の高い CPR を開始する（詳細については，「パート 5：心停止の認識と管理」を参考）。胸骨圧迫に適した手または指の位置を特定できるように，乳児または小児の胸部を覆っている厚手の着衣を，圧迫の支障にならないようにすばやく取り除く。着衣を脱がせるのが難しい場合，胸骨圧迫は服の上からでも実施できる。AED を確保でき次第，胸を覆っているすべての着衣を脱がせる。AED パッドは服の上に貼ってはならない。

救助者 1 人の場合は，以下の圧迫法を使用する（詳細については，このパートで後ほど説明する「乳児／小児の胸骨圧迫」を参照）。

- 乳児：2 本指による胸骨圧迫または胸郭包み込み両母指圧迫法
- 小児：片手または両手による胸骨圧迫（十分な深さの圧迫を実施するのに必要な方を選択）

CPR を約 2 分間実施した後も他の救助者が現れず，救急対応システムに出動を要請できない場合（携帯電話を持っていない場合）は，乳児または小児を残して救急対応システムに出動を要請し，AED を取りに行く（手順 7）。

「AED を使用して除細動を試みる」

AED が使用可能になったらすぐに使用し、AED の指示に従う（手順 8）。

「質の高い CPR を再開する」

電気ショック実施後またはショックが不要な場合、ただちに質の高い CPR を再開し 2 分間続ける（AED による心リズムのチェックの指示があるまで）。ALS プロバイダーに引き継ぐまで、または小児が呼吸を開始する、動くなどの反応を示すようになるまでは、CPR を継続すること（手順 9 および 10）。

乳児／小児の胸骨圧迫

「圧迫のテンポおよび胸骨圧迫と人工呼吸の比率」

すべての心停止患者の胸骨圧迫の「共通の」テンポは 100〜120 回/分である。また、救助者が 1 人の場合の胸骨圧迫と人工呼吸の比率は、成人、小児、乳児で共通（30：2）している。

乳児または小児の蘇生を試みる救助者が 2 人の場合、胸骨圧迫と人工呼吸の比率は 15：2 とする。

「胸骨圧迫の方法」

小児の場合、片手または両手を使用して胸骨圧迫を行う。しかし多くの場合では、成人と同じ圧迫方法、つまり両手を使う（片方の手のひらの付け根を置き、もう一方の手をその上に置く）。体格が非常に小さな小児の場合、目的の圧迫の深さを得るために、片手で圧迫を行ってもよい。毎回の圧迫で、救助者は胸郭前後径の少なくとも 1/3（約 5 cm）が沈み込むように圧迫する。

乳児の場合、救助者 1 人が 2 本指を使うまたは 2 本の親指を乳頭間線のすぐ下に置くとよい。救助者が複数名の場合は、心筋への血液供給が向上して一貫した深さと力で胸骨を圧迫しやすくなり、また高い血圧を発生させる可能性があるため、胸郭包み込み両母指圧迫法が推奨される。これらの方法は、次の項に記載されている。

「乳児（1 人法）：2 本指法」

以下の手順に従って、乳児に対して 2 本指法を使用する。

1. 乳児を固く平らな表面に寝かせる。
2. 乳児の胸部中央、乳頭間線のすぐ下、胸骨の下半分に 2 本の指を置く。胸骨の先端を圧迫しないこと（図 4）。
3. 100〜120 回/分のテンポで圧迫する。
4. 救助者は乳児の胸郭前後径の少なくとも 1/3（約 4 cm）が沈み込むように圧迫する。
5. 圧迫が終わるたびに、必ず胸郭が完全に元に戻る（再び広がる）まで待つ。胸部を押したままにしないこと。胸骨圧迫と胸郭の戻り／弛緩の時間はほぼ等しくする必要がある。また胸骨圧迫の中断（人工呼吸を実施する場合など）は、最小限（10 秒未満）に抑えること。
6. 胸骨圧迫を 30 回行うたびに、頭部後屈—あご先挙上法により気道を確保し、人工呼吸を 2 回行う。人工呼吸には、それぞれ 1 秒間かけること。1 回の人工呼吸ごとに、胸が上がらなければならない。
7. CPR を約 5 サイクル、または 2 分間実施した後も他の救助者が現れず、まだ救急対応システムに出動を要請していない場合は、乳児を残して（または乳児を抱えて）救急対応システムに出動を要請し、AED を取りに行く。
8. 胸骨圧迫と人工呼吸を 30：2 の割合で続け、AED が使用可能になったらすぐに使用する。高度ヘルスケアプロバイダーに引き継ぐまで、または乳児が呼吸を開始する、動くなどの反応を示すようになるまでは、CPR を継続すること。

図 4. 乳児に対する 2 本指による胸骨圧迫法。

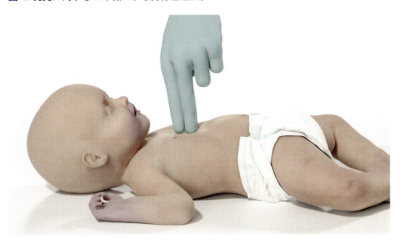

「乳児：胸郭包み込み両母指圧迫法」

胸郭包み込み両母指圧迫法は，血流が改善されるため，救助者が 2 人いる場合に推奨される胸骨圧迫の方法である。以下の手順に従って，乳児に対して胸郭包み込み両母指圧迫法を使用する。

1. 乳児を固く平らな表面に寝かせる。
2. 両方の親指を並べて乳児の胸骨の下半分の中央に置く。ごく小さな乳児の場合，親指は重なってもよい。乳児の胸郭を包み込み，両手の指で乳児の背中を支える。
3. 両手で胸郭を包み込むようにし，両方の親指を使用して，100〜120 回/分のテンポで胸骨を押し込む（図 5）。
4. 救助者は乳児の胸郭前後径の少なくとも 1/3（約 4 cm）が沈み込むように圧迫する。
5. 圧迫が終わるたびに，胸骨と胸郭にかかった圧力を完全に解放し，胸壁を完全に元に戻す。
6. 胸骨圧迫を 15 回行うたびに短い休止を挟み，その間に 2 人目の救助者は頭部後屈—あご先挙上法により気道を確保し，人工呼吸を 2 回行う。人工呼吸には，それぞれ 1 秒間かけること。1 回の人工呼吸ごとに，胸が上がらなければならない。また胸骨圧迫の中断（人工呼吸を実施する場合など）は，最小限（10 秒未満）に抑えること。
7. 胸骨圧迫と人工呼吸を 15：2 の割合で続ける（2 人法の場合）。胸骨圧迫の効果が維持されるよう，胸骨圧迫を実施する救助者は，少なくとも 5 サイクルまたは 2 分ごとにもう 1 人の救助者と役割を交代して，疲労を防ぐ必要がある。AED が到着するまで，高度ヘルスケアプロバイダーに引き継ぐまで，または乳児が呼吸を開始する，動くなどの反応を示すようになるまでは，CPR を継続すること。

図 5. 乳児に対する胸郭包み込み両母指圧迫法（2 人法の場合）。

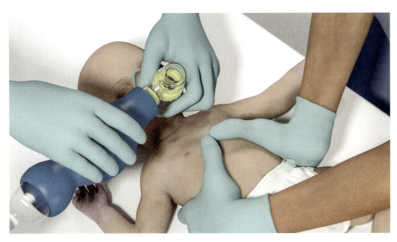

「重要な概念：
成人と小児および乳児における圧迫の深さの対比」

- 成人：少なくとも 5 cm
- 小児：胸郭前後径の少なくとも 1/3（約 5 cm）
- 乳児：胸郭前後径の少なくとも 1/3（約 4 cm）

乳児／小児の人工呼吸

「気道確保」

気道を確保し，人工呼吸を効果的に行う。気道確保には，頭部後屈―あご先挙上法および下顎挙上法の2種類がある。成人の場合と同様に，頭部または頸部の損傷が疑われる場合は，下顎挙上法を使用する。下顎挙上法で気道が確保されない場合は，頭部後屈―あご先挙上法を行う。乳児の頭部を中間位（スニッフィングポジション）を越えて後屈（伸展）させると，乳児の気道が塞がれる可能性がある。乳児の頭部を中間位にして，外耳道の位置が乳児の肩の上部と同じ高さになるようにすることで，気道を最大限に開通できる。

「心停止の乳児および小児に人工呼吸が重要である理由」

「突然」の心停止が発生した場合，通常であれば心停止後数分間の血中酸素含量は身体の酸素需要を満たすことができる。そのため，胸骨圧迫を行うことにより，心臓と脳に酸素を効果的に行き渡らせることができる。

これに対して，乳児や小児が心停止を起こした場合は，呼吸不全またはショックが認められ，心停止にいたる前から血中の酸素含量が低下していることが多い。その結果，心停止を起こした大半の乳児や小児に対して胸骨圧迫のみを行った場合は，胸骨圧迫と人工呼吸を実施する場合と比較して，心臓や脳に酸素を効果的に送り込むことができない。このような理由から，乳児および小児に対する質の高いCPRの実施中は，胸骨圧迫と人工呼吸の両方を行うことがきわめて重要になる。

「感染防護具を使用した乳児または小児に対する人工呼吸」

乳児または小児に対して人工呼吸を実施する場合は，感染防護具（ポケットマスクなど）またはバッグマスクを使用する。

乳児または小児に対してバッグマスク換気を実施する場合は，以下を行う。

- 眼部を覆ったりあご先にかかったりすることなく，口と鼻を完全に覆うバッグおよびマスクを選択する。
- 頭部後屈―あご先挙上法を行い，気道を確保する。下顎（かがく）を持ち上げながらマスクを顔に押し当て，顔とマスクを密着させる。
- 利用可能な場合は，酸素を接続する。

ヘルスケアプロバイダー向けの小児に対する BLS アルゴリズム–救助者 2 人以上

以降で説明する手順を読み進めながら，「ヘルスケアプロバイダー向けの小児に対するBLSアルゴリズム–救助者2人以上」（図6）を参照すること。

図 6. ヘルスケアプロバイダー向けの小児に対する BLS アルゴリズム-救助者 2 人以上。

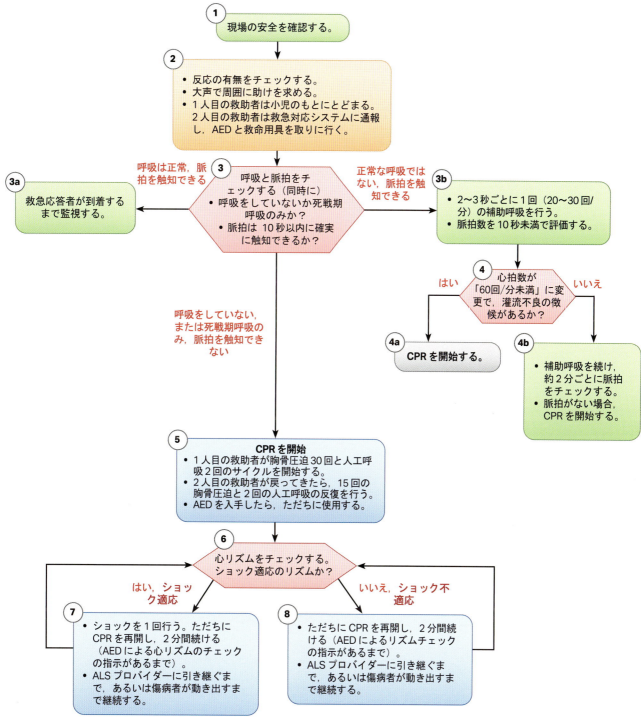

© 2020 American Heart Association

乳児および小児に対する 2 人法の BLS の手順

救助者が複数おり，反応がない乳児または小児に遭遇した場合，「ヘルスケアプロバイダー向けの小児に対する BLS アルゴリズム-救助者 2 人以上」(図 6) に示す手順に従う。

現場の安全の確認，反応の有無のチェック，応援を呼ぶ (手順 1 と 2)

この手順では，受講者が救助者となる。反応のない乳児または小児のもとに最初に到着した場合，以下の手順を迅速に実施する。他の救助者が到着したら，役割と責任を割り当てる。蘇生処置を複数の救助者で実施できる場合は，より多くの作業を同時に行うことができる。

1. 現場の安全を確認する。
2. 反応の有無をチェックする。小児の肩または乳児のかかとを軽くたたき，大きな声で「大丈夫？」と尋ねる。
3. 乳児または小児に反応がない場合は，大声で近くの人に助けを求める。1人目の救助者は乳児または小児のもとにとどまり，2人目の救助者は救急対応システムに出動を要請し（図7），AEDと救急治療用器材を取りに行く。

図7．乳児または小児が心停止を突然発症し，それを目撃した場合は，各自の状況において救急対応システムに出動を要請する。**A**，医療機関内。**B**，病院搬送前の状況。

A

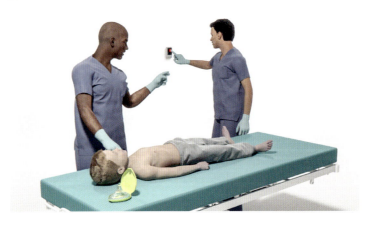

B

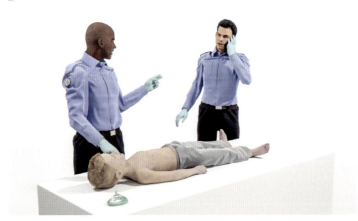

呼吸と脈拍の評価（手順 3）

乳児または小児の呼吸と脈拍が正常かどうか評価する方法の詳細については，このパートで前述した「乳児および小児に対する1人法のBLSの手順」の項を参照のこと。

「次の処置を決定する」

正常な呼吸および脈拍の有無に基づいて次の処置を判断する方法の詳細については，このパートで前述した「乳児および小児に対する1人法のBLSの手順」（手順3aと3B，4，4aと4b）を参照のこと。他の救助者が支援できる状況でCPRが指示されている場合は，15：2の胸骨圧迫と人工呼吸の比率を使用する。

「胸骨圧迫から質の高い CPR を開始する」

乳児または小児が正常に呼吸していない場合，または死戦期呼吸のみで脈拍がない場合は，ただちに以下を行う（手順 5）。

胸骨圧迫から質の高い CPR を開始する（詳細については，このパートで前述した「乳児／小児の胸骨圧迫」を参照）。胸骨圧迫に適した手または指の位置を特定できるように，胸部を覆っている厚手の着衣を，圧迫の支障にならないようにすばやく取り除く。着衣を脱がせるのが難しい場合，胸骨圧迫は服の上からでも実施できる。AED を確保でき次第，胸を覆っているすべての着衣を脱がせる。AED パッドは服の上に貼ってはならない。

- 乳児の場合，2 人目の救助者が戻るまで，救助者 1 人が 2 本の指による胸骨圧迫法または胸郭包み込み両母指圧迫法を使用できる。2 人目の救助者が戻ったら，胸郭包み込み両母指圧迫法を使用する。
- 小児の場合は，片手または両手を使用して（体格が非常に小さな小児の場合は片手を使用する）圧迫を実施する。
- 2 人目の救助者が戻ってきたら，その救助者が人工呼吸を行う。
- 約 5 サイクルまたは 2 分ごとに（必要に応じてさらに短い間隔で）胸骨圧迫担当者を交代して，疲労による CPR の質の低下を防ぐ。

AED を使用して除細動を試みる（手順 6）

AED が使用可能になったらすぐに使用し，AED の指示に従う。

質の高い CPR の再開（手順 7 と 8）

電気ショック実施後，または電気ショックが不要であると示された場合は，AED の指示に従って胸骨圧迫から質の高い CPR をただちに再開する。二次救命処置のプロバイダーに引き継ぐまで，または乳児もしくは小児が動き出すまでは，CPR の実施を継続して AED の指示に従うこと。

乳児および8歳未満（日本では未就学児）の小児に対するAED

各自の環境に用意されているAED装置に慣れておく

すべてのAEDは基本的には同じように動作するが，AED装置はさまざまなモデルや製造元の製品が流通している。例えば，「小児対応のAED」と呼ばれるAEDモデルは，小児および成人両方に使用できるよう設計されている。このようなAEDでは，小児用のパッドを使用した場合に投与される電気ショックエネルギー量が低減されている。そのため各自の環境に用意されているAED装置に慣れておくこと。

小児向けショックエネルギー量の投与

小児用ケーブル，減衰システム，装置のプログラミングによりAEDショックエネルギー量を低減できる。ショックエネルギー量を低減させる一般的な方法の1つとして，小児用減衰システムが挙げられる（図8）。これをAEDに取り付けることで，ショックエネルギー量の約3分の2が抑えられる。一般的に，小児用パッドを使用して，低減されたショックエネルギー量を与えることができる。

図8. 小児用減衰システムの例。AEDによって投与されるショックエネルギー量が低減される。小児用減衰システムには，小児用パッドも付随する。

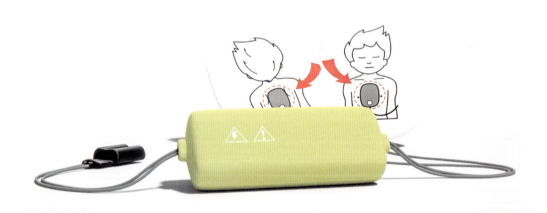

AEDパッドの選択と貼付

乳児および8歳未満（日本では未就学児）の小児に対しては，小児用パッド（図9）が利用可能な場合はそれを使用する。小児用パッドがない場合は，成人用パッドを使用する。成人用パッドを使用すると高いショックエネルギー量が投与されるが，ショックをまったく行わないよりは高いショックエネルギー量のほうが望ましい。ただしその場合は，パッドが互いに接触したり重なり合わないように貼り付けること。また，AEDに小児対象のショックエネルギー量を加えられるキーまたはスイッチがある場合は，そのキーまたはスイッチをオンにする。8歳以上（日本では就学後）の傷病者には成人用パッド（図10）を使用する。小児用パッドでは，投与されるショックエネルギー量が低すぎる可能性がある。

パッドの貼付位置については，AEDの製造元の指示，およびAEDパッドに描かれている図に従う。AEDの中には，小児用パッドを胸部と背部（前後方向）に配置するもの（図11）もあれば，左右（前-外側部）に配置する必要があるものもある。乳児には，一般的に前後方向のパッド配置が使用される。

図 9. 小児用 AED パッド。

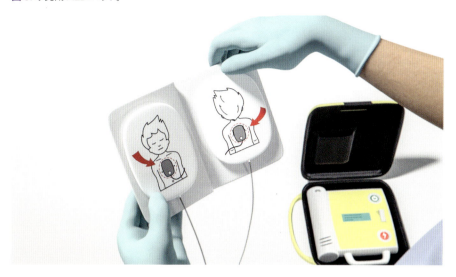

図 10. 成人用 AED パッド。

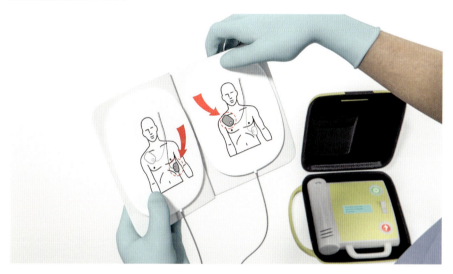

図 11. 小児傷病者に貼る前後方向の AED パッドの位置。

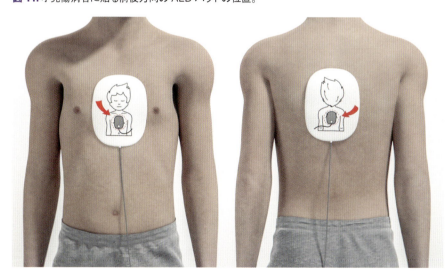

乳児へのAEDの使用

乳児の場合，手動式除細動器にはAEDよりも多くの機能が搭載されており，乳児に対して必要な低いエネルギー量を投与できるようになっているため，乳児の除細動には，AEDよりも手動式除細動器の使用が望ましい。手動式除細動器を操作するには，本コースの対象外となる高度な訓練が必要である。

- 手動式除細動器が利用できない場合は，小児用エネルギー減衰システムを搭載したAEDが望ましい。
- どちらもない場合，小児用エネルギー減衰システムを搭載していないAEDを使用してもよい。

パート 3

高い能力を持つチーム

蘇生処置を成功させるには，高い能力を持つチームが不可欠である。高い能力を持つチームは，非常に効果的な手法で各自が自身の役割を実行し，優れたパフォーマンスとタイミングをもたらすことで，心停止患者の生存率を改善することができる。高い能力を持つチームは，各チームメンバーが単に指示に従うのではなく，チームのパフォーマンス品質を最大限に引き上げることに注力する点が他のチームとは異なる。効果的に機能させるため，高い能力を持つチームは次の項目に集中する必要がある。

- **タイミング**（迅速な CPR と除細動，80 %* 超が理想的とされる胸骨圧迫の割合（CCF）を達成するための中断抑制，ショック実行前の休止時間，EMS 応答時間）
- **質**（テンポ，深さ，胸の戻りなど，各チームメンバーが発揮しうる最高のパフォーマンス）
- **連携**（チームダイナミクス：チームメンバーが共通の目標を目指してシームレスに協力し，各自が自身の役割に関して熟練している）
- **管理**（リーダーシップ，事前計画，追加リソースの入手，介入の調整，CQI，測定，心停止に対応するメンバー数の割り当て）

*最低限60 %以上を目標とし，高いパフォーマンスシステムにおいては80 %以上が目標となる。

高い能力を持つチーム（図 12）は，心停止中において適切な手順のタイミング，質，連携，および管理を総合的に行う必要がある。このようなチームでは，全体的な目的と目標，各チームメンバーが有する技能，適切な意欲や有効性だけでなく，見解が分かれた場合の適切な解決と，チーム内で必要な意思疎通について検討することが必要になる。さらに，高い能力を持つチームは，自身のパフォーマンスを測定し，データを評価するだけでなく，パフォーマンスを改善し，改良された手法を実践する方法を模索する。

図12. 高い能力を持つチームが, 生存率を改善するために重視している重要分野。

タイミング
- 最初の胸骨圧迫までの時間
- 最初の電気ショックまでの時間
- 80％以上を理想とするCCF
- ショック前の中断の最小化
- EMS応答までの時間の短縮

質
- テンポ, 深さ, 戻り
- 圧迫の中断の最小化
- 胸骨圧迫担当者の交代
- 過換気は避ける
- フィードバック装置を使用する

高い能力を持つチーム

連携
- チームダイナミクス：チームメンバーが連携, それぞれの役割に習熟

運用
- リーダーシップ
- 測定
- 継続的な質向上
- 参加するコードチームメンバーの数

「重要な概念：胸骨圧迫の割合を増加する方法」

蘇生処置中はチームメンバーであるか, またはチームリーダーであるかを問わず, 心停止中のCPR実施時においてどうすれば高い能力を持つチームがCCFを最大限に引き上げられるかを理解しておく必要がある。次の手順を実施することにより, チームは重要な目標測定値を達成し, CCFを増加できる。

- **除細動器の事前充電**を, 2分間の心リズム解析前の15秒の間に実施しておく（モニターにVFまたは無脈性VTが表示されたら, ただちにショックを与える）。これにより, 心リズム解析とショック（必要時）を10秒以内に実施することが可能になる。
- 秩序あるリズムになっていることを見込んで, 事前充電と平行してリズム解析中に脈拍チェックを実施する（圧迫中の脈拍チェックは, CPRの質の信頼できる指標にならない）。
- 胸骨圧迫担当者は**胸部の上で待機**し（手を触れない）, ショック, 心リズム解析, またはその他の必要な圧迫中断の直後に胸骨圧迫を開始できるようにしておく。
- **ただちに交代できるように, 次の胸骨圧迫担当者を待機させておく。**
- 圧迫を中断することなく挿管する。
- 圧迫中に薬物を投与する。
- 中断の回数が少なくなるCPRプロトコールを検討する（バッグマスクを使用した非同期換気による継続的な圧迫など）。

高い能力を持つチームの役割とダイナミクス

蘇生処置を成功させるには，多くの場合，ヘルスケアプロバイダーがさまざまな処置を同時進行で実施する必要がある。CPRの訓練を受けた1人のバイスタンダー（その場に居合わせた人）が，患者が倒れた直後にその蘇生に成功する場合もありうるが，通常は複数のヘルスケアプロバイダーが必要となる。効果的なチームワークがあれば，作業は分担して行われ，望ましい結果が得られる可能性が高まる。

蘇生を成功に導く高い能力を持つチームは，専門の医療知識を有し，蘇生技能に精通しているだけでなく，効果的なコミュニケーション能力とチームダイナミクスも備えている。本項では，チームの役割の重要性，効果的なチームリーダーおよびチームメンバーの行動，そして効果的で高い能力を持つチームダイナミクスの要素について説明する。

「重要な概念：
チームの役割の理解」

蘇生処置における立場がチームメンバーかチームリーダーかにかかわらず，自分の役割とチーム内の他のメンバーの役割を理解している必要がある。これにより，以下を予測しやすくなる。

- 次に実施される処置
- 高い能力を持つチームのメンバーやリーダーとしてのコミュニケーションの取り方や動き

高い能力を持つチームにおける役割

「チームリーダーの役割」

すべての優れたチームには，グループの作業を統率するリーダーが必要となる。チームリーダーには，以下の役割が期待される。

- グループをまとめる
- チームメンバーの個々の仕事ぶりをモニタリングする
- チームメンバーを支援する
- 優れたチーム行動のモデルを示す
- 訓練や指導をする
- 理解を促す
- 総合的な患者治療に焦点をあてる
- 高度な処置が必要となる場合に（高度な気道管理器具の留置など），一時的に他のチームメンバーを指定してチームリーダーを引き継ぐ

チームリーダーは，チームメンバーの個々の行動をモニターし統合することで，すべての作業が適切なタイミングと方法で実施されることを確認する責任がある。またチームリーダーは，将来のチームリーダーの訓練，およびチームの効率性向上をはかる必要がある。場合によっては，チームリーダーは蘇生処置後に，次回の蘇生処置に備え，分析，批評，および実習をサポートする。

またチームリーダーは，ある作業を特定の方法で実施しなければならない理由について，チームメンバーが理解できるように支援する。チームリーダーは以下の事項がなぜ重要なのかを説明できなければならない。

- 胸部の中央を強く速く圧迫する
- 胸郭が完全に元に戻ることを確認する
- 胸骨圧迫の中断を最小限に抑える
- 過換気を避ける

高い能力を持つチームのメンバーは各自の作業に集中する必要があるが，チームリーダーは包括的な患者治療に集中しなければならない。

「チームメンバーの役割」

蘇生処置を成功させるため，高い能力を持つチームのメンバーは次のことが必要となる。

- 各自の職務範囲において技能を発揮できる熟練度
- 役割分担についての明確な理解
- 役割の責任を遂行する心構え
- 蘇生スキルにおける習熟
- 各アルゴリズムへの精通
- 成功に向けた全力の取り組み

チームメンバーの役割：CPR コーチ

現在では多くの蘇生チームに CPR 指導の担当者（CPR コーチ）がいる。CPR コーチは，質の高い BLS 技能のパフォーマンスを支援することで，チームリーダーが他の臨床ケアに集中できるようにする。複数の研究結果により，CPR コーチのいる蘇生チームは，CPR コーチのいないチームより，より高い CCF とより短い中断時間で質の高いCPR を実施できることが証明されている。

CPR コーチは，独立した役割である必要はなく，モニター／除細動器担当者の現在の職務に加えることが可能である。チームメンバーが質の高い CPR を実施し，圧迫の中断を最小限に抑えられるように支援することが CPR コーチの主な責務である。CPR コーチは，胸骨圧迫担当者からよく見える位置にいる必要があるため，除細動器担当者の横に立つべきである。CPR コーチには以下の役割がある。

CPR 開始を指揮する：患者に脈拍がないことが確認されると，ただちに CPR コーチが「私が CPR コーチです」と告げ，胸骨圧迫を開始するように救助者に指示する。CPR コーチは，質の高い CPR を実施できるように環境を調整できる。質の高い CPR をより円滑に進めるため，ベッドの手すりやベッドの高さを下げ，踏み台を用意する。あるいは，傷病者をバックボードに横たわらせたり，除細動器パッドを取り付けたりしてもよい。

胸骨圧迫の品質を改善する指導：CPR コーチは，圧迫の深さ，テンポ，および胸郭の戻りのパフォーマンスについてフィードバックを行う。また，CPR フィードバック装置のデータについて言及し，胸骨圧迫担当者がパフォーマンスを改善できるように支援する。CPR の質の見た目は正確でない場合も多いため，これは有用である。

中間目標を口頭で伝達する：圧迫と換気が推奨範囲内となるように，CPR コーチは推奨範囲の中ほどの具体的な目標値を口頭で伝達する。例えば，胸骨圧迫担当者に対して圧迫テンポを 100 から 120 回/分の間ではなく，110 回/分と指定する。

中間目標へ誘導する：CPR コーチは，チームメンバーに換気のテンポと量に関するフィードバックを行う。また必要に応じて，胸骨圧迫と人工呼吸の比率をチームに再確認する。

胸骨圧迫での中断時間を最小限に抑える支援を行う：CPR コーチはチームとコミュニケーションを取って，胸骨圧迫における中断時間を最小限に抑える支援を行う。チームが除細動，胸骨圧迫担当者の交代，高度な気道確保器具の留置を行う際には中断が発生する。

高い能力を持つチーム

「重要な概念：
CPR コーチの役割」

高い能力を持つチームとして質の高い CPR における重要な目標測定値を達成できるように，次の項目に関するフィードバックを行って支援することが CPR コーチの役割とされている。

- 胸骨圧迫担当者のテンポ，深さ，および胸郭の戻り
- 換気の実施（テンポと量）
- 圧迫の中断

チームリーダーと緊密に連携することで，CPR コーチは挿管などによる圧迫中断を毎回円滑に実施できるようにするべきである。高い能力を持つチームでは，CPR コーチの役割を既存のモニター／除細動担当者に担当させるのが良い。

高い能力を持つチームの一部としての，効果的なチームダイナミクスの要素

「役割」

明確な役割および責任

チームの各メンバーは，自身の役割がチームのパフォーマンスにとって重要となるため，役割と責務を理解しておく必要がある。図 13 は，チーム蘇生における 6 つの役割を示している。メンバーの数が 6 名に満たない場合は，チームリーダーがこれらの作業に優先順位を付け，その場にいるヘルスケアプロバイダーに割り当てる必要がある。

図 13. ケースシミュレーションと臨床イベントの際に推奨されるチームリーダーとチームメンバーの配置。

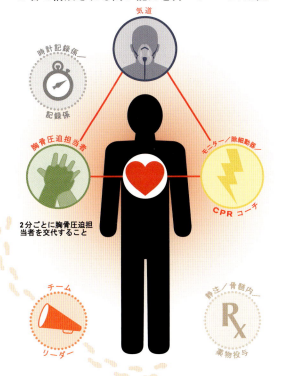

蘇生における役割のトライアングル

胸骨圧迫担当者
- 患者を評価する
- 地域のプロトコールに従って圧迫を実施する
- 2 分ごとに，または疲労した場合はそれより早く交代する

モニター／除細動器／CPR コーチ
- AED／モニター／除細動器を準備して操作し，指名されている場合は CPR コーチとして行動する
- モニターがある場合，チームリーダー（およびチームのほとんどのメンバー）から見える位置にモニターを設置する

気道担当者
- 気道を確保する
- バッグマスク換気を行う
- 適宜，気道補助用具を挿入する

チームにはそれぞれ役割と手順が定められている。どのチームメンバーも，胸骨圧迫担当を交代する，または自身の安全を確保する目的を除き，トライアングルから離れない。

6 名で構成される高い能力を持つチームの配置*

2 分ごとに胸骨圧迫担当者を交代すること

リーダーシップの役割

チームリーダー
- どの蘇生チームも，決められたリーダーがいなければならない
- チームメンバーに役割を割り当てる
- 治療に関する決定を行う
- 必要に応じて他のチームメンバーにフィードバックする
- 割り当てられていない役割の責任を負う

静注／骨髄内／薬物投与担当者
- ALS プロバイダーの役割
- 静脈路／骨髄路の確保を開始する
- 薬物を投与する

時間管理／記録係
- 介入時間および薬物投与を記録する（およびこれらを次に行うべき時に知らせる）
- 圧迫時の中断の頻度と長さを記録する
- これらをチームリーダー（および他のチームメンバー）に伝える

*これは推奨されるチーム構成の一例である。役割については，地域のプロトコルに適応させてもよい。

役割が不明瞭であると，チームの行動に支障をきたす．役割が不明瞭な場合には，次のような特徴がみられる．

- 同じ作業を複数回繰り返す
- 重要な作業を忘れる
- 人数に余裕があるにもかかわらず，チームメンバーに複数の役割を割り当てる

効率化のため，チームリーダーは作業の割り当てを明確に行う必要がある．チームメンバーは，任務に余裕がある場合，その旨を伝える必要がある．チームリーダーはチームメンバーに対して，単に指示に従うだけではなく，積極的に参加するように促すべきである．表1には，役割に関するいくつかの追加情報が記載されている．

表 1. 明確な役割および責任

チームメンバー	作業
チームリーダー	・現場でのすべてのチームメンバーの役割を明確に定義する ・自身の責任を明確に理解しており，対応が可能なすべてのチームメンバーに対して，作業を均等に割り当てる
チームメンバー	・各自の能力に応じた明確に定義された作業を探して実行する ・割り当てが自身の専門知識レベルを超えている場合は，新しい作業または役割を求める ・自身の専門分野となる割り当てのみを受任する

自分の限界の認識

チームリーダーを含むチームの全員が，自身の能力と限界を認識しておく必要がある．これにより，チームリーダーは人材を評価したり，必要な場合には支援を求めることができる．高い能力を持つチームのメンバーは，支援が必要となりそうな状況を想定，チームリーダーに伝える必要がある．

蘇生処置のストレスを感じている間は，経験が豊富なスタッフの助言なしに新しい技能の練習や模索することは控える．追加の支援が必要な場合は，患者の状態が悪化する前に早目に要請する．助けを求めることは，弱さや能力のなさを示すものではない．助けが足りずに患者の転帰に悪影響を及ぼすくらいなら，あり余る助けがある方が良い．表2には，自身の限界を知ることに関するいくつかの追加情報が記載されている．

表 2. 自分の限界の認識

チームメンバー	作業
チームリーダーとチームメンバー	・患者の状態が悪化するまで待つのではなく，早目に支援を要請する ・初期治療の実施にもかかわらず患者の状態が悪化する場合は，より経験豊富なスタッフに助言を求める ・他のメンバーが割り当てられた作業（特に治療に不可欠な作業の場合）を実行できるようにする
チームメンバー	・慣れていない処置や治療を行う前には，自分よりも経験が豊富なスタッフに助言を求める ・すぐに支援を受けられる場合は，他のメンバーの支援を利用する

建設的介入

蘇生処置中に，適切な処置をしようとするチームメンバーがいる場合，高い能力を持つチームのどのメンバーも，必要に応じて臨機応変に介入する．チームリーダーは，チームメンバーとの衝突を避け，必要に応じて事後にデブリーフィングを行う必要がある．表3には，建設的介入に関するいくつかの追加情報が記載されている．

表3. 建設的介入

チームメンバー	作業
チームリーダー	・より高い優先順位の介入を開始するように依頼する ・自らの技能レベルを超えた役割を果たそうとしているチームメンバーに対して，割り当てを変更する
チームメンバー	・代替の薬物や投与量を，自信を持って提案する ・ミスを犯しそうな同僚に質問をする ・チームメンバーが投薬を誤りそうな場合は介入する

「伝える内容」

知識の共有

情報共有は，効果的なチーム行動において重要である。チームリーダーが，特定の治療または診断手法に固執してしまうことがある。このような「固執エラー」には，主に次の3種類がある。

- 「すべて大丈夫」
- 「これだけが唯一の正しい方法である」
- 「これだけはするな」

蘇生処置の効果がない場合は，基本に立ち返り，チーム全体で話し合うこと。「一次評価で次のような結果が出ているんですが，何か見落としはありませんか？」といった対話を行う。高い能力を持つチームでは，各メンバーが患者の状態の変化について利用可能なすべての情報を提供し，チームリーダーが適切な判断を下せるようにするべきである。表4には，知識の共有に関するいくつかの情報が記載されている。

表4. 知識の共有

チームメンバー	作業
チームリーダー	・情報共有を促す ・介入，鑑別診断，および見落とした可能性がある治療（静脈路や薬物治療など）について提案を求める ・治療に関連する臨床徴候の有無を確認する
チームメンバー	・他のメンバーと情報を共有する ・自身の役割を改善する情報を取り入れる

要約と再評価

介入，評価結果，および患者の状態のモニタリングと再評価は，チームリーダーの不可欠な役割である。

チームリーダーは，折に触れて情報をチーム全体に伝達し，次の手順の計画を知らせる必要がある。患者の状態が変わる可能性についても留意する。柔軟に治療計画を変更し時間管理／記録係からも情報と要約を求める。表5には，要約と再評価に関するいくつかの追加情報が記載されている。

表 5. 要約と再評価

チームメンバー	作業
チームリーダー	• 鑑別診断に関する判断を継続的に見直す • 進行中の治療と患者の反応についての記録を継続する • 新しい情報に応じて治療方針を適宜変更する • 新たに参加したメンバーに現在の状況と今後の行動計画を伝える
チームリーダーおよびチームメンバー	• 患者の臨床状態の重大な変化に注意する • 患者の状態が悪化している場合は，モニタリングを強化する（呼吸数や血圧など）

「伝える方法」

クローズドループコミュニケーション

チームリーダーは，高い能力を持つチームメンバーとコミュニケーションを取る際に，以下の手順でクローズドループコミュニケーションを実施する必要がある。

1. チームメンバーに対してメッセージ，指示，または任務を伝達する。
2. チームメンバーに明確な応答とアイコンタクトを求め，メンバーがメッセージを理解できるようにする。
3. チームメンバーに対して新たな作業を割り当てる前に，そのメンバーが現在の作業を完了していることを確認する。

表 6 には，クローズドループコミュニケーションに関するいくつかの追加情報が記載されている。

表 6. クローズドループコミュニケーション

チームメンバー	作業
チームメンバー	• 作業を割り当てられたら，作業の開始時または終了時にチームリーダーに対して，「静注しています」などの報告を行うことにより，コミュニケーションを完結させる • チームリーダーに指示を口頭で確認した薬物のみ投与する
チームリーダー	•「アドレナリン 1 ミリグラムを投与してください，投与が完了したら知らせてください」など，常にクローズドループコミュニケーションを利用して作業を割り当てる • 必ず割り当てた作業の完了を確認してから，チームメンバーに新たな作業を割り当てる

明確なメッセージ

「明確なメッセージ」とは，明確な話法によって，落ち着いた口調で伝えられる簡潔な伝達事項である。すべてのヘルスケアプロバイダーは，怒鳴ったり叫ぶのではなく，落ち着いた口調で直接的に明確なメッセージを伝達する必要がある。不明瞭なコミュニケーションは治療の遅延や投薬ミスの原因となることがあるため，明確で簡潔なメッセージは明瞭なコミュニケーションには重要である。また怒鳴ったり叫んだりすることは，高い能力を持つチームの効果的な連携を阻害する可能性もある。表 7 には，明確なメッセージに関するいくつかの追加情報が記載されている。

表 7. 明確なメッセージ

チームメンバー	作業
チームリーダー	・すべてのチームメンバーに対して，明確に発言し，完全な文で話すことを推奨する
チームリーダーおよびチームメンバー	・指示を復唱し，少しでも疑問があれば質問する ・つぶやく，怒鳴る，叫ぶ，または大声を出すなどを避けるように注意する ・1名ずつ発言するようにする

相互尊重

非常に高い能力を持つチームでは，各メンバーが互いを尊重し合い，上下関係なく対等に助け合う。高い能力を持つチームでは，各メンバーが自我を捨て，蘇生処置中は互いを尊重し合うことが必要である。特定のチームメンバーが自分より多くの訓練や経験を積んでいるといったことは問題ではない。表8には，相互尊重に関するいくつかの追加情報が記載されている。

表 8. 相互尊重

チームメンバー	作業
チームリーダー	・「ありがとう，よくやってくれました」と声を掛け，適切に任務が実施されたことに感謝する
チームリーダーおよびチームメンバー	・他のメンバーの発言に関心を示し，耳を傾ける ・親しみやすい，落ち着いた口調で話す ・チームメイト間での相互理解がまだ不十分な場合は，攻撃的な態度を取ることは避ける ・1人が大声を発すると，他のメンバーも同様に応答するということを理解する ・指示的な行動と攻撃性を混同しないようにする

パート 3

パート4

重症の疾患や外傷のある小児に対する体系的なアプローチ

重傷の疾患や外傷のある小児の治療に際して，呼吸窮迫，呼吸不全，およびショックの徴候を早期に認識し，速やかに救命処置を実施できるように，体系的なアプローチを使用しなければならない。

学習目標

このパートの終了時に，早急な介入を要する患者と，そうでない患者を区別できるようになる。

小児の臨床状態，およびケースシミュレーションで目指す適切な管理を特定できるように，このパートで説明されている概念をすべて知っておくことが必要である。「評価－判定－介入」という継続的なプロセスは，重症の疾患や外傷のある小児に対する体系的な評価および治療の中核となる要素である。

初期評価（第一印象）による致死的な状態の判定

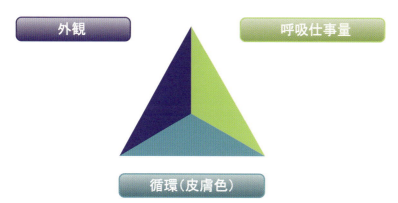

PALSにおける体系的なアプローチアルゴリズム（図14）は，重病または重傷の小児に対する治療を行う手法をまとめたものである。小児の外観，呼吸，皮膚色を「診察室の入り口から」すばやく観察しながら，小児評価のトライアングル（PAT）を使用して，最初の数秒間で初期評価を行う。PATは，ある状況に遭遇したときにただちに使用できるツールであり，生理学的な問題（呼吸，循環，神経）と治療および搬送の緊急性を大まかに判定するのに役立つ。

※初期評価と第一印象は同様の意味とする。

図 14. PALS における体系的なアプローチアルゴリズム。

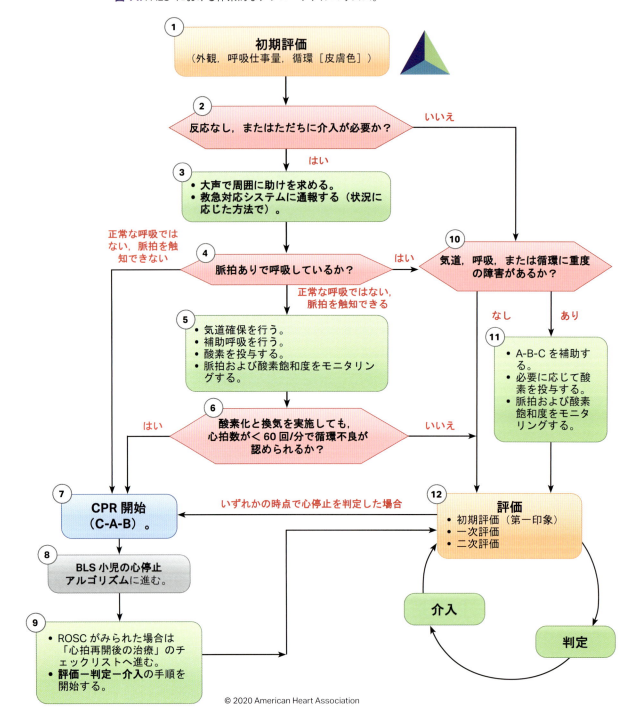

致死的な状態の判定と行動

初期評価は，致死的な状態をすばやく判定するために役立つ。いずれかの時点で致死的な問題を判定した場合は，すぐに適切な介入を開始し，実際の環境に応じて，救急対応システムに出動を要請する。小児の状態が致死的でなければ，体系的なアプローチを続行する。

「反応がなく，呼吸がないか死戦期呼吸のみの小児」

小児が反応のない状態である場合は，大声で助けを求める。以降の本文中に示す番号は，PALS における体系的なアプローチアルゴリズムの手順に対応している。

救急対応システムに出動を要請する（手順 3）

小児に反応がなく，正常な呼吸をしていないか死戦期呼吸のみで脈拍が触知されない場合は，実際の環境に応じて救急対応システムに出動を要請し（手順 3），胸骨圧迫からただちに CPR を開始する（手順 7）。

小児の心停止アルゴリズムに従って先へ進む。ROSC の場合，心拍再開後の治療チェックリスト（手順 9）に進み，「評価－判定－介入」の手順（手順 12）を開始する。

呼吸と脈拍をチェックする（手順 4）

次に，呼吸と脈拍を同時にチェックする（手順 4）。

正常に呼吸していないが，脈拍を触知できる場合は，補助呼吸を実施する（手順 5）

脈拍を触知できる場合は，患者の気道を確保し，それを維持して補助呼吸を実施する（手順 5）。酸素が使用可能になったらすぐに投与する（詳細についてはパート 8 の「補助呼吸」を参照のこと）。乳児および小児の場合，2～3 秒ごとに 1 回（約 20～30 回/分）の換気を行い，1 回に 1 秒間かける。補助呼吸を行うたびに胸の上がりを確認する。脈拍および酸素飽和度をモニタリングする。

心拍数をチェックする。十分な酸素供給と換気がされているのに，心拍数が 60 回/分未満で循環不良の徴候がある場合（手順 6），胸骨圧迫と人工呼吸を行う（手順 7）。小児の心停止アルゴリズムに従って先へ進む。

心拍数が 60 回/分以上の場合，必要に応じて補助呼吸を継続する。「評価－判定－介入」の手順を開始する（手順 10～12）。約 2 分ごとに脈拍をチェックする。必要であれば，小児の心停止アルゴリズムに従って介入できるように，準備しておく。

呼吸は正常で，脈拍を触知できる場合

反応のない状態が新たに発生し，呼吸と脈拍は十分な場合は，各自の状況に応じて救急対応システムに出動を要請する。体系的評価を続行する（手順 10～12 に進む）。

初期評価（第一印象）

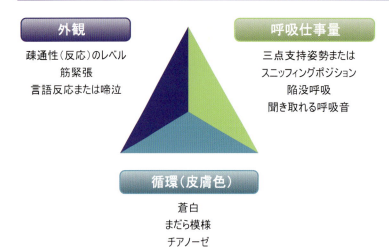

致死的な緊急事態がただちに認められない場合は，小児の状態について初期評価の判定を続行する。PAT を使用して初期評価を判定する。

PAT では A-B-C という 3 つの要素を使用する。**A** は外観（Appearance），**B** は呼吸（Breathing）の仕事量，**C** は循環（Circulatory）の状態を意味する。最初に対話能力の程度や筋緊張，言語反応，啼泣など，全体的な生理学的状態の指標として外観（A）の評価を行う。このとき補助として，TICLS という頭文字を使う。TICLS は緊張（**T**one），疎通性（**I**nteractiveness），精神的安定性（**C**onsolability），視線（**L**ook/Gaze），言葉・泣き声（**S**peech/Cry）の意味である。PAT の 2 つ目の要素は呼吸（B）であり，患者の体位（例：三点支持姿勢，スニッフィングポジション），呼吸仕事量（例：陥没呼吸），呼吸の副雑音（吸気性喘鳴，鳴り響く呼吸など）を評価することで，小児の呼吸仕事量が増加しているかどうかを判断する。PAT の最後の要素は小児の全体的な循環状態（C）の評価であり，全般的な皮膚色（蒼白，まだら模様，チアノーゼなど）に基づいて行う。PAT の所見が異常な小児については，迅速な評価と管理が必要である。PAT の所見によっては，早急な介入（無呼吸および脈拍のない患者に対する CPR，四肢から大量出血している患者に対する止血帯の使用など）の必要性を示す場合がある。

外観（Appearance）

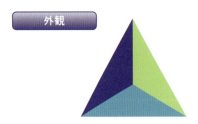

PAT の最初の要素は，意識レベルや対話能力など，小児の外観である。注意深く，しかしすばやく小児の外観から TICLS を観察して意識レベルを評価する。小児に反応がない場合は，大声で近くの人に助けを求め，呼吸と脈拍を評価してから，各自の臨床状況に応じて迅速対応チームや救急対応システムの出動を要請する。

小児が泣いたり混乱したりしている場合，小児の反応が適切か判断するのは難しい。可能なら両親や保護者と一緒にいられるようにし，またおもちゃなどであやして，できるだけ落ち着かせる。

呼吸（Breathing）

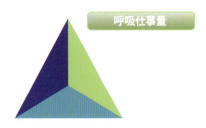

PAT の次のパートでは，小児の呼吸仕事量，体位，聞き取れる呼吸音（聴診器を使用せずに聞き取れる音）を評価する（手順 9）。呼吸努力が消失または増加している徴候を観察すること。呻吟，吸気性喘鳴，呼気性喘鳴など，はっきりと聞き取れる異常な呼吸音が発生していないか確認する。また，三点支持姿勢などの患者の体位により，患者の呼吸窮迫が示唆されていないかに注目する。

表 9. 呼吸仕事量の評価

評価	正常	異常
呼吸努力*	・規則的な呼吸，呼吸努力の増加がない ・受動的な呼気相	・鼻翼呼吸 ・陥没呼吸または呼吸補助筋の使用 ・呼吸努力の増加，減少または消失
肺音と気道音*	異常音が聞かれない	雑音混じりの呼吸音（呼気性喘鳴，呻吟，吸気性喘鳴など）

*呼吸努力と肺音および気道音の詳細については，このパートの「一次評価」の項を参照のこと．

循環（Circulation）（皮膚色）

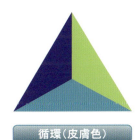

循環（皮膚色）

PAT の 3 つ目の要素として最後に行うのが，小児の全体的な循環状態の評価である．皮膚の色やまだら模様，大量の出血など，小児の皮膚色を評価することで，その小児の血流がどの程度良好なのかを確認するのに役立つ場合がある．患児を観察するだけで循環の状態について重要な情報を判定できる場合も多い．

蒼白（青ざめる），まだら模様（異常な皮膚色），チアノーゼ（青みがかった／青灰白色の皮膚色）は，循環不良または酸素化不良，あるいはその両方が示唆される．酸素化が不十分であれば，口唇や爪にチアノーゼを呈する場合がある．

顔，腕，脚など露出している部分を観察する．紅潮がみられる場合は，発熱や敗血症，毒物，アナフィラキシーを原因とする血液分布異常性ショックを示唆する可能性がある．皮膚観察により外傷を示唆する打撲傷が見つかる場合がある．また，「点状出血」や「紫斑」と言われる皮内出血が見つかる場合もある．これらの紫色がかった皮膚の変色は，命に関わる感染症の徴候である可能性がある．

皮膚と粘膜の評価（表 10）は，正常か，異常かを判定する．

表 10. 皮膚と粘膜の評価

評価	正常	異常
皮膚色*	正常に見える	・蒼白 ・まだら模様 ・チアノーゼ
点状出血／紫斑または視認できる出血している傷口	正常ではない	・大量の出血がある ・皮内出血（紫斑など）

*皮膚色については，このパートの「一次評価」の項を参照のこと．

評価－判定－介入

重症の疾患や外傷のある小児を治療する際には，「評価－判定－介入」の手順（図 15）を使用して，どの段階においても，最良の治療または介入の判断を行う。評価時に収集した情報に基づき，小児の臨床状態のタイプと重症度を判定する。適切な処置により介入し，以降もこの手順を繰り返し，このプロセスを継続する。

図 15. 「評価－判定－介入」の手順。

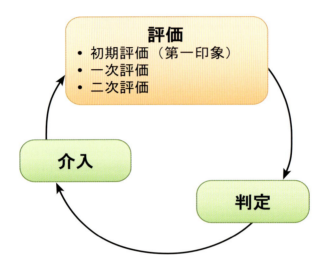

いずれかの段階で致死的な問題を判定した場合は，救命処置を開始すると同時に，ただちに救急対応システムに出動を要請する（または誰かに通報を依頼する）。ときには，致死的な問題があるにもかかわらず，小児の状態が安定しているように見える場合がある。例えば，毒物を摂取したがその影響がまだ現れていない小児の場合や，内出血している外傷患者で，心拍数と体血管抵抗の増加によって初期の血圧が維持されている場合である。頻回に再評価を行うこと。

評価

特に病院外の環境では，小児を評価する前に，必ず現場が安全であることを確認し，環境に危険がないかを評価する。

致死的な状態でなければ，これらの臨床評価ツールを使用して小児の状態を評価する。

- 初期評価：小児の外観，呼吸，皮膚色を「診察室の入り口から」すばやく観察して，患者を目にして最初の数秒で評価する。
- 一次評価：ABCDE アプローチに沿った迅速で実践的な評価。呼吸機能，心機能，神経機能を評価する（バイタルサインの評価とパルスオキシメトリを含む）。
- 二次評価：焦点を絞った病歴聴取（SAMPLE）および身体診察

判定

小児の障害についてタイプと重症度を判定する（表 11）。

表 11. 潜在的な障害のタイプと重症度

タイプ		重症度
呼吸障害	• 上気道閉塞 • 下気道閉塞 • 肺組織疾患 • 呼吸調節の障害	• 呼吸窮迫 • 呼吸不全
循環障害	• 循環血液量減少性ショック • 血液分布異常性ショック • 心原性ショック • 閉塞性ショック	• 代償性ショック • 低血圧性ショック
心肺機能不全		
心停止		

小児の臨床状態が呼吸障害と循環障害の併発によって生じる場合がある。重症の疾患や外傷のある小児の場合，状態が悪化するにつれて，1 つの障害が心肺機能不全や心停止など他の障害を引き起こすおそれがある。障害を判定する初期段階では，障害のタイプまたは重症度がはっきりしない場合があることに注意する。

障害が判定されると，最善の初期介入を判断する助けとなる。認識と管理については，本マニュアルの後半で詳しく説明する。

介入

小児の臨床状態を判定したら，自身の職務範囲内で適切な処置により介入を行う。PALS における介入としては，以下のものが考えられる。

- 気道の開通を維持できるように小児の体位を変える
- 救急対応システムに出動を要請する
- CPR を開始する
- 救急カートやモニターを入手する
- 心電図モニターやパルスオキシメータを小児に装着する
- 酸素を投与する
- 換気を補助する
- 投薬および輸液を開始する（噴霧吸入，輸液の静脈内／骨髄内ボーラス投与など）

手順の継続

小児が安定するまで，「評価－判定－介入」の手順を継続する。各介入の前後にこの手順を使用して，小児の状態に何らかの傾向がないかを確認する。例えば，酸素投与後に次のような小児の評価を再度行う。呼吸は多少楽になっているか？皮膚色や意識の状態は改善しつつあるか？循環血液量減少性ショックの小児に輸液をボーラス投与した後，心拍数および循環は改善したか？もう 1 回ボーラス投与が必要か？小児の状態が変化したときは必ず「評価－判定－介入」の手順を使用する。

「重要な概念：
「評価－判定－介入」の手順を継続する」

以下の場合，小児が安定するまで，「評価－判定－介入」の手順を反復することに留意する。

- 何らかの介入をした後
- 小児の状態が変化または悪化したとき

一次評価

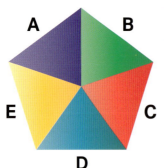

一次評価では，実践的な ABCDE アプローチの他，患者のバイタルサイン（パルスオキシメトリによる酸素飽和度を含む）も使用する。

- 気道（Airway）
- 呼吸（Breathing）
- 循環（Circulation）
- 神経学的評価（Disability）
- 全身観察（Exposure）

一次評価を進めている途中で，致死的な異常があれば，残りの評価を完了する前にただちに介入を行う。であっても一次評価で致死的な状態であることが明らかな患者については，血圧やパルスオキシメトリなどベースラインのバイタルサイン測定をするよりも，そのような状態の是正を優先すること。一次評価を終え致死的な問題に対処した後，二次評価に進む。

気道（Airway）

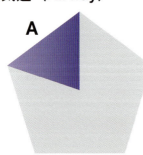

気道を評価する際には，その開通性を判定する。上気道の広がり／開通性評価は，以下のように行う。

- 胸部または腹部の動きを調べる
- 気流音および呼吸音を聴診する
- 鼻と口からの呼気を感じる

呼吸をチェックするには，傷病者の胸郭の上下の動きを 10 秒以内に確認する。

- 傷病者に呼吸がある場合は，さらに支援が到着するまで傷病者をモニタリングする。
- 傷病者に呼吸がないか死戦期呼吸のみの場合は正常な呼吸とはみなされず，心停止の徴候である。

CPR 開始の遅れを最小限に抑えるため，呼吸の評価は脈拍のチェックと同時に実施してもかまわない。この評価には 10 秒以上かけてはならない。

以下の徴候から，上気道の閉塞が示唆される。

- 陥没呼吸を伴う吸気努力の増加
- 異常な呼吸音（いびきや甲高い喘鳴）
- 呼吸努力があるにもかかわらず，気道音や呼吸音がない（完全な上気道閉塞）

上気道が閉塞している場合は，簡単な処置で気道を開通して維持できるか，または高度な処置が必要かを判断する。

「気道を開通させるための簡単な処置」

上気道を開いて開通して簡単な処置には，場合により以下に示す処置のいずれか，もしくは 1 つ以上含まれる。

体位を整える

小児に反応がある場合，小児が楽になると思われる体位にする，またはベッドの頭部をギャッジアップする。小児に反応がない場合，小児を側臥位にする（頸髄損傷の疑いがない場合），または頭部後屈—あご先挙上法または下顎挙上法により気道の開通を改善する。

頭部後屈—あご先挙上法または下顎挙上法

頸髄損傷の疑いがない場合，頭部後屈-あご先挙上法により気道を確保する。乳児の場合は，気道を閉塞させるおそれがあるため，頭部／頸部の過剰な伸展を避ける。頸髄損傷が疑われる場合（小児の頭部または頸部に損傷が認められる場合など），頸部を後屈しないで下顎挙上法を用いて気道を開通させる。気道確保が最優先事項であるため，これで気道が確保できない場合は，頭部後屈—あご先挙上法または頸部を後屈させる下顎挙上法を使用する。CPR 中は，固定器具ではなく用手的に頭頸部を安定させる。注意：下顎挙上法は，外傷のない小児でも用いられることがある。

吸引

鼻腔および中咽頭を吸引する。乳児の場合は，気道を閉塞させるおそれがあるため，頭部／頸部の過剰な伸展を避ける。

異物による気道閉塞を取り除く方法

小児に異物の誤嚥が疑われ，気道が完全に閉塞されている（気流音や呼吸音を聴取できない）場合で，反応がある場合は，必要に応じて以下を繰り返す。

- 1 歳未満：背部叩打法と胸部突き上げ法（胸骨圧迫）を各 5 回行う
- 1 歳以上：腹部突き上げ法を行う

小児の反応がなくなった場合は，どの段階であっても，救急対応システムに出動を要請する（携帯電話を持っている場合）か誰かに通報を依頼し，CPR を開始する。

気道補助用具

気道補助用具（口咽頭エアウェイなど）を使用して，舌が喉に落ち込んで気道が閉塞するのを防ぐ。ただし，気道確保の維持では，補助用具のみに頼らないこと。また頭部後屈—あご先挙上法の使用が必要な場合もある。患者の状態を評価すること。

高度な処置

気道の広がり／開通を維持するための高度な処置として，以下に示す処置を 1 つ以上行うことが考えられる。

- 気管挿管またはラリンゲアルマスクエアウェイの挿入
- 持続的気道陽圧法または非侵襲的換気法の適用
- 異物の除去。直接喉頭鏡検査が必要な場合もある（喉頭鏡で喉頭を目視するため）
- 輪状甲状間膜切開術（穿刺または外科的切開により，皮膚および輪状甲状間膜を経て声帯下の気管へいたる）

呼吸（Breathing）

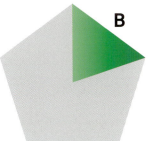

呼吸の評価には，以下の評価が含まれる。

- 呼吸数と呼吸パターン
- 呼吸努力
- 胸郭拡張および気流
- 肺音および気道音
- パルスオキシメトリによる酸素飽和度

「正常呼吸数」

正常な自発呼吸では呼吸仕事量が最小限で済むため，静かな呼吸となり，吸気は楽で，呼気は受動的である。正常呼吸数は年齢と逆相関する（表 12）：新生児の呼吸数は多く，年齢が上がるにつれて低下する。

表 12. 年齢別の正常呼吸数*

年齢	呼吸数/分
乳児	30～53
幼児	22～37
就学前小児	20～28
学童	18～25
思春期	12～20

*患者の正常範囲を考慮すること。小児の呼吸数は，発熱やストレスで上昇することが予測される。
次の文献に基づいて再作成：Hazinski MF. Children are different. In：Hazinski MF, ed. *Nursing Care of the Critically Ill Child*. 3rd ed. Mosby；2013：1-18, 著作権：Elsevier. Data from Fleming S, Thompson M, Stevens R, et al. *Lancet*. 2011；377*9770）：1011-1018.

「重要な概念：
呼吸数の極端な低下または増加は警戒すべき徴候である」

年齢にかかわらず，呼吸数が 1 分あたり 10 回未満または 60 回を超える状態が持続する場合は異常である可能性が高く，深刻な状態が発生している可能性について詳細な評価が必要である。

ベースラインの呼吸数は不安や興奮により変わることがよくあるため，呼吸数は身体診察前に評価する。代謝需要の増加をもたらす状態（興奮，不安，運動，疼痛，発熱など）にある小児では，呼吸数が通常より多くなるのが普通であると考えられる。

呼吸数は，30 秒間に胸が上がる回数を数え，これを 2 倍することで測定する。正常な乳児でも，睡眠時には最大 10～15 秒の休止を伴う不規則な（断続的な）呼吸がみられる場合がある。このため，胸の上がりを数えるのが 30 秒未満だと，呼吸数の推定が不正確になるおそれがある。呼吸数を何度も数えることで，小児の評価を繰り返して変化を検知するようにする。他に，呼吸数を継続的にモニターに表示する方法もある。

呼吸が速い状態からより「正常な」呼吸数へ低下し，それに伴って意識レベルの改善や，呼吸困難の徴候および呼吸仕事量の軽減がみられる場合は，全身状態の改善を示していることがある。しかし，意識レベルの低下を伴う呼吸数の低下や不規則な呼吸数は，小児の臨床状態の悪化を示していることが多い。

「異常な呼吸数と呼吸パターン」

呼吸の異常には以下のものがある。
- 不規則な呼吸パターン
- 速い呼吸（頻呼吸）
- 遅い呼吸（徐呼吸）
- 無呼吸

不規則な呼吸パターン

神経学的な問題のある小児は不規則な呼吸パターンを示すことがある。不規則な呼吸パターンの例には以下のものがある。
- 深い喘ぎ呼吸と引き続いて起きる無呼吸（呼吸していない，または死戦期呼吸）
- 頻呼吸と引き続いて起きる無呼吸もしくは非常に浅い呼吸

これらのような不規則な呼吸パターンは重篤な徴候のため，ただちに評価を行うことが必要である。

速い呼吸

呼吸数が年齢相応の正常値より多い場合を「速い呼吸」（頻呼吸）という。乳児では呼吸窮迫の最初の徴候であることが多く，ストレスに対する反応の場合もある。

速い呼吸は呼吸努力の増加を伴うことも伴わないこともある。呼吸努力増加の徴候を「伴わない」速い呼吸（「quiet tachypnea」）は，以下のような主要な原因が呼吸器系ではない状態に起因する場合がある。

- 高熱
- 痛み
- 貧血
- チアノーゼ性先天性心疾患
- 代謝性アシドーシス
- 脱水症状
- 敗血症（重篤な感染症）

遅い呼吸

年齢相応の正常値よりも遅い呼吸（徐呼吸）は，以下のような原因で生じる

- 呼吸筋疲労
- 呼吸調節中枢に影響する中枢神経系の損傷や障害
- 重度の低酸素症
- 重度のショック
- 低体温症
- 呼吸応答を抑制する薬剤
- 筋力低下を起こす筋疾患

「重要な概念：
徐呼吸や不規則な呼吸数から，切迫した心停止が示唆される場合が多い」

急性期の乳児や小児における徐呼吸や不規則な呼吸数は，良くない臨床徴候であり，切迫した心停止を示唆していることが多い。

無呼吸

無呼吸とは呼吸が止まった状態で，通常は 20 秒以上継続した場合に無呼吸とみなされる。無呼吸は，吸気筋の活動の有無により，**中枢性**または**閉塞性**に分類される。中枢性無呼吸とは，脳または脊髄の異常あるいは抑制により小児が呼吸努力を行っていない状態であり，閉塞性無呼吸は気道が妨げられている場合に発生する。これらは，低酸素血症や高炭酸ガス血症，あるいはその両方を引き起こす可能性がある。さらに，混合性無呼吸では，閉塞性無呼吸の期間と中枢性無呼吸の両方が発生する。

死戦期呼吸は突然の心停止後の成人によく起こり，正常な呼吸と混同される場合がある。これは，非常に重篤な小児の状態が悪化する過程の晩期にもみられる。死戦期呼吸では，効果的な酸素化や換気が得られない。

「呼吸努力の増加」

呼吸努力の増加は，気流に対する抵抗を増大させる疾患（喘息または細気管支炎など），あるいは肺が硬くなり膨らみにくくなる疾患（肺炎，肺水腫，胸水貯留など）に起因する。非呼吸性の疾患でも，重度の代謝性アシドーシスを引き起こすもの（ショック，DKA，サリチル酸塩摂取，先天性の代謝異常など）は，呼吸数および呼吸努力を増大

させることがある。呼吸努力増加の徴候は，小児が酸素化または換気，あるいはその両方を改善しようとしている努力を反映している。したがって，このような徴候から重症度を評価し，介入の緊急性を判断する。呼吸努力増加の徴候には，以下のものがある。

- 鼻翼呼吸
- 陥没呼吸
- 頭部の上下首振りまたはシーソー呼吸

その他の徴候としては，吸気時間または呼気時間の延長，口を開いた呼吸，死戦期呼吸，および呼吸補助筋の使用がある。呻吟は重篤な徴候であり，呼吸窮迫または呼吸不全を示す場合がある（本パートで後述する「呻吟」を参照のこと）。

鼻翼呼吸

気流を最大化するため，吸気のたびに鼻孔が拡大することを「鼻翼呼吸」という。乳児や年少児に最もよくみられ，通常は呼吸窮迫の徴候である。

陥没呼吸

胸壁の内側への動き，つまり吸気時に組織または胸骨が内側に向かって動く状態を「陥没呼吸」という。胸郭陥没は，小児が胸壁の筋肉を使用して空気を肺に取り込もうとしているが，気道抵抗の増大または肺の硬化により気流が減少していることを示す。陥没は，胸部の複数の部位でみられる場合がある。一般に，陥没呼吸の重症度は，小児の呼吸困難の重症度に対応している。

呼吸困難の程度と陥没部位の一般的な関連を表 13 に示す。

表 13. 呼吸困難の程度と陥没部位の一般的な関連

呼吸困難	陥没部位	説明
軽度～中等度	肋骨下	胸郭（肋骨縁）直下の腹部の陥没
	胸骨下	胸骨の下の腹部の陥没
	肋骨間	肋骨間の陥没
重度（軽度～中等度の呼吸困難と同じ陥没部位が含まれる場合がある）	鎖骨上	鎖骨直上の組織の陥没
	胸骨上	胸骨直上の胸部の陥没
	胸骨	脊椎方向への胸骨の陥没

吸気性喘鳴や吸気性いびき音を伴う陥没呼吸から，上気道閉塞が示唆され，呼気性喘鳴を伴う陥没呼吸から，著しい下気道閉塞（喘息または細気管支炎）により，吸気呼気ともに閉塞されていることが示唆される。呻吟や努力性呼吸を伴う陥没呼吸から，肺組織疾患が示唆される。重度の陥没呼吸は，頭部の上下首振りやシーソー呼吸を伴う場合もある。

頭部の上下首振りまたはシーソー呼吸

頭部の上下首振りおよびシーソー呼吸は，小児の状態悪化のリスクが増大していることを示す場合が多い。

- 「頭部の上下首振り」がみられるのは，呼吸を補助するために頸部の筋肉を使用するためである。小児は，吸気時にあご先を上げて頸部を伸展し，呼気時にはあご先を前方に落とす。これは，乳児に最もよくみられ，呼吸不全の徴候である可能性がある。
- シーソー呼吸がみられるのは，吸気時に胸部が陥没して腹部が拡張し，呼気時に胸郭が拡張して腹部が陥没するときである。神経筋疾患の小児の大半において，シーソー呼吸の原因は，腹部および胸壁の筋力が弱いことと，弱い腹部や胸壁の筋力に対して横隔膜が強いことである。シーソー呼吸は通常，上気道閉塞を示すが，重度の下気道閉塞，肺組織疾患，呼吸調節の障害などでもみられる。シーソー呼吸は，乳児や神経筋脱力のある小児に特徴的な所見である。このような非効率的な換気は，すぐに疲労につながることがある。

「不十分な呼吸努力」

呼吸努力を評価する際には，呼吸努力が不適切である徴候を探し，気道，酸素化，換気を補助する準備を整える。これらの徴候は以下のようなものがある。

- 無呼吸
- 弱い啼泣または咳
- 徐呼吸
- 死戦期呼吸

「胸郭拡張および気流」

小児の胸郭拡張の程度と気流を調べ，1回の呼吸による吸気の量である1回換気量が十分かどうかを評価する。正常な1回換気量は，生涯を通して標準体重1kgあたり約5〜7 mLである。小児が人工呼吸器を使用している場合を除き，1回換気量の測定は困難であるため，臨床評価が非常に重要である。

胸郭拡張

吸気時の胸郭拡張（胸の上がり）は対称でなければならない。静かに自発呼吸をしていて，特に胸部が着衣で覆われている場合は，拡張がわかりにくい場合があるが，胸部が着衣で覆われていない場合は，胸郭の拡張を容易に目視することができる。正常な乳児では，胸部より腹部の方が大きく動く場合がある。胸郭拡張の低下や非対称性は，不十分な呼吸努力，気道閉塞，無気肺，気胸，血胸，胸水貯留，粘液塞栓，または異物誤嚥により生じる場合がある。

気流

気流の聴診は非常に重要である。以下の部位において，呼吸音の強さと気流の質を聴診する。

- 前部，胸部の中央（胸骨の左右）
- 側部，腋窩部（肺の下部の気流を評価するのに最良の部位）
- 後部，背部両側

乳児や小児の胸部は小さく胸壁が薄いため，胸部片側の呼吸音が上気道から反対側に容易に伝わる。肺末梢への空気の流入を評価するには，両腋窩下で聴診する。この部位は，比較的太い誘導気道から離れているため，上気道音が伝わりにくい。

以下のように気流の大きさを聴取する。

- 通常の吸気音は遠く聞こえる静かで柔らかな音で，観察される吸気努力と同時に生じる。
- 正常な呼気音は，短くてさらに静かなことが多く，場合によっては聞こえないこともある。

胸郭の動きの低下や聴取される気流の低下には，呼吸努力の低下を伴う場合が多い。呼吸努力が正常または増加しているようにみえる小児では，肺末梢への空気の流入減少により，気流障害または肺組織疾患が示唆される。小児の呼吸仕事量および咳から下気道閉塞が示唆されるが，呼気性喘鳴が聞かれない場合は，気流の量および速さが不十分なために呼気性喘鳴が生じていない可能性がある。

肥満の小児では肺末梢への空気の流入が聞こえにくいため，このような集団では重大な気道異常の判定が困難になる可能性がある。

分時換気量

分時換気量とは，1分間に肺を出入りする空気の量である。1分あたりの呼吸の回数（呼吸数）と1回の呼吸の換気量（1回換気量）の積である。

分時換気量 ＝ 呼吸数 × 1回換気量

分時換気量の低下（低換気）は，以下に起因する場合がある。

- 呼吸数低下
- 1回換気量低下（浅呼吸，気道抵抗の上昇，肺の硬化）
- 過度の呼吸数増加（1回換気量が非常に少なくなる）

「肺音および気道音」

一次評価では，肺音および気道音を聴取する。異常音としては，吸気性喘鳴，いびき，呻吟，ゴロゴロ音，呼気性喘鳴，ラ音，泣き声／発声／咳（犬吠様咳嗽を含む）の変化などが挙げられる。

吸気性喘鳴

吸気性喘鳴は，粗く，一般に甲高い呼吸音で，通常は吸気時に聞かれるが，吸気時と呼気時の両方で聞かれる場合もある。吸気性喘鳴は上気道（胸郭外）閉塞の徴候で，閉塞が緊急事態であり，ただちに介入を要することを示す場合もある。

吸気性喘鳴の原因は多数あり，以下が含まれる。

- 気道内の異物
- 感染症（クループなど）
- 先天性の気道異常（喉頭軟化症など）
- 後天性の気道異常（腫瘍や嚢胞など）
- 上気道浮腫（アレルギー反応や，上気道処置後の腫れなど）

いびき

いびき音は小児が寝ている間によくみられるが，気道閉塞の徴候でもある。軟組織の腫脹や意識レベルの低下によって気道閉塞が起こり，いびき音の原因となることがある。

呻吟

呻吟は，一般に短く低い音で，呼気時に聞こえ，ときには，小さな泣き声と間違えられることもある。声門が部分的に閉じた状態で，小児が無理に息を吐き出した際に生じる。呻吟は疼痛や発熱への反応に伴って生じる場合もあるが，乳児や年少児では，末梢気道や肺胞の開存を維持しようとして呻吟を生じることが多く，これは，酸素化および換気を最適化しようとする努力の一環である。

呻吟は，末梢気道の虚脱または肺胞の虚脱，あるいはその両方に起因する肺組織疾患の徴候であることも多い。また，呼吸窮迫から呼吸不全への進行を示している場合もある。呻吟を引き起こす肺疾患には以下が含まれる。

- 肺炎
- 肺挫傷
- 急性呼吸窮迫症候群
- うっ血性心不全などの肺水腫を引き起こす心疾患

さらに，腹部疾患（腸閉塞，内臓穿孔，虫垂炎，腹膜炎など）に起因する疼痛の徴候として生じることもある。呻吟は，通常，肺組織疾患による重篤な呼吸窮迫または呼吸不全の徴候である。できるだけ速やかにその原因を判定して治療し，小児の状態の悪化に備えて速やかに介入できるよう準備しておく。

ゴロゴロ音
ゴロゴロ音は吸気または呼気で聞かれるブクブクと泡立つような音で，気道分泌物，嘔吐物，血液などによる上気道閉塞が原因で生じる。

呼気性喘鳴
呼気性喘鳴は甲高いもしくは低いヒューヒュー鳴る音，またはため息のような音で主に呼気で聞かれ，吸気時に聞かれることはそれほど多くない。この音は，一般に下気道（胸郭内）閉塞，特に末梢気道の閉塞を示している。呼気性喘鳴の一般的な原因は，細気管支炎および喘息である。吸気時のみの喘鳴は，異物やその他の原因による気管または上気道の部分的な閉塞を示唆している。

ラ音
ラ音とは，吸気時に聞こえる鋭いパチパチ音である。乾性ラ音は耳の近くで毛髪を擦り合わせたような音と同様である。乾性ラ音は，無気肺（末梢気道虚脱）および間質性肺疾患で聞かれることが比較的多い。湿性ラ音は肺胞の液体貯留を示し，通常は，肺組織疾患（肺炎および肺水腫など）または間質性肺疾患に伴って生じる。肺水腫があってもラ音が聞かれない場合があることに注意する。

泣き声／発声／咳（犬吠様咳嗽を含む）の変化
乳児の泣き声が呼気時に短い音が聞こえるだけの静かな泣き声になった場合（ネコの鳴き声のような小さな泣き声になった場合）や，もう少し年齢の高い小児が一文ではなく短い語句や単語しか話さなくなった場合は，重度の呼吸窮迫や息切れを示唆する場合がある。また，乳児または小児が犬吠様咳嗽を発症した場合や，泣き声や音声の高さが変化した場合は，上気道閉塞を示唆する場合がある。

「パルスオキシメトリによる酸素飽和度」
酸素飽和度は，酸素で完全に飽和している総ヘモグロビンの割合（酸化ヘモグロビン飽和度）である。酸素飽和度の値は組織への酸素供給量を示すものではない。酸素供給量は，動脈血酸素含量（ヘモグロビン結合酸素と溶存酸素の和）と心拍出量の積である。また，酸素飽和度から換気の有効性（CO_2の排出）に関する情報は得られない点に注意することが重要である。

パルスオキシメトリは小児のヘモグロビンの酸素飽和度をモニタリングする。パルスオキシメータのプローブはモニターに接続されており，小児の手指，足指，または耳たぶに装着し，一定した拍動を検知できなければならない。この装置は飽和したヘモグロビンの割合を算出してモニターに表示する。大半の装置では，脈拍と同期した信号音が出力されて心拍数が表示され，機種によっては，脈拍信号の質が波形またはバーで表示される。

パルスオキシメトリにより，チアノーゼや徐脈が生じる前に酸素飽和度低下（低酸素血症）を検知できるため，プロバイダーはパルスオキシメトリを使用して，治療に対する反応における酸素飽和度の変化をモニタリングすることができる。パルスオキシメトリが使

用可能であれば，呼吸窮迫または呼吸不全に陥っている小児に対しては，安定化，搬送，および心拍再開後の治療の期間を通じて，パルスオキシメトリによるモニタリングを継続する。

小児が室内空気を呼吸している際に酸素飽和度（SpO_2）が 94％以上であれば，通常は十分な酸素化が行われていることを示している。これに反して，室内気呼吸下にある小児の SpO_2 が 94％未満である場合，低酸素血症が示唆される。重病または重傷の小児で酸素飽和度がこの値より低い場合は，酸素投与を検討する。100％の酸素を供給している小児の SpO_2 が 90％未満であれば，追加介入の適応となる。パルスオキシメータのプローブは 2 つのパーツで構成されており，拍動性の組織床の両側に配置されるように向かい合って取り付ける必要がある。さまざまな波長の光が片方のプローブから発せられると，その光は組織の反対側にあるもう一方のプローブで受光される。オキシメータのプロセッサは，それぞれの光が組織によって吸収された割合を計算する。酸素が完全に飽和したヘモグロビンと酸素が完全には飽和していないヘモグロビンでは，光の吸収率が異なる。さまざまな波長を持つ光の吸収率を特定することで，パルスオキシメータは，酸素によって完全に飽和したヘモグロビンの割合を推定することができる。

拍動性血流が存在する部位をまたぐようにプローブを配置していない場合（脈拍が非常に弱い場合や循環不良の場合，または発光側が受光側にまっすぐ届くようにプローブが配置されていない場合），パルスオキシメトリでエラーが発生する可能性がある。また，室内の明るい照明が光吸収率の正確な検知を妨げる場合がある。さらに，一酸化炭素と結びついたヘモグロビン（一酸化炭素中毒で発生する）は，酸素が完全に飽和したヘモグロビンと非常に似た光吸収特性を示すため，一酸化炭素中毒が発生している状況では，パルスオキシメータは誤った高い値を示す（「パルスオキシメータの数値を解釈する際の注意」の項を参照）。

パルスオキシメトリの数値を解釈する際の注意

パルスオキシメトリの数値は，呼吸数，呼吸努力，意識レベルなどの徴候を考慮事項として含め，臨床評価と併せて慎重に解釈する。呼吸窮迫に陥っている小児でも，特に酸素投与を受けている場合は，呼吸数および呼吸努力を増加させることで正常な酸素飽和度を維持している場合がある。

パルスオキシメータに表示される心拍数が，心電図（ECG）のモニタリングによって判定された心拍数と異なる場合，表示されている酸素飽和度は信頼できない。パルスオキシメータで一定した脈拍を検出できない場合，または波形が不規則もしくは小さい場合には，末梢循環不全が生じている可能性があり，パルスオキシメータの数値が不正確になることがある。その場合は，小児を評価し，必要に応じて介入を行う。重度のショックが生じた場合にはパルスオキシメータの数値が不正確になることがある。

また，心停止時にはパルスオキシメータの数値は正確ではない。パルスオキシメトリは酸素飽和度のみを示し，酸素供給量は示さない。例えば，小児が重度の貧血（ヘモグロビン値が非常に低い）であれば，酸素飽和度が 100％であっても，血液中の酸素含量や供給量は低いことがある。

パルスオキシメータでは，メトヘモグロビンまたは一酸化炭素ヘモグロビン（一酸化炭素と結合したヘモグロビン）を正確に識別することはできない。一酸化炭素ヘモグロビンが存在すると（一酸化炭素中毒により），パルスオキシメータは，誤って実際より高い酸素飽和度を表示する。これは，一酸化炭素ヘモグロビンが飽和したヘモグロビンとして計数されるためである。メトヘモグロビン濃度が 5％を超えると，メトヘモグロビン血症の程度にかかわらず，パルスオキシメータは 85％付近の数値を表示する。上記のいずれかの状況が疑われる場合は，血液ガス検体を採取して検査室解析に送り，CO オキシメータを使用した酸素飽和度測定を行う。

呼吸不全の可能性の徴候としては，以下のものが挙げられる。
- 呼吸数が非常に速いまたは不十分，無呼吸の可能性
- 呼吸努力が著明，不十分または消失
- 肺末梢への気流の消失
- 極度の頻拍，徐脈は致死的な悪化を示す場合が多い
- 高流量の酸素投与を行っても酸素飽和度が低い（低酸素血症）
- 意識レベルの低下
- チアノーゼ
- シーソー呼吸
- 頭部の上下首振り

循環（Circulation）

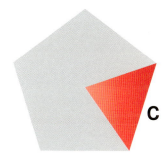

循環を評価するには，以下を評価する。
- 心拍数と心リズム
- 脈拍（中枢および末梢）
- 毛細血管再充満時間
- 皮膚色および皮膚温
- 血圧

尿量および意識レベルも，循環が十分かどうかを反映している。尿量は，腎灌流の間接的指標になる。正常の尿量は適切な血流量と水分補給が必要である。正常尿量は年齢によって異なる。

- 乳児と年少児：正常尿量は 1.5〜2 mL/kg/時
- 年長児と青少年：正常尿量は 1 mL/kg/時
- ショック状態にある小児：尿量が低下

重病または重傷の小児の場合，尿量を正確に測定するには留置カテーテルが必要になる。導尿直後の尿量は，大半が症状発現前に産生されていた可能性があるため，小児の臨床状態を示す指標としては信頼できない。尿量増加は治療の奏効を示す指標として優れている。

意識レベルの評価に関する詳細については，本パートで後述する「神経学的評価（Disability）」の項を参照のこと。

「心拍数と心リズム」

心拍数を測定するには，脈拍数のチェック，心臓の聴診，または心電図（ECG）のモニター表示もしくはパルスオキシメータの波形の確認を行う。心拍数は，小児の年齢，活動レベル，臨床状態に応じて適切な範囲内にある必要がある（表 14）。心拍数の正常範囲は広いことに注意する。例えば，睡眠中の小児または小児が運動選手の場合は，心拍数が年齢相応の正常範囲より低いことがある。

表 14. 正常心拍数*

年齢	覚醒時（/分）	睡眠時（/分）
新生児	100〜205	90〜160
乳児	100〜180	90〜160
幼児	98〜140	80〜120
就学前小児	80〜120	65〜100
学童	75〜118	58〜90
思春期	60〜100	50〜90

*患者の正常範囲と臨床状態を常に考慮すること。心拍数は，発熱やストレスによって上昇するのが通常である。

次の文献に基づいて再作成：Hazinski MF. Children are different. In: Hazinski MF, ed. Nursing Care of the Critically Ill Child. 3rd ed. Mosby；2013：1-18, 著作権：Elsevier.

重篤な疾患や外傷のある小児の心拍数および心リズムを評価する場合は必ず，以下の点に配慮する。

- 小児の通常の心拍数とベースラインの心リズム
- 小児の活動レベルと臨床状態
- 小児の心機能と灌流

先天性心疾患の小児は，伝導異常を有する場合がある。心拍数と心リズムの解釈には，小児のベースライン時の心電図を考慮に入れる。心機能が低下している小児は，心機能が正常な小児よりも心リズム障害（不整脈）による症状が発現する可能性が高い。

心リズムは一般に規則的で，心拍数の変動はごくわずかである。心拍数をチェックする際には，心電図モニターにおける異常の有無を評価する。不整脈は，刺激伝導系または心組織の異常あるいはこれに対する傷害に起因する。ショックや低酸素症が原因となって不整脈が生じることもある。二次救命処置においては，心拍数の所見または循環への影響に従って，小児の不整脈を以下のように大まかに分類できる。遅い心拍数は徐脈，速い心拍数は頻拍，心拍なしは心停止として分類される。

「頻拍」とは，安静時の小児の心拍数が年齢と臨床状態に応じた正常範囲よりも速い場合である。さまざまな状態に対する非特異的な反応としてよく見られる洞性頻拍は，不安な状態，泣いている，熱がある，または重症の疾患や外傷のある小児において，多くの場合は妥当な反応である。頻拍が洞性頻拍なのか，心リズム障害を表しているのかを判定するには，小児の病歴，臨床状態，心電図を評価する。低血圧などの循環障害の徴候や意識障害，ショックの徴候に関連付けられる頻拍を発症している場合は，ただちに評価と介入を行う必要がある。

心拍数が小児の年齢と臨床状態に応じた正常範囲よりも少ない場合を「徐脈」という。軽微な徐脈は小児が運動選手の場合は正常なこともあるが，非常に心拍数の遅い小児が他に症状を伴っている場合には，懸念すべきであり，心停止が迫っていることを示している可能性がある。酸素化と換気が十分でも心肺機能障害の徴候がみられ，心拍数が＜60 回/分の状態が持続する場合は，胸骨圧迫を開始する。徐脈がある小児が意識清明で，心肺機能障害の徴候がない場合は，房室ブロックまたは薬物の過剰投与など，徐脈を引き起こす他の原因を考慮に入れる。

「重要な概念：
頻拍は深刻な状態の徴候を示す場合がある」

乳児または幼児の心拍数が＞180 回/分の場合，または 2 歳を超える小児の心拍数が＞160 回/分の場合は深刻な状態を示す可能性があるため，詳細な評価が必要である。

詳細については，「パート 11：不整脈の認識」を参照のこと。

「呼吸と心リズムの関係」

健常な小児でも，心拍数が吸気で速くなり，呼気で遅くなるといったように，呼吸周期とともに心拍数が変動する場合がある。この状態を，「洞性不整脈」と呼ぶ。小児に呼吸とは無関係な不規則な心リズムがみられるかどうかに注意する。不規則な心リズムは，心室性期外収縮，心房性期外収縮，または房室ブロックなどの心リズム障害が基礎疾患として存在していることを示している場合がある。

脈拍

重病または重症の小児では，中枢と末梢の脈拍の評価が全身循環を評価するうえで極めて重要である。中枢の脈拍は心臓の近くに位置する比較的太い血管で触診されるため，末梢の脈拍よりも強いのが普通である。ショックに伴って末梢血管収縮が生じている場合には，中枢と末梢の脈拍の質の違いが大きくなる。中枢脈拍には，大腿動脈，上腕動脈（乳児），頸動脈（年長児），および腋窩動脈がある。末梢脈拍には，橈骨動脈，足背動脈，および後脛骨動脈がある。健常な乳児および小児では，これらの部位で容易に脈拍を触知できる（肥満の場合，または室温が低い場合は除く）。

「重要な概念：
灌流の低下に伴う脈拍の減弱」

中枢の脈拍が弱ければ懸念すべき所見であり，心停止を予防するために迅速な介入が必要なことを示している。ショックで心拍出量が減少すると，全身循環は段階的に減少する。灌流の低下は，脈拍の減弱を伴って四肢から始まり，次いで末梢の脈拍が消失する。心拍出量と灌流がさらに低下するにつれて，最終的に中枢の脈拍が減弱する。

「低温環境が原因で血管が収縮し，末梢と中枢の脈拍に差が生じることがある。しかし，心拍出量が適切に保たれていれば，中枢の強い脈拍も維持される。」

不整脈（心房性期外収縮または心室性期外収縮など）の小児には，心拍ごとの脈拍容量の変動が見られることがある。また，呼吸周期に伴う脈拍容量の変動（奇脈）が，重度の喘息または心タンポナーデの小児にみられることがある。挿管され，陽圧換気による人工呼吸を受けている小児で，陽圧換気のたびに脈拍容量が低下する場合は，循環血液量減少を示している可能性がある。

「毛細血管再充満時間（Capillary Refill Time）」

毛細血管再充満時間とは，圧迫により蒼白化した組織に血液が戻るまでの時間である。皮膚灌流が低下するにつれてこの時間が延長する。正常な毛細血管再充満時間は≦ 2 秒で，毛細血管再充満時間の延長は，心拍出量の低下を示している場合がある。

毛細血管再充満時間は，常温（室温）下で,四肢を心臓よりもやや高い位置に持ち上げた状態で，四肢の皮膚を押し,すばやく離すことにより評価する。押した部分の皮膚の色が元に戻るまでに何秒かかるかを確認する。

毛細血管再充満の緩徐化，遅延，延長（再充満時間が 2 秒を超える）の原因で多いのは，脱水，ショック，および低体温症である。ショック状態にあっても毛細血管再充満時間が正常な（または短い）こともあることに注意する。敗血症性ショックの小児（「パート9：ショックの認識」を参照）は，ショック状態がみられる場合であっても皮膚と四肢が温かく，毛細血管再充満時間が非常に速い（＜ 2 秒）ことがある（「flash capillary refill」と呼ばれる）。

「皮膚色および皮膚温」

小児の皮膚色，皮膚温，および毛細血管再充満時間の変化をモニターし，循環および治療への反応を評価する。体幹および四肢を含めて，全身が一様に正常な皮膚色および皮膚温でなければならない。粘膜，爪床，手掌，足底は，ピンク色になっている必要がある。循環が悪化し，組織への酸素供給が不足すると，一般に手足への影響が最初に現れ，冷感，蒼白，黒ずみ，またはまだら模様を呈する。循環がさらに悪化すると，体幹や四肢の皮膚にも同様の変化が現れる。

皮膚の色と温度を評価する際には，小児の周囲温度（環境温度）を考慮に入れる。周囲温度が低ければ，末梢血管収縮により，特に四肢では，皮膚が冷感を伴ってまだら模様を呈するか，または蒼白になり，毛細血管再充満も遅延する。こうした変化は心血管機能が正常であっても生じる。

皮膚温の評価には,皮膚の厚い手のひらよりも温度の変化に敏感である手の甲を使用する。手の甲を四肢にあてて末梢側から中枢側へ滑らせ,皮膚温が冷感から温感に変化する線を確認し,皮膚温が冷感から温感に変化するこの変温線を経時的にモニターし,治療に対する小児の反応を判定する。この線は,小児が改善するにつれて,より末梢側へ移動する。

以下の皮膚所見(表 15)は組織への酸素供給不足を示す場合があるので,慎重にモニターする。

- 蒼白
- まだら模様
- チアノーゼ

表 15. 皮膚所見,部位,原因

皮膚色	部位	原因
蒼白(青ざめている,正常な色調を失っている)	皮膚または粘膜	・もともとの正常な皮膚色によるもの ・皮膚への血液供給低下(冷感,ストレス,ショックのうち特に循環血液量減少性ショックおよび心原性ショック) ・赤血球数の減少(貧血) ・皮膚色素の減少 ・循環不良
まだら模様(不規則な斑状の変色)	皮膚	・もともとの皮膚メラニンの正常な分布によるもの ・低酸素血症,循環血液量減少,ショックを原因として,酸素を含んだ血液の皮膚への供給が不規則になることから発生する強い血管収縮
チアノーゼ(青く変色)	皮膚または粘膜	
先端チアノーゼ(青く変色)	手足および口周辺(口唇周辺の皮膚)	新生児では正常
末梢性チアノーゼ(青く変色)	手足(新生児期以降)	・ショック ・うっ血性心不全 ・末梢血管疾患 ・静脈うっ滞を生じる病態
中枢性チアノーゼ(青く変色)	口唇などの粘膜	・大気中の酸素分圧の低下(高地など) ・肺胞低換気(外傷性脳損傷,薬物の過剰投与など) ・拡散障害(肺炎など) ・換気血流不均衡(喘息,細気管支炎,急性呼吸窮迫症候群など) ・心内シャント(チアノーゼ性先天性心疾患など)

蒼白は,必ずしも異常であるとは限らず,日照不足に起因する場合や先天性の場合があるため,他の自他覚症状と併せて解釈する必要がある。小児の皮膚が浅黒い場合や厚い場合,および皮下組織の血管の分布状態によっては,蒼白は検知されにくい。ただし小児の

家族が皮膚色の異常に気づくことが多い。中枢性蒼白（口唇および粘膜の蒼白）からは貧血または循環不良が強く示唆される。粘膜（口唇，口の内側，舌，目の結膜）や手掌，足底が蒼白の場合は，臨床上問題となる可能性が高い。

- まだら模様を呈する部分の皮膚の色は，ピンク，青灰色，青白色が不規則に混じり合っているように見える。
- 酸素で満たされた血液は鮮明な赤色であるが，酸素を失った血液は暗青赤色である。チアノーゼは発生部位が重要となる。
- 先端チアノーゼは，生後 24～48 時間の新生児においてよくみられる正常所見である。
- 末梢性チアノーゼは，組織への酸素供給量が減少したことが原因で生じることがある。
- 中枢性チアノーゼとは，口唇や他の粘膜が青く変色することである。

「重要な概念：
中枢性チアノーゼが現れるさまざまな条件」

チアノーゼは，少なくとも 5 g/dL のヘモグロビンが脱飽和（酸素と結合していない状態）するまでは，明らかにはならない。チアノーゼが現れる酸素飽和度は，小児のヘモグロビン濃度によって異なる。例えば，ヘモグロビン濃度が 16 g/dL の小児では，酸素飽和度が約 70 ％（ヘモグロビンの 30 ％，つまり 5 g/dL が脱飽和している状態）になるとチアノーゼが現れる。ヘモグロビン濃度が低い場合は（8 g/dL など），酸素飽和度が非常に低くなければ（＜40 ％など），チアノーゼは現れない。したがって，赤血球増加症（チアノーゼ性心疾患におけるヘモグロビン量と赤血球数の増加）の小児では，比較的軽度の低酸素血症でもチアノーゼが現れる場合があり，その一方で，貧血の小児では，著しい低酸素血症でもチアノーゼが現れないことがある。

チアノーゼは，特に皮膚が浅黒い場合に，皮膚よりも粘膜や爪床ではっきり現れることがある。また，足底，鼻先，耳たぶにみられることもある。ヘモグロビン値が異なる小児の場合，チアノーゼが現れる酸素飽和度も異なり，ヘモグロビン値が高い場合には，酸素飽和度が高くてもチアノーゼを発見しやすい。中枢性チアノーゼの出現は，通常，酸素供給および換気補助などの緊急介入が必要であることを示している。

「血圧」

血圧を正確に測定するには，カフの幅が上腕の長さ（腋窩から前肘窩まで）の少なくとも 50～75 ％，カフのゴム袋が上腕中部の周囲径の約 40 ％を覆うものが必要である。

正常血圧

表 16 は収縮期と拡張期血圧の正常範囲を，各年齢層に分けてまとめてある。1 歳までの値は平均の上下 1 SD でまとめた。1 歳以上の小児においては，（身長は 50 パーセンタイルであると仮定して）50～95 パーセンタイルの範囲でまとめてある。心拍数と同様に血圧も正常範囲が広く，ここに示されている範囲外であっても正常な血圧とみなされる場合がある。

表 16. 正常血圧

年齢	収縮期血圧（mmHg）*	拡張期血圧（mmHg）*	平均動脈圧（mmHg）†
出生時（12 時間，＜1000 g）	39〜59	16〜36	28〜42‡
出生時（12 時間，3 kg）	60〜76	31〜45	48〜57
新生児（96 時間）	67〜84	35〜53	45〜60
乳児（1〜12 カ月）	72〜104	37〜56	50〜62
幼児（1〜2 歳）	86〜106	42〜63	49〜62
就学前小児（3〜5 歳）	89〜112	46〜72	58〜69
学童（6〜9 歳）	97〜115	57〜76	66〜72
思春期前（10〜12 歳）	102〜120	61〜80	71〜79
思春期（12〜15 歳）	110〜131	64〜83	73〜84

*1 歳以上の小児の収縮期血圧および拡張期血圧の範囲は，身長の 50 パーセンタイルを想定したものである。
†1 歳以上の小児の平均動脈血圧（拡張期血圧＋［収縮期血圧と拡張期血圧の差÷ 3］）は，身長の 50 パーセンタイルを想定したものである。
‡受胎後の週齢にほぼ等しい（5 mmHg を加算してもよい）。

次の文献から一部改変：Hazinski MF. Children are different. In: Hazinski MF, ed. *Nursing Care of the Critically Ill Child*. 3rd ed. Mosby；2013：1-18, 著作権：Elsevier. 出典：Gemelli M, Manganaro R, Mamì C, De Luca F. Longitudinal study of blood pressure during the 1st year of life. *Eur J Pediatr*. 1990；149(5)：318-320；Versmold HT, Kitterman JA, Phibbs RH, Gregory GA, Tooley WH. Aortic blood pressure during the first 12 hours of life in infants with birth weight 610 to 4,220 grams. *Pediatrics*. 1981；67(5)：607-613；Haque IU, Zaritsky AL. Analysis of the evidence for the lower limit of systolic and mean arterial pressure in children. *Pediatr Crit Care Med*. 2007；8(2)：138-144；and National High Blood Pressure Education Program Working Group on High Blood Pressure in Children and Adolescents. *The Fourth Report on the Diagnosis, Evaluation, and Treatment of High Blood Pressure in Children and Adolescents*. National Heart, Lung, and Blood Institute；2005. NIH publication 05-5267.

低血圧

低血圧は表 17 に記載された収縮期血圧の閾値に基づき定義される。

表 17. 収縮期血圧と年齢による低血圧の定義

年齢	収縮期血圧（mmHg）
満期産の新生児（0〜28 日）	＜ 60
乳児（1〜12 カ月）	＜ 70
小児 1〜10 歳	＜ 70 ＋（年齢× 2） （この値により，年齢相応の血圧の 5 パーセンタイル未満の収縮期血圧を推定する）*
小児（＞ 10 歳）	＜ 90

*この 5 パーセンタイルの値は，正常な小児のほぼ 5 ％を下回る小児の収縮期血圧である（つまり正常な小児の 95 ％にとって低血圧性ということになる）。

表に記載された血圧の閾値は，年齢相応の収縮期血圧の 5 パーセンタイル値をわずかに上回る値の近似であり，健常小児の 5 ％の正常血圧値と重なることに注意する。収縮期血圧がベースライン値から 10 mmHg 低下した場合は，他にもショックの徴候がないか連続的

評価を行う。さらに，表に記載された閾値は，安静時の正常な小児を対象として確立された値であることにも留意する。外傷やストレスのある小児は，通常，血圧が高いため，重病の小児では，低値～正常の範囲にある血圧は異常である場合がある。

ショック状態にある小児に低血圧が生じた場合は，生理的代償機序（頻拍，血管収縮など）が失われたことを示している。急性出血における低血圧は，循環血液量の 20 ％が急速に失われた場合に発症することがあるが，30 ％を超過する場合はほぼ必ず発症する。敗血症性ショックにおける低血圧は，循環血液量の喪失や不適切な血管拡張，または激しい血管収縮や不十分な心拍出量／心係数を原因として発生する可能性がある。

低血圧と循環不良がある小児においては，徐脈の出現は良くない徴候である。心停止を予防するには，気道確保と呼吸の管理，そして十分な循環血液量，心機能，灌流の支援が必要になる。

神経学的評価（Disability）

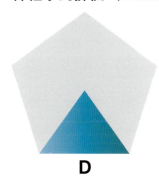

神経学的評価とは神経機能の迅速評価であり，迅速評価では，いくつかあるツールのうちの 1 つを用いて反応と意識レベルを評価する。一次評価の最後にこの評価を実施して，二次評価の過程では小児の神経症候の変化をモニターする目的でこの評価を反復する。

重病または重傷の小児患者では，脳灌流が循環機能を示す間接的なエビデンスとなる。これらの徴候には，意識レベルと TICLS がある。脳への酸素供給不足を示す徴候は，脳低酸素症の重症度および持続時間と相関する。

突然かつ重度の脳低酸素症は，以下のような神経学的徴候の原因となる場合がある。

- 意識レベルの低下
- 筋緊張の喪失
- 全身性けいれん発作
- 瞳孔散大

脳低酸素症が緩徐に生じた場合には，他の神経学的徴候がみられることがある。これらの徴候は軽微であるため，長期にわたり評価を繰り返すことで最もよく検出できる。

- 錯乱を伴う，または伴わない意識レベルの低下
- 過敏
- 嗜眠
- 嗜眠と交互に現れる興奮

標準的な評価には以下のものがある。

- AVPU（意識清明 [*Alert*]，声に反応 [*Responsive to Voice*]，痛みに反応 [*Responsive to Pain*]，反応なし [*Unresponsive*]）小児反応スケール
- グラスゴー昏睡スケール（GCS）
- 瞳孔対光反射
- 血糖検査

「AVPU 小児反応スケール」

大脳皮質機能を迅速に評価するためには，AVPU 小児反応スケールを用いる。このスケールは，小児の意識レベルを評価するシステムであり，大脳皮質機能の指標となる。評価は 4 段階に分かれる。

- 「Alert（意識清明）」：小児が覚醒しており，活動的で，保護者や周囲の刺激に対して適切に反応する。小児の年齢や発達レベルと，置かれた状況に応じて予想される応答という観点から，「適切な反応」を評価する。
- 「Voice（声に反応）」：小児が声（呼名，大声での呼びかけなど）だけに反応する。
- 「Painful（痛みに反応）」：小児が，胸骨をこすったり僧帽筋をつねったりした場合の痛み刺激だけに反応する。
- 「Unresponsive（反応がない）」：小児がどのような刺激にも反応しない。

小児の意識レベルの低下は以下が原因となる。
- 脳灌流量の低下
- 重度のショック
- 外傷性脳損傷
- けいれん発作
- 脳炎，髄膜炎
- 低血糖
- 薬物
- 低酸素血症
- 高炭酸ガス血症

「意識障害」とは，興奮から昏睡までの範囲の精神状態を指す。意識障害を持つ小児患者の場合は，低血糖を考慮し，血糖値をできるだけ早く評価する。

疾患や外傷のある小児に反応の鈍化が認められた場合は，酸素化や換気，灌流，血糖値をただちに評価する。

「グラスゴー昏睡スケールの概要」

グラスゴー昏睡スケール（GCS）は，小児の意識レベルおよび神経症候を評価する方法として，最も広く用いられている。開眼（Eye opening），言語（Verbal），運動（Motor）について小児の「最も良い」反応を個別に評価してスコアを付け（表 18），各スコアを合計した値が GCS スコアとなる。

例えば，患者が自発開眼（E＝4）し，完全な見当識があり（V＝5），指示に従った動きができる（M＝6）場合，GCS スコアは 15 で最高値となる。開眼せず（E＝1），言語反応がなく（V＝1），痛み刺激に対する運動反応もない（M＝1）場合，GCS スコアは 3 で最低値となる。

頭部外傷の重症度は，初回蘇生後の GCS スコアに基づいて以下の 3 段階に分類される。
- 軽度の頭部外傷：GCS スコアが 13～15
- 中等度の頭部外傷：GCS スコアが 9～12
- 重度の頭部外傷：GCS スコアが 3～8

表 18. グラスゴー昏睡スケール（GCS）

開眼（E）		最良の運動（M）反応		最良の言語（V）反応	
4	自発的に開眼	6	指示に従う	5	見当識のある会話
3	呼びかけに応じて開眼	5	痛み刺激の部位に手足をもってくる	4	混乱した会話
2	痛みに応じて開眼	4	痛みから逃避する	3	不適切な言葉を発する
1	反応なし	3	四肢異常屈曲	2	理解不能な言葉
		2	四肢異常伸展	1	反応なし
		1	反応なし		

Teasdale G, Jennett B. Assessment of coma and impaired consciousness: a practical scale. *Lancet.* 1974;2(7872):81-84.

グラスゴー昏睡スケール（GCS）によるスコア評価

GCS は，言語を習得する前あるいは会話ができない小児向けに改変されている（表 19）。開眼に関するスコアは，基本的に標準 GCS と同一であるが，年齢に応じた反応に使用できるよう，最良の運動および言語反応のスコアが改変された。

「重要」：GCS または小児用に改変された GCS を使用する場合は，総合点だけでなく，各項目のスコアも記録する。患者が気管挿管されている場合，意識がない場合，またはまだ話せない年齢である場合は，このスケールのうち運動反応が最も重要な部分となる。プロバイダーはこの運動反応の項目を慎重に評価する必要がある。

表 19. 小児用グラスゴー昏睡スケール*

スコア	小児	乳児
開眼（E）		
4	自発的に開眼	自発的に開眼
3	呼びかけに応じて開眼	大声の呼びかけに応じて開眼
2	痛みに応じて開眼	痛みに応じて開眼
1	反応なし	反応なし
最良の運動（M）反応		
6	指示に従う	自発的に運動
5	痛み刺激の部位に手足をもってくる	触れると逃避する
4	四肢屈曲反応：逃避	四肢屈曲反応：逃避
3	四肢屈曲反応：異常（除皮質硬直）	四肢屈曲反応：異常（除皮質硬直）
2	四肢伸展反応（除脳硬直）	四肢伸展反応（除脳硬直）
1	反応なし	反応なし
最良の言語（V）反応		
5	見当識のある会話	ご機嫌，クークーという声と片言話
4	見当識がない，混迷	啼泣しているが落ち着いている
3	不適切な言葉を発する	持続的に不適切な啼泣／叫び声
2	理解不能な発声	うめき，痛みに反応してうなる
1	反応なし	反応なし
合計＝3～15		

*スコアは，年齢に固有の条件を使った「開眼」，「最良の運動反応」，「最良の言語反応」の各スコアを合計したものとする。GCS スコアが 13～15 の場合は軽度の頭部外傷，GCS スコアが 9～12 の場合は中等度の頭部外傷，GCS スコアが ≦8 の場合は重度の頭部外傷を示す。

次の文献から一部改変：James HE, Trauner DA. The Glasgow Coma Score and Modified Coma Score for Infants. In: James HE, Anas NG, Perkin RM, eds. *Brain Insults in Infants and Children: Pathophysiology and Management.* Grune & Stratton Inc; 1985:179-182, 著作権：Elsevier.

個別の小児に対する最良の障害スケールは，現場ごとに異なる場合がある。例えば，病院搬送前の状況では AVPU スケールが適切であっても，救急部や院内では GCS（特に「運動」の要素）または小児用 GCS のほうが適切な場合もある。AVPU スケールと GCS または小児用 GCS の差は，神経学的転帰に関連付けた場合は有意な差となって現れない。AVPU スケールの各要素は，一般的に表 20 に示すように GCS スコアと相関している。

表 20. AVPU スケールとグラスゴー昏睡スケール（GCS）の対応

反応	GCS スコア
Alert（意識清明）	15
Verbal（言語）	13
Painful stimulation（痛み刺激）	8
Unresponsive to noxious stimulation（侵害刺激に対して反応がない）	6

「瞳孔対光反射」

ヘルスケアプロバイダーは，意識レベルの変容が見られる患者については，両眼の瞳孔径と瞳孔対光反射も評価して記録する必要がある。瞳孔対光反射は，脳幹機能の指標として有用である。通常，瞳孔は光に対して収縮し，暗い環境では散大するため，直接的な光（懐中電灯を直接目に向けるなど）に対して瞳孔が収縮しない場合は，脳幹損傷を疑う。一般に左右の瞳孔は同一径であるが，わずかな不整は正常である。瞳孔径または対光反射の不整は，眼外傷，あるいは頭蓋内圧亢進などの他の病態により生じる場合がある。異常な瞳孔反応と可能性のある原因の例については，表 21 を参照のこと。

表 21. 異常な瞳孔反応と可能性のある原因

異常な瞳孔反応	可能性のある原因
縮瞳	・麻薬摂取（オピオイドなど）
散瞳	・交感神経優位の自律活動 ・交感神経作用薬摂取（コカインなど） ・抗コリン薬摂取（局所性または全身性アトロピンなど） ・頭蓋内圧亢進
一側性散瞳	・呼吸治療薬の意図しない局所吸収（イプラトロピウムなど） ・散瞳薬
意識障害を伴う一側性散瞳	・同側性（同一側面）の鉤ヘルニア（頭蓋内圧亢進を原因とする側頭葉の横方向のヘルニア形成）

神経学的評価では，左右それぞれの眼について以下を評価し，記録する。

- 瞳孔径（mm）
- 瞳孔径の同，不同
- 光に対する瞳孔の収縮（対光反射の程度および速さ）

PERRL（**P**upils **E**qual, **R**ound, **R**eactive to **L**ight：同円・対光反射正常な瞳孔）という略語は，対光反射が正常であることを示す。

「血糖検査」

低血糖とは，血糖値が≦ 40 mg/dL（新生児の場合）または≦ 60 mg/dL（小児の場合）の状態をいう。低血糖が認識されず，効果的な治療が行われない場合，脳損傷にいたる可能性がある。治療の決定は患者の徴候に基づいて行い，治療方法には経口グルコースを含めることができる。いかなる重症の乳児あるいは小児についても血糖値をモニターする。血糖値が低い場合は，意識レベル変容の原因となる可能性があり，迅速に判定し適切に治療しなければ脳損傷さえもきたしうる。血糖値は，ベッドサイド血糖検査を実施して測定する。

「低血糖の認識と治療に関する詳細については，パート 10 の「血糖値」の項を参照のこと。」

全身観察（Exposure）

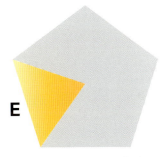

「全身観察」は一次評価の最終要素であり，重症の疾患や外傷のある小児の衣服を脱がせて焦点を絞った身体診察を実施する。診察時には必要な部分のみ衣服を脱がせ，小児の顔面，頭部，体幹（前後），四肢，皮膚を慎重に観察する。頸部または脊椎の損傷が疑われる小児の体位を変換する場合は，頸椎保護措置を講じる。小児に不快感や肌寒さを感じさせないようにするため，必要に応じて毛布を使用し，寒冷ストレスや低体温症を防止するため，可能であれば加熱灯を使用する。体幹と四肢に温度差がないか確認し，深部体温を評価する。発熱の有無を判定する。発熱が感染を示すことがあり，抗生物質の早期投与が必要になる場合がある（敗血症など）。

身体診察のこの部分で，外傷のエビデンスとして，出血，熱傷，あるいは偶発的に生じたとはいえない外傷を示唆する不自然な打撲創などがないか調べる。そのような徴候としては，治癒の状態が異なる挫創（あざ），小児の病歴と相関のない外傷，受傷から受診までの遅延などが挙げられる。

点状出血や紫斑（圧迫しても白くならない，毛細血管や小血管からの出血によって生じた紫色の皮膚変色）の存在や進行を確認する。点状出血は，小さな赤い点状に現れ，血小板数の減少が示唆される。紫斑は点状出血よりも広い領域に現れる。点状出血と紫斑は，いずれも敗血症性ショックを示す場合がある。さらに，その他の発疹の有無を調べる。

発疹はショック（アナフィラキシーショックでの蕁麻疹など）を示唆する場合がある。四肢に変形や打撲傷などの外傷の徴候がないか調べる。四肢を触診し，小児の反応に注意する。圧痛がある場合は外傷を疑い，必要に応じて四肢を固定する。

二次評価

二次評価は，焦点を絞った病歴聴取と詳細な身体診察，さらには生理学的状態および治療に対する反応の継続的な再評価で構成される。

H と T

心停止の原因で最も一般的なものを H および T として示す。

- 循環血液量減少（*H*ypovolemia）
- 低酸素症（*H*ypoxia）
- 水素イオン（アシドーシス）（*H*ydrogen ion [acidosis]）
- 低血糖（*H*ypoglycemia）
- 低／高カリウム血症（*H*ypo-/hyperkalemia）
- 低体温症（*H*ypothermia）
- 緊張性気胸（*T*ension pneumothorax）
- 心タンポナーデ（*T*amponade [cardiac]）
- 毒物（*T*oxins）
- 肺動脈血栓症（*T*hrombosis [pulmonary]）
- 冠動脈血栓症（*T*hrombosis [coronary]）

焦点を絞った病歴聴取

焦点を絞った病歴聴取では，患者と経緯・受傷機転に関する情報，特に呼吸機能障害または心血管機能障害の原因を説明できる情報を収集する。小児傷病者に関する情報を集めるための体系的な方法である SAMPLE という頭文字を使用して，焦点を絞った病歴聴取の項目を覚えられる。すべての自他覚症状と現在の病状につながるイベントについて，時系列順に正確に把握する。カテゴリーごとに以下の情報を収集する。

- 以下のような発症時の自他覚症状（*S*igns and symptoms）
  - 呼吸困難（咳，頻呼吸，呼吸努力の増加，息切れ，異常な呼吸パターン，深呼吸時の胸痛など），呼気性喘鳴
  - 頻呼吸
  - 頻拍
  - 発汗
  - 意識レベルの低下，疲労
  - 興奮，不安
  - 発熱，頭痛
  - 経口摂取の低下
  - 下痢，嘔吐，腹痛
  - 出血
  - 症状持続期間
- アレルギー（*A*llergies）
  - 薬物，食物，ラテックスなど
  - （どのような反応が見られるか）関連する反応
- 薬物（*M*edications）
  - 患者が使った薬剤（市販薬，ビタミン剤，吸入器，ハーブサプリメントなど），小児を取り巻く環境にある薬物
  - 最後に投与／服用した薬物の用量と時刻

- 病歴（Past medical history）
  - 既往（早産児，過去の疾患，入院歴など）
  - 重要な基礎疾患（喘息，慢性肺疾患，先天性心疾患，不整脈，先天性気道異常，けいれん発作，頭部外傷，脳腫瘍，糖尿病，水頭症，神経筋疾患など）
  - 手術歴
  - 予防接種の状態
- 最後の食事（Last meal）
  - 最後に摂取した液体または食物の摂取時刻および内容（乳児の場合の母乳またはミルクを含む）
  - 最後の食事から現在の疾病が発生するまでに経過した時間は，病状に対する治療方法と管理方法に影響する場合がある（麻酔や挿管が制限される可能性など）
- イベント（Events）
  - 現在の疾患または外傷につながるイベント（発症が急か緩徐か，外傷のタイプなど）
  - 現場の危険性

疾患または外傷の発生から評価までの間に行われた治療，推定発症時刻（院外発症の場合）

焦点を絞った身体診察

次に，小児の疾患や外傷の重症度に基づいて，焦点を絞った身体診察を実施する。疾患や外傷の最も懸念される部分を慎重に診察し（呼吸窮迫の場合の呼吸評価など），全身を手短に診察する。特定の疾病について評価する部位の例には以下が含まれる。

- 呼吸窮迫の場合，鼻／口（閉塞の徴候，鼻詰まり，吸気性喘鳴，粘膜浮腫），胸郭／肺，心臓（頻拍，ギャロップ，心雑音），および意識レベル（高炭酸ガス血症に続発する嗜眠，低酸素症に続発する不安・不穏）
- 心不全または不整脈の疑いの場合，心臓（ギャロップ，心雑音），肺（ラ音，呼吸困難，仰臥位になれない（起坐呼吸）），腹部（右心不全と整合する肝腫大のエビデンス），および四肢（末梢浮腫）
- 外傷の場合，腹部と背部

継続的な再評価

すべての患者の継続的な再評価は，治療に対する反応を評価し，判定されている生理学的および解剖学的な問題の進行を把握するうえで不可欠である。このような再評価は，評価のすべての段階を通じて，小児の臨床状態に基づいて必要と判断される場合に実施する。再評価を評価手順の最後のみに限定しないこと。再評価で新しい問題が判定される可能性もある。再評価で得られたデータは，継続的な治療に役立つ。継続的な再評価の要素には，介入の効果を判断するための，初期評価，一次評価，および二次評価の継続的な実施が含まれる。

診断的評価

診断的評価は，呼吸障害や循環障害の検出およびその重症度の判定に役立つ。一部の診断的評価（ベッドサイドでの血糖迅速検査またはベッドサイド検体検査）を，評価の初期に実施してもよい。臨床状況により，以下の診断的評価のタイミングが決まる。

- 動脈血ガス（Arterial blood gas，ABG）
- 静脈血ガス（venous blood gas，VBG）
- 毛細血管の血液ガス
- ヘモグロビン濃度
- 中心静脈血酸素飽和度
- 動脈血乳酸
- 中心静脈圧モニタリング
- 観血的動脈圧モニタリング
- 胸部 X 線撮影
- ECG
- 心エコー法
- ベッドサイドでの超音波検査
- 最大呼気流量（Peak expiratory flow rate，PEFR）

動脈血ガス（ABG）

ABG 分析では，動脈血の血漿（血液の液体成分）に溶存する酸素の分圧（PaO_2）と CO_2 の分圧（$PaCO_2$）を測定する。動脈血の酸素化が適切かどうかを判定するこの他のツールとして，ヘモグロビン酸素飽和度を推定するパルスオキシメータがある。PaO_2 および pH（酸素ヘモグロビン解離曲線を使用して）から算出する，または CO オキシメータを使用して直接測定することもできる。酸素飽和度の算出値に確信が持てない場合や，一酸化炭素中毒またはメトヘモグロビン血症の可能性を除外する場合は，CO オキシメータによる測定を行う。

「重要な概念：
PaO_2 が正常でも血液中の酸素含有量が十分とは限らない」

PaO_2 は，動脈血の血漿に含まれる溶存酸素しか反映していない。小児のヘモグロビンが 3 g/dL しかなければ，PaO_2 が正常あるいは高くても，組織への酸素の供給は不十分である。大半の酸素は血漿ではなく，赤血球中のヘモグロビンによって運搬されるため，ヘモグロビン値が 3 g/dL である場合には十分量の酸素を運搬できない。このような場合には，酸素の含量と供給量が不十分であっても，パルスオキシメータ上の飽和度が 100 ％となることがある。

呼吸不全は，不十分な酸素化（低酸素血症）または不十分な換気（高炭酸ガス血症）に基づいて判定する。ABG 分析を使用して臨床所見を確認し，小児の治療に対する反応を評価する。ただし ABG 分析は，治療の開始または呼吸不全の診断にあたって必須ではない。以下のリストは ABG の解釈に有用である。

- 低酸素血症：低 PaO_2
- 高炭酸ガス血症：高 $PaCO_2$
- アシドーシス：pH ＜ 7.35
- アルカローシス：pH ＞ 7.45

「重要な概念：
重症の疾患や外傷のある小児に対する *ABG* および治療判断」

ABG のために治療の開始または治療の決定を遅らせてはならない。小児救命医療における *ABG* 分析には，以下のような限界がある。

- *ABG* 分析ができないことがある（搬送中など）。治療の開始を遅らせないこと。
- 単回の *ABG* 分析では，検体採取時の情報しか得られない。これは，小児の状態の傾向を示す情報をもたらすものではない。*ABG* を繰り返し用い，患者の臨床状況をモニタリングすることは，単回の *ABG* 分析よりも有用であることが多い。

ABG 結果の解釈に際し，小児の臨床的な外観（見かけ）や状態を考慮する。例えば，気管支肺異形成症（慢性肺疾患の一種）の乳児の場合，慢性の低酸素血症および高炭酸ガス血症を呈することが多い。この乳児における急性呼吸不全の診断には，臨床所見と動脈血 pH の評価が必要である。こうした乳児では，慢性高炭酸ガス血症の代償作用として重炭酸塩の腎貯留が生じ，その結果としてベースライン時の動脈血 pH が正常またはほぼ正常となる可能性が高い。呼吸状態（高炭酸ガス血症）がベースライン時と比較して著しく悪化し，アシドーシスが進行した場合には，病態の悪化が明らかになる。

「酸素過剰」とは動脈血酸素飽和度が上昇した状態で，ABG 検体の酸素飽和度を直接測定することで検出される。この状態は，ROSC 後や新生児，ある種のチアノーゼ性心疾患患者など，転帰の不良因子とされている。ABG 分析を行わずに酸素過剰を測定しても不確実性が生じるため，このような条件では，パルスオキシメトリ表示 100％を達成するために酸素を補給することは推奨されない。

ABG 分析時に得られる動脈血 pH および重炭酸塩（HCO_3）濃度は，酸塩基平衡異常の診断に有用となる場合があるが，ABG の値は組織中の酸素や CO_2，または酸塩基の状態を確実に反映するとはいえないことに注意する。ただし，塩基欠乏量（血中の酸の蓄積量）の増大など，組織酸素化の改善または悪化を示す指標として，これらの値を経時的にモニターすることは有用である。

静脈血ガス（VBG）

VBG 分析で求めた静脈血 pH は，通常，ABG 分析で求めた pH と良く相関する。VBG 分析は，急性期小児の ABG の状態（PaO_2 および $PaCO_2$）のモニタリングの代用としてはそれほど有用ではない。循環が良好な小児の場合，静脈血 PCO_2 と動脈血 PCO_2 の差は通常 4〜6 mmHg 以内である。しかし，循環が不良な場合は動脈血と静脈血の PCO_2 の較差が大きくなる。一般に，静脈血 PO_2 は，動脈血の酸素化の評価には有用ではない。

VBG を解釈する際には，その検体がどの部位から採取されたかも考慮する。末梢静脈血でも，循環が良好な四肢からの自然血流の場合は動脈血ガスに近い可能性があるが，止血帯（駆血帯）を用いて採血した場合や循環不良の四肢から採血した場合には，動脈血よりもはるかに PCO_2 が高く，pH が低い値を示すことが多い。このため，中心静脈からの検体が得られれば，末梢静脈からの検体よりも望ましい。動脈血からの検体が得られない場合には VBG が有用なことがある。一般に，静脈 pH に関しては，酸塩基平衡異常の検出に有用になる程，ABG 検体と良好な相関を示す。

毛細血管の血液ガス（CBG）

動脈血の採取が困難な場合は，CBG 分析を実施してもかまわない。毛細血管床の動脈血化では，動脈血と同程度の pH および $PaCO_2$ の結果を得ることができる。CBG 分析は，動脈血の酸素化（PaO_2）を推定するうえではそれほど有用ではない。

ヘモグロビン濃度

ヘモグロビン濃度によって，血液の酸素運搬能が決まる。酸素含量とは，動脈血中のヘモグロビンと結合している酸素と結合していない（溶存している）酸素の総量で，主にヘモグロビンの濃度（g/dL）とその酸素飽和度（SaO_2）によって決まる。血中の溶存酸素量は，動脈血酸素分圧（PaO_2）によって決まり，動脈血酸素分圧とも呼ばれ，ヘモグロビン濃度が正常な場合は，総酸素含量に占める割合はごくわずかである。動脈血酸素含量の算定に関する詳細については，パート 7 の「呼吸障害における酸素化と換気の障害」を参照のこと。

「中心静脈血酸素飽和度」

VBG は，組織への酸素供給量と組織による酸素消費量のバランスの変動を示すことがある。酸素供給量（心拍出量と動脈血酸素含量の積）の動向をモニタリングする代わりに，静脈血酸素飽和度（SvO_2）の動向を利用してもよい。こうした傾向分析では，酸素消費量を一定と仮定している（仮定は必ずしも正しいわけではないため，精査が必要）。

動脈血酸素飽和度を 100 ％と仮定すると，正常な SvO_2 は約 70～75 ％である。動脈血酸素飽和度が正常でない場合は，SvO_2 が動脈血酸素飽和度より約 25～30 ％低くなる。例えば，チアノーゼ性心疾患の小児で，動脈血酸素飽和度が 80 ％であれば，SvO_2 は約 55 ％となる。

組織への酸素供給量が少ないと，組織中の酸素消費量が相対的に増加するため，ショック状態にある場合には動脈血酸素飽和度と SvO_2 の差が広がる。SvO_2 の詳細については，「パート 10：ショックの管理」を参照のこと。

動脈血乳酸

動脈血の乳酸濃度は，乳酸の産生と代謝または分解のバランスを反映する。重症の疾患や外傷のある小児では，組織低酸素症や結果として生じる嫌気性代謝に関連した乳酸の産生増加（代謝性アシドーシス）の結果として，動脈血乳酸値が上昇する可能性がある。動脈血乳酸値は測定が容易で転帰の予測因子として役立ち，小児の治療に対する反応を評価するために連続的に追跡できる。ただし，自然血流サンプルを使用して採取していない，または検査が遅れた場合，動脈血乳酸値が不正確になることがある。

乳酸濃度が高くても，特に代謝性アシドーシスを伴わない場合は，必ずしも組織の虚血を示すとは限らない。例えば，乳酸濃度は，ストレス性高血糖など，グルコースの産生増加に伴う疾患においても上昇することがある。一般に，乳酸濃度を単回測定するより，経時的に傾向をモニターする方が有用である。ショックの治療が有効であれば乳酸濃度は低下するが，濃度の経時的な傾向の方が，初回濃度よりも予測に有用である。治療が無効であったこと（乳酸濃度が低下しないこと）の方が，初回の乳酸濃度が高いことより転帰不良の予測因子として優れている。動脈血の検体が容易に得られない場合は，中心静脈血の乳酸濃度をモニターする。

観血的動脈圧モニタリング

観血的動脈圧モニタリングにより，収縮期血圧および拡張期血圧を連続的に評価し，確認することができる。動脈圧波形パターンより，体血管抵抗および心拍出量低下（奇脈［吸気時における収縮期血圧の過度の低下］など）に関する情報が得られる。このタイプのモニタリングには，動脈カテーテル，モニタリング用（非柔軟）チューブ，トランスデューサ，モニタリング装置が必要である。正確に測定するには，トランスデューサのゼロバランス調整，レベル調整，校正を適切に行う必要がある。

近赤外分光法

近赤外分光法は，脳などの組織の酸素化をモニターする非侵襲的な光学的手法である。モニターにより酸化ヘモグロビンと脱飽和ヘモグロビンの濃度を測定して，脳内の酸素飽和度を特定し，これを追跡して中心静脈の酸素化傾向を評価できる。脳オキシメータの電極を額の生え際の下に配置し，電極の 2 個の発光ダイオードと受光器で，浅部組織と深部組織からの光を検知する。このデータをコンピュータが分析し，連続した測定値を得ることができる。近赤外分光法モニタリングは患者間の個人差が大きいが，救命医療の状況で脳などの組織の酸素化傾向を把握する目的で使用されている。

胸部 X 線撮影

胸部 X 線撮影は，呼吸疾患において以下の病態の診断に有用である。

- 気道閉塞（上気道または下気道）
- 肺組織疾患
- 圧損傷（気胸，縦隔気腫）
- 胸膜疾患（胸水貯留／気胸）

胸部 X 線像では，気管チューブの挿入の深さが判断できるが，気管内と食道内のいずれの位置かの判断には役立たない。

胸部 X 線撮影と臨床評価を使用して，循環異常の評価を行う。胸部 X 線撮影は，心臓の大きさや，うっ血性心不全（肺水腫）の有無の評価に役立つ場合がある。

- 「心臓が小さい場合は，心臓前負荷が低下していたり，重度の肺過膨張を引き起こしていたりする場合が多い。
- 心臓が大きい場合は，正常または増加した心臓前負荷，心囊液貯留，うっ血性心不全や，（重度の腹部膨満などにより）患者が深呼吸できないことに関連付けられる場合がある。
- 心臓の前から撮影した X 線像（前後像）は，後前方向から撮影した場合と比較して心臓のサイズが大きく見える。

心電図

12 誘導心電図を実施し，心不整脈の有無を評価する。詳細については，「パート 12：不整脈の管理」を参照のこと。

心エコー法

心エコー法は，有用で非侵襲的な検査法で，以下のものを特定できる。

- 心腔の大きさ
- 心室壁厚
- 心室壁運動（心筋収縮力）
- 弁の構造と動き
- 心囊腔
- 推定心室内圧
- 心室中隔位置
- 先天性異常

心エコー法は，心疾患の診断および評価に有用なことがある。心エコー法の施行と読影には技術的専門知識が不可欠である。

パート 4

パート 5

心停止の認識と管理

この項では，乳児および小児に起こった致死的な緊急事態と心停止を認識し，ただちに介入する方法について説明する。説明する内容は，治癒可能な原因，治療方法，および小児の心停止アルゴリズムである。

学習目標

このパートを終了すると，心肺停止をただちに認識し，10秒以内にCPRを開始できるようになる。

本コースでは，CPRスキルの実習を行い，テストを受ける。受講者の能力は，2つのケースシナリオでもテストされる。

心停止を防ぐための迅速な介入

呼吸不全やショックを起こした小児に対して適切な治療が行われなければ，短時間で心肺機能不全になり，心停止にいたることさえある（図16）。乳児や小児の心停止は，ほとんどの場合，進行性の呼吸不全またはショック，あるいはその両方が原因となって生じる。頻度はあまり高くないが，小児の心停止は，不整脈（心室細動 [ventricular fibrillation, VF] または心室頻拍 [ventricular tachycardia, VT]）の後に前触れもなく（突然倒れる）生じることもある。

いったん心停止が起こると，最適な蘇生処置を行ったとしても，一般に転帰不良である。院外で心停止が生じた小児では，生存退院率はわずか8％程度である。院内で心停止が生じた場合の転帰は比較的良好であるものの，やはり生存退院率は約43％にとどまる。このコースの概念は，呼吸不全とショックの徴候を判定し，迅速な介入により心停止への進行を防ぐ際に役立つ。

図 16. 小児が心停止にいたる経路。

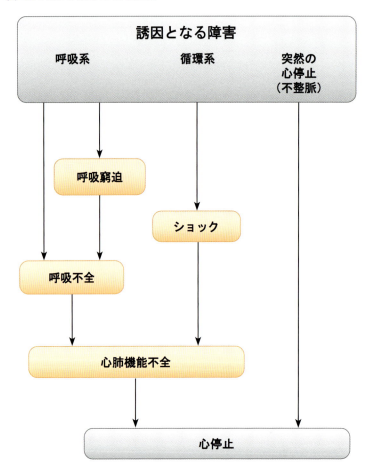

© 2020 American Heart Association

小児の気道開通が維持できない，または十分な努力呼吸が維持できない場合，呼吸状態は呼吸窮迫の兆候の有無にかかわらず，呼吸不全に進行する可能性がある（一般的には意識レベルの低下に起因）。小児の突然の心停止は成人ほど多くなく，通常は VF または VT などの不整脈が原因となって発生する。基礎心疾患を持つ小児では，その障害の存在がすでに認識されているかどうかにかかわらず，スポーツ活動中に突然の心停止が生じることがある。

致死的な問題

致死的な状態の徴候には，以下が含まれる。

- 気道（Airway）：完全な気道閉塞または重度の気道閉塞
- 呼吸（Breathing）：無呼吸，著明な呼吸仕事量増加，徐呼吸
- 循環（Circulation）：脈拍が微弱または消失，循環不良，低血圧，徐脈
- 神経学的評価（Disability）：反応なし，意識レベルの低下
- 全身観察（Exposure）：重度の低体温症または高体温症，大量の出血，敗血症性ショックまたは凝固障害に伴う点状出血または紫斑

介入

以下の環境では実際の医療現場で定められている救急対応システムに連絡し，救命処置を開始する。

- 小児が致死的な状態にある場合
- 危ない，または「何か様子がおかしい」と感じた場合

致死的な状態ではない場合は，二次評価と診断的評価を開始する。

乳児および小児の心停止

成人とは異なり，乳児や小児の心停止は通常，心臓が主原因（突然の心停止）というよりは，呼吸不全またはショックが進行した結果である。この低酸素性／呼吸原性心停止は，乳児や年少児，特に基礎疾患のある小児に最も多くみられる。

心肺機能不全および心停止へと進行する前にみられる呼吸窮迫や呼吸不全，ショックを認識し治療することが重要である。重症の疾患や外傷のある小児の救命のためには，早期の認識と治療が非常に重要である。

心室性不整脈による突然の心停止は，小児の院内での心停止（IHCA）および院外での心停止（OHCA）のすべての約5～15％に発生する。その発生時の心リズムがショック適応のリズム（VFまたは無脈性心室頻拍［無脈性VT］）である例は，小児院内心停止の約14％のみであるが，蘇生中のいずれかの段階では小児院内心停止の最大27％を占めている。VF/無脈性VTによる心停止は，年齢とともに発生率が増加し，突然倒れた患者であれば疑う必要がある。若年者における予期しない突然死は多くの場合，基礎心疾患に伴って発生することを示唆するエビデンスが増加している。

院内CPRの転帰は改善されているものの，IHCAを発症した大多数の小児，そしてさらに高い割合のOHCAを発症した小児は生存できないか，生存できても重度の神経学的障害を残している。このように心停止の転帰は不良なため，下記による心停止の予防に焦点を絞ること。

- 心停止にいたる可能性がある病気の進行や怪我の予防
- 心停止の原因となる前の呼吸窮迫，呼吸不全，およびショックの認識と管理

小児の心停止からの生存率

Get With The Guidelines®-Resuscitation の情報によると，小児の心停止からの生存率は，心停止の発生場所および発生時の心リズムにより変化することが示されている。生存退院率は，心停止発生場所が院内（43 %）の方が院外（8 %）よりも高い。神経学的に障害のない生存率も，心停止が院内で発生した場合の方がはるかに高い。また生存率は，心リズムがショック適応（VF または 無脈性VT）である場合の方が，心静止（Asystole）（約 7～24 %）の場合に比べて高い（約 25～34 %）。心リズムが無脈性電気活動（PEA）の場合の生存率は，院内心停止で約 38 %である。ただし，入院中の小児で蘇生処置中の二次性リズムとして（つまり心停止時の初期波形としてではなく）VF/無脈性VT が認められる場合の生存率は，ショック非適応リズムの場合よりも低い（生存退院率は前者の 11 %に対して後者は 27 %）。徐脈および循環不良が認められ，無脈性心停止となる前に胸骨圧迫と換気を実施した場合の生存率が最も高い（64 %）。

院内蘇生の転帰に関する補足情報については，Get With The Guidelines-Resuscitation のウェブサイト：**www.heart.org/resuscitation** を参照のこと。

心停止の定義

心停止は，心臓の動きが失われるかあるいは効果的に動かなくなることによって，血液循環が停止することである。臨床的には，小児に反応がなく，呼吸をしていないか死戦期呼吸のみがみられ，脈拍を触知できない。脳低酸素症により小児は意識を失い，呼吸を停止するが，突然の心停止から数分間は死戦期呼吸がみられることがある。循環が停止した場合，速やかに回復しなければ，その結果生じる臓器や組織の虚血によって細胞や臓器が死にいたり，ひいては患者自身が死に至る可能性がある。

心停止にいたる経路

小児において心停止にいたる経路は以下の2つである。

- 低酸素性／呼吸原性心停止
- 突然の心停止

低酸素性／呼吸原性心停止

低酸素性／呼吸原性心停止は、乳児、小児、および青少年における心停止の最も一般的な原因で、呼吸不全や低血圧性ショックにより引き起こされた組織低酸素症とアシドーシスが進行した最終的な結果である。起因事象または疾病過程にかかわらず、心停止にいたる前の最終共通経路は心肺機能不全である（図16）。

「重要な概念：
心停止の小児における気道確保と人工呼吸の優先順位」

成人とは異なり、乳児および小児の心停止は、呼吸不全の進行またはショックの結果として発症するのが一般的である。そのため、小児の動脈血酸素含量と組織への酸素供給量は、心停止が発生する時点までに低下している場合が多い。CPR の C-A-B 手順は、成人と小児のどちらでも使用されるが、小児の場合は CPR 中に、十分な酸素化および換気を行うとともに、気道を十分に確保することを特に優先する必要がある。

突然の心停止

突然の心停止は、小児では成人ほど多くみられず、ほとんどの場合、VF または 無脈性VT の突然の発生によって起こる。突然の心停止の素因となる状態や原因には以下のものが考えられる。

- 肥大型心筋症
- 冠動脈起始異常症
- QT 延長症候群またはその他のチャネル病
- 心筋炎
- 薬物中毒（ジゴキシン、エフェドラ、コカインなど）
- 心臓震盪（胸部への強い衝撃）

小児心停止の一次予防のため、プロバイダーは心血管系のスクリーニング検査（肥大型心筋症やQT延長症候群など）を使用して、素因となる障害（心筋炎や冠動脈起始異常症など）の治療を行える。小児および若年成人における突然の心停止の症例の一部は、心臓のイオンチャネル病を引き起こす遺伝子の突然変異を伴っている。「チャネル病」は、心臓に不整脈をもたらす心筋細胞のイオンチャネル障害である。このような遺伝子変異は、「家族性チャネル病」として知られているため、失神症状、けいれん発作、原因不明の突然死（乳児突然死症候群／原因不明の乳児突然死、溺水に加え、自動車事故の場合も含む）を判定するために家族歴を注意深く調べる。

突然の心停止による死亡の二次予防では、プロバイダーは時宜を得た除細動を含め、迅速で効果的な蘇生処置を実施しなければならない。小児にみられる突然の心停止のほとんどは、スポーツ活動中に発生している。コーチ、トレーナー、親、および一般市民は早期の治療を行えるよう、小児の突然の心停止について理解しておく必要がある。また、バイスタンダーは、救急対応システムに出動を要請し、質の高い CPR を行い、AED が入手できればすぐに使用する準備と心構えができていなければならない。

心停止の原因

小児における心停止の原因は，年齢および基礎的な健康状態，および発生場所（院内か院外か）により異なる。乳児や小児におけるOHCAのほとんどが，自宅やその近くで発生している。

乳児の死因として増加しているのが，他の乳児と一緒のベッドでの添い寝である。そのため，乳児には個別の睡眠スペースを用意するように保護者に指導する。外傷は，生後6カ月の乳児から青年期の小児における死亡原因として非常に多い。外傷性心停止の原因には，気道障害，緊張性気胸，出血性ショック，脳損傷などがある。

小児心停止の原因で最も一般的なものは，呼吸不全と低血圧性ショックである。心停止の原因として不整脈はそれほど多くない。小児の心停止は，治療可能な疾患に伴って発生する場合がある。治療可能な原因や合併している要因について考慮しなければ，見落とす恐れがある。以下の「HとT」を詳しく検討することは，心停止の治療可能な原因，または蘇生処置が難渋する要因を特定するのに役立つ。

H

- 循環血液量減少（**H**ypovolemia）
- 低酸素症（**H**ypoxia）
- 水素イオン（アシドーシス）（**H**ydrogen ion [acidosis]）
- 低血糖（**H**ypoglycemia）
- 低／高カリウム血症（**H**ypo-/hyperkalemia）
- 低体温症（**H**ypothermia）

T

- 緊張性気胸（**T**ension pneumothorax）
- 心タンポナーデ（**T**amponade [cardiac]）
- 毒物（**T**oxins）
- 肺動脈血栓症（**T**hrombosis, pulmonary）
- 冠動脈血栓症（**T**hrombosis, coronary）

また，特に乳児および年少児では，心停止の原因として認識されていない外傷（腹部の損傷や出血など）も考慮する。

心停止の危険がある小児の判定

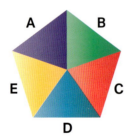

重度の呼吸不全とショックを併発している小児は迅速な処置が行われないと数分で心停止に陥る。不適切な酸素化，換気，組織灌流の徴候に注意すべきである。

心停止の認識

心停止の徴候は以下のものである。

- 反応がない
- 正常な呼吸をしていないか，死戦期呼吸のみ（死戦期呼吸は有効な呼吸ではない）
- 脈拍を触知できない（10 秒以内で評価する）

心電図モニターで心停止リズムがみられることがあるが，心停止の認識にモニタリングは必須ではない。

小児の反応がなく正常に呼吸していない場合（または死戦期呼吸のみ），中枢の脈拍の触診（乳児では上腕，小児では頸動脈または大腿動脈）を試みる。ヘルスケアプロバイダーでも脈拍を触知できない場合があるので，脈拍の触診は 10 秒を超えて行わないようにする。脈拍を触知できないか，脈拍の有無がはっきりしない場合は，CPR を胸骨圧迫から開始する。

心停止リズム

心停止は以下の心リズムのいずれかに関連しており，「心停止リズム」または「心停止状態」としても知られている。

- 心静止
- PEA
- VF
- 無脈性VT（Torsades de Pointes を含む）

心静止と PEA は，特に 12 歳未満の小児においては，院内および院外のいずれの小児心停止でも最も多くみられる初期リズムである。心静止の直前に現れる遅くて広い QRS 幅を示すリズムは，「死戦期リズム」（図 17）と呼ばれることが多い。突然倒れた年長児または心血管系の基礎疾患がある小児では，VF と 無脈性VT が末期の心リズムであることが多い。

「心静止（Asystole）」

心静止は，電気活動が認められない心停止で，心電図（ECG）で直線（フラットライン）で示される。心電図上の「フラットライン」は心電計のリード接続不良により生じることもあるため，心停止の診断は心電図に頼らず，必ず臨床的に確認する。

「H と T」を覚えておくことで，心静止の治療が可能と考えられる原因を思い出す。

図 17. 死戦期リズム（心静止へ進行している心室調律を示す）。

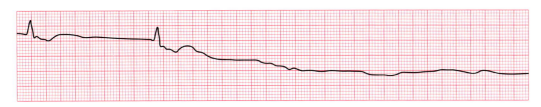

「無脈性電気活動 （PEA）」

無脈性電気活動（PEA）は，特定のリズムではなく，心電図または心電図モニターに現れる何らかの電気活動（VF/無脈性VT または心静止以外）を表す用語で，脈拍が触知できない状態である。つまり，脈動は動脈波形またはドップラー検査で検知されることがあるが，脈拍は触知できない。電気活動の速さは，遅い（最も一般的），正常，または早い場合がある。非常に遅い PEA は「死戦期」と呼ばれることがある。

PEAでは，心電図に正常もしくは広いQRS幅，または以下のような異常が表示されることがある。

- 低振幅または高振幅のT波
- PRおよびQT時間の延長
- 房室解離，完全心ブロック，またはP波がみられない心室波形

モニターされた心リズムを評価し，心拍数とQRSの幅に注意する。

PEAの原因をすばやく特定して治療できない場合（「HとT」を思い出す），心リズムが心静止へと悪化することが多い。

「心室細動（VF）」

心室細動（Ventricular Fibrillation, VF）になると，心臓に規則的なリズムがみられず，一定間隔の収縮もない（図18）。電気活動は無秩序で，心臓は細かく震えるだけで，血液を送り出せない。そのため脈拍は触知できない。脈拍の有無にかかわらず，短時間のVTに続いてVFが認められることもある。

小児では原発性のVFはまれである。小児心停止に関する研究によると，OHCAおよびIHCAのいずれの心停止でも，5～15％の初期リズムがVFであるが，VFは心停止の初期に認められてもすぐに心静止にいたることから，全体的なVFの発生率はこれより高くなる可能性がある。蘇生中のいずれかの段階で発生した小児の院内心停止の最大27％にVFが認められたことが報告されている。

診断にいたっていない心臓の異常やチャネル病，QT延長症候群などにより，原因不明のVFが，それ以外は健常な10代の青少年のスポーツ活動中に時々発生することがある。また，衝突や動く物体による突然の胸部への衝撃により，VFにいたる心臓震盪を招くこともある。他に治療可能と考えられる原因については，「HとT」を考慮すること。

初期の心停止リズムとしてVFまたは無脈性VTがみられる患者の生存率と転帰は，心静止またはPEAを呈する患者よりも一般的に良好である。迅速にVFを認識し，CPRと除細動を行うことによって，転帰が改善する可能性がある。

図18. 心室細動。**A**, 粗いVF。高振幅の電気活動はサイズおよび形状がさまざまで，心室の無秩序な電気活動を示しており，P波，QRS波，またはT波は判定困難である。**B**, 細かいVF。電気活動は上の（A）の心電図に比べて少ない。

A

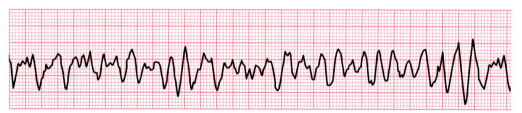

B

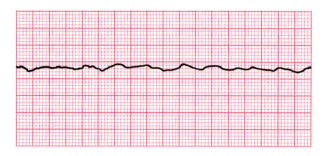

「無脈性心室頻拍（無脈性VT）」

心室頻拍（Ventricular Tachycardia, VT）は，脈拍を生じる場合もあれば，心室を起源とする無脈性心停止のようになる場合もある。無脈性心室頻拍（pulseless Ventricular Tachycardia, 無脈性VT）の治療は，脈拍を伴う VT の治療とは異なるため，適切な治療を決定するには脈拍の評価が必要である。脈拍が触知できなくても，VT のほぼすべての原因が存在する可能性がある。VF とは異なり，無脈性VT の特徴は規則性のある広い QRS 幅がみられることである。図 19A で示されるように，心室調律は速く，158 回/分で規則的である（最低でも 120 回/分より多く，VT の特徴を示している）。QRS 幅が広く（0.09 秒を超える），明らかな心房性脱分極は認められない。波形の形状は均一であるため，VT は単形性である。このような無脈性心停止は，一般に短時間で VF に移行する。詳細については，「パート 11：不整脈の認識」を参照のこと。

無脈性VT の治療は，VF とまったく同じである。「心停止の管理」の項の「小児の心停止アルゴリズム」（図 21）を参照のこと。

Torsades de Pointes（トルサード ド ポアン，「基線を軸としたねじれ」の意）

無脈性VT には単形性（心室リズムが均一）または多形性（心室リズムが多様）の場合がある。多形性 VT に特有な波形が Torsades de Pointes で（図 19B），波形が心電図の基線を軸としてねじれるような形状になる。この不整脈は，先天性 QT 延長症候群，薬物中毒，電解質異常（低マグネシウム血症など）といった QT 時間延長によって識別される障害でみられる。詳細については，「パート 11：不整脈の認識」を参照のこと。

図 19. 心室頻拍（Ventricular Tachycardia, VT）。**A**，筋ジストロフィーおよび既往の心筋症を有する小児の VT。**B**，低マグネシウム血症の小児における Torsades de Pointes。

A

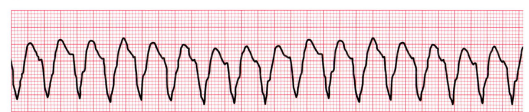

B

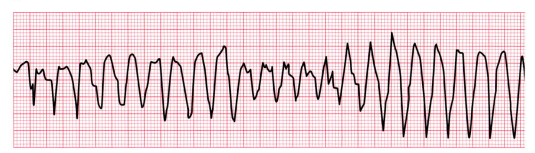

心停止の管理

蘇生の成功は，質の高いCPR，ショック適応のリズムに対するタイムリーな電気ショック実施，および優れたチームワークによって構築される。

質の高い CPR

質の高いCPR（Cardiopulmonary Resuscitation, CPR）は，心停止管理のための一次救命処置および二次救命処置の基礎となる。胸骨圧迫と人工呼吸を含め，質の高いCPRの特徴を学び実習を行うことで，傷病者の生存の可能性を向上するため，各スキルを効果的に実施できるようにする。

傷病者の年齢に関わらず，CPRを実施する場合は一貫して圧迫，気道，呼吸という順序で行うとすることにより，救助者にとって覚えやすく，実施しやすいものとなる可能性がある。また，成人でも小児でも同じ順序であるため，指導時にも一貫性が生まれる。

「重要な概念：
低酸素性／呼吸原性心停止における CPR」

小児の心停止については，すべてのヘルスケアプロバイダーおよび訓練を受けた市民救助者が，従来のCPR（胸骨圧迫と補助呼吸）を実施する必要がある。小児の心停止や溺水および薬物の過量投与は，大半が呼吸原性という特性を持つため，効果的なCPRの一環として換気が必要となる。ただし，突然の心停止が目撃された患者にはハンズオンリー（胸骨圧迫のみ）のCPRも効果があるため，救助者が人工呼吸の実施を嫌がっている場合や実施できない場合は，胸骨圧迫のみのCPRを実施することを推奨する。

表22に示すBLSの基本を確認すること。これらの推奨事項は，2020年版『AHA心肺蘇生と救急心血管治療のためのガイドライン（AHA Guidelines for CPR and ECC）』に基づいている。

表 22. BLS プロバイダーによる質の高い CPR 要素のまとめ

要素	成人および青年期	小児 （1 歳～思春期）	乳児 （1 歳未満，新生児を除く）
現場の安全を確認する	救助者および傷病者にとって安全な環境であることを確認する		
心停止の認識	反応の有無をチェックする 呼吸なしまたは死戦期呼吸のみ（正常呼吸なし） 10 秒以内にはっきりとした脈拍を触知できない （呼吸と脈拍のチェックは，10 秒未満で同時に実施できる）		
救急対応システムに出動を要請する	携帯端末を使用できる場合は，救急サービスに電話する（119 番）		
	自分 1 人しかおらず携帯電話を持っていない場合は，CPR を開始する前に，傷病者から離れて救急対応システムに出動を要請し，AED を取りに行く 他にも救助者がいる場合は誰かに依頼し，CPR をただちに開始する。準備が整い次第ただちに AED を使用する	卒倒を目撃した場合 左記の成人および青少年の手順に従う 卒倒を目撃していない場合 CPR を 2 分間行う 傷病者から離れて，救急対応システムに出動を要請し，AED を取りに行く 小児または乳児のところに戻ったら CPR を再開し，準備が整い次第ただちに AED を使用する	
胸骨圧迫と人工呼吸の比率（高度な気道確保器具を装着していない場合）	救助者が 1 人または 2 人 30：2	救助者が 1 人 30：2 救助者が 2 人以上 15：2	
胸骨圧迫と人工呼吸の比率（高度な気道確保器具を装着している場合）	継続的な胸骨圧迫を 100～120 回/分のテンポで行う 人工呼吸は 6 秒ごとに 1 回（10 回/分）実施	継続的な胸骨圧迫を 100～120 回/分のテンポで行う 人工呼吸は 2～3 秒ごとに 1 回（20～30 回/分）実施	
圧迫のテンポ	100～120 回/分		
圧迫の深さ	少なくとも 5 cm*	胸郭前後径の 少なくとも 1/3 約 5 cm	胸郭前後径の 少なくとも 1/3 約 4 cm
手の位置	胸骨の下半分に両手を置く	胸骨の下半分に両手または片手（非常に小さな小児の場合）を載せる	救助者が 1 人 乳児の胸郭の乳頭間線のすぐ下に 2 本の指を置く 救助者が 2 人以上 胸部中央の乳頭間線のすぐ下で，両手の親指を使って胸郭包み込み両母指圧迫法を行う 救助者が，勧告される圧迫の深さを達成できない場合，手のひらの付け根を使う方法が妥当である
胸郭の戻り	圧迫のたびに胸郭が完全に元に戻るまで待つ（圧迫の中断のたびに，胸部によりかからない）		
中断を最小限に抑える	CCF の目標を 80% として胸骨圧迫の中断を 10 秒未満に抑える		

*圧迫の深さは 6 cm を超えないようにする。
略語：AED：自動体外式除細動器，CCF：胸骨圧迫比，CPR：心肺蘇生。

CPR の質のモニタリング

蘇生処置中は，チームリーダーおよびチームメンバーは CPR の質をモニターする必要がある。チームのコミュニケーションを円滑にして，胸骨圧迫が適切な深さとテンポで行われ，圧迫を行うたびに胸郭が完全に元に戻っていること，および過換気になっていないことを確認する。質の高い CPR には以下の要素がある。

- 速く圧迫：乳児，小児，成人の場合で，1 分あたり 100 回から 120 回の圧迫
- 強く圧迫：十分な強さで圧迫する。十分な強さとは，小児患者（乳児 [1 歳未満] から思春期に入るまで）の場合で胸郭前後径の 1/3 以上である。これは乳児で約 4 cm，小児で 5 cm に相当する。小児が思春期を迎えている場合（つまり青少年の場合），圧迫の深さとしては成人向けの 5 cm 以上が推奨されるが，6 cm を超えないようにする。
- 胸郭を完全に元に戻す：胸骨圧迫を行うたび胸郭が完全に元に戻るまで待つ。これにより，心臓に血液を再充満させる。
- 中断は最小限に抑える：胸骨圧迫の中断は 10 秒以内にするか，処置（例：除細動）が必要なときのみとする。原則的には，胸骨圧迫の中断は，人工呼吸を行うとき（高度な気道確保器具が挿入されるまで），心リズムのチェック，実際の電気ショック実施時のみとする。高度な気道確保器具を装着したら，継続的な胸骨圧迫と非同期換気を実施する（換気のために圧迫を中止しない）。
- 過換気を避ける：1 回の補助呼吸を約 1 秒かけて行い，胸郭の上がりを目視で確認すること。高度な気道確保器具を装着したら，2〜3 秒ごとに 1 回（20〜30 回/分）の人工呼吸を行い，過換気を避けるように注意する。

多くの院内患者，特に集中治療室の患者には，高度なモニタリング機器が装着されており，一部には高度な気道確保器具が装着され，機械的換気を受けている患者もいる。小児の呼気終末 CO_2（P_{ETCO_2}）を継続的にモニターすることで，胸骨圧迫の質に関する間接的なエビデンスが得られる（図 20）。P_{ETCO_2} が＜ 10〜15 mmHg の場合は，CPR 中の心拍出量が少なく，肺に供給されている血液量が少ないことが考えられる。P_{ETCO_2} が ＞ 10〜15 mmHg となることを目標として，心臓への圧迫が効果的であるか確認する。小児に動脈カテーテルを留置している場合は，その動脈波形をフィードバックとして利用し，手の位置と胸骨圧迫の深さを確認する。手の位置や圧迫の深さを少し変えるだけで，動脈波形の振幅が大きく改善されることがあり，これは胸骨圧迫によって得られる 1 回拍出量と心拍出量が増えたことを示している。過換気となっていないことを確認する。P_{ETCO_2} と動脈波形のどちらも，ROSC の識別に役立つ場合がある。

図 20. 呼気 CO_2 モニターによる蘇生処置効果のモニタリング。

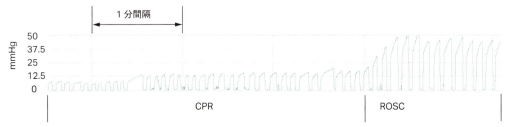

この呼気 CO_2 モニタートレーシングは，縦軸が P_{ETCO_2}（単位：mmHg）の経時変化（横軸に示す）を示している。この患者には気管挿管を行い，CPR を施行している。換気回数が約 8〜10 回/分であることに注意する。この患者の胸骨圧迫は連続して 100 回/分よりやや速いテンポで行われているが，このトレースには現れていない。最初の 1 分間の初期 P_{ETCO_2} は 12.5 mmHg を下回り，血流速度が非常に遅いことを示している。この例では，次の 2〜3 分間で P_{ETCO_2} が 12.5〜25 mmHg まで上昇し，それに伴って蘇生処置により血流量も高まっている。自己心拍再開（ROSC）は 4 分目に発現し，P_{ETCO_2} が急激に増大し（4 本目の縦線の直後にみられる），40 mmHg を超えたことで識別され，このことは血流量の大幅な改善と一致している。

心停止での PALS

心停止に対する治療的介入の当面の目標は ROSC であり，これは，モニター上に規則的な心臓の電気リズムが再び現れ，中枢脈拍が触知できるようになった場合に発現する。さらに，それに対応する灌流の臨床的エビデンス（P_{ETCO_2} が急増する，血圧が測定可能になる，皮膚色の改善が見られるなど）も明らかになる。

心停止に対処する PALS は以下の要素で構成される。

- 心リズムの解析（ショック適応か非適応か）
- 血管の確保
- 「除細動」
- 薬物療法
- 高度な気道確保

「心停止リズムの評価」

小児の心停止アルゴリズムは，ショック適応とショック非適応のどちらの小児心停止リズムに対しても，CRP，ショック，および薬物投与で推奨される手順の概要を示しているため，心停止リズムがショック適応とショック非適応のどちらかを識別することによって，どの経路をたどるかが決まる。アルゴリズムでは行うべき処置を順番に示しているが，救助者が複数いる場合は，一般的に多くの処置（圧迫や薬物投与など）が同時に実行される。

「血管確保」

PALS では，以下の薬物投与経路が推奨される（以下は優先順に並べたものである）。

1. 静脈内
2. 骨髄内
3. 気管内

危篤状態の小児が心停止になったときには，血管確保がすでにされている場合がある。血管確保がされていない場合は，すぐに確保する。末梢静脈路は，迅速に確保できる場合は蘇生時の第一選択肢となるが，重病または重傷の小児では確保が難しいことがある。重症の疾患や外傷のある小児では，静脈路の確保に時間制限を設ける。静脈路がまだ確保されておらず，静脈路をすぐに確保できない場合は，骨髄路を確保する。心停止の場合は，骨髄路が最初の血管確保として有用である。静脈路と骨髄路のどちらも薬剤投与の経路として使用できない場合は，気管内（ET）投与が 3 番目の選択肢となる。

静脈内投与

中心静脈カテーテルの方が末梢静脈カテーテルより確実な血管確保となるが，ほとんどの蘇生処置において中心静脈路は不要であり，その確保には胸骨圧迫の中断が必要となる。これは，胸骨圧迫中に中心静脈カテーテルを挿入しようとすると，血管裂傷，血腫，気胸，出血を引き起こす可能性があるためである。中心静脈カテーテルがすでに挿入されていれば，薬物や輸液の投与経路として推奨される。薬物の中心静脈内投与は，末梢静脈内投与よりも作用発現が速く，ピーク濃度が高い。

末梢静脈路の確保には CPR の中断は不要であるが，中心循環への薬物の到達が遅れる場合がある。薬物送達を改善するには，末梢静脈カテーテル輸液システムへの薬物投与時に以下を実行する。

- 薬物をボーラス注入法で投与する。
- 胸骨圧迫を続けながら薬物を投与する。
- 5 mL の生理食塩液を後押し注入し，薬物を末梢循環から中心循環へ移動させる。

骨髄内投与

静脈路が使用できない場合は，骨髄路を介して薬物や輸液を安全かつ効率的に投与できる。実際，骨髄内投与は心停止の場合に最初に試みる血管確保として有用である。骨髄路に関する重要事項は以下のとおりである。

- 骨髄路はすべての年齢グループで確保できる。
- 多くの場合，骨髄路は 30～60 秒で確保できる。
- 骨髄内投与は気管内投与よりも優先される。
- 静脈内投与可能な薬物や輸液であれば，骨髄内投与もできる。

骨髄内カニューレの挿入は破壊されていない骨髄内静脈叢への経路となり，蘇生用の薬物や輸液の投与に対して迅速かつ安全で信頼できる経路として使用できる。この方法では硬性針を使用するが，専用の骨髄内針または骨髄針の方が望ましい。挿入中に針が皮質骨に遮られないようにスタイレット付きの骨髄内針が推奨されるが，翼状針，標準皮下注射針，および脊椎針も挿入でき，効果的に使用できる。電動の骨髄内挿入装置が市販されており，米国では広く使用されている。骨髄路に関する詳細については，本マニュアルのパート 10 の「循環器系緊急事態の管理に関するリソース」を参照のこと。

気管内投与

薬物投与は静脈内投与および骨髄内投与の方が気管内投与より望ましいが，脂溶性薬物の場合は気管内投与が行える。これらの薬物には，リドカイン（Lidocaine），アドレナリン（Epinephrine），アトロピン（Atropine），およびナロキソン（Naloxone）（以上の頭文字をとって「LEAN」），バソプレシンなどがある。ただし，バソプレシンの気管内投与については，ヒトを対象とした試験が乏しく，気管内投与されるほとんどの薬物の投与量の指針となる試験も乏しい。

CPR 中に薬物の気管内投与を検討する場合は，以下の概念を念頭に置く。

- 気管気管支樹からの薬物の吸収量は予測できないため，薬物濃度および薬物効果も予測できない。
- 気管内投与で使用する薬物の，最適な投与量は不明である。
    - 薬物を気管内投与した場合は，同量を静脈内投与または骨髄内投与した場合よりも血中濃度が低い。
    - 動物実験データによると，アドレナリンを気管内投与した際の薬物濃度が低いため，一過性だが有害な β アドレナリン媒介血管拡張を引き起こす可能性が示唆される。
- 気管内投与による推奨用量は，静注／骨髄内投与の場合よりも多い。
    - アドレナリンの推奨される気管内投与量は，静注／骨髄内投与量の 10 倍である。
    - その他の薬物の一般的な気管内投与量は，静注／骨髄内投与量の 2～3 倍である。

薬物を気管内投与する場合は，以下のように行う。

- 薬物を気管チューブに注入する（投与中に圧迫を一時停止する）。
- 続けて 5 mL 以上の生理食塩液で後押し投与するが，新生児ではこれより量を少なくしてもよい。
- 薬物投与後に急速陽圧換気を 5 回行う。

「除細動」

除細動ショックは，臨界量の心筋を脱分極することによって心臓に「衝撃」を与える。ショックが成功するとVFが消失し，心臓の自然ペースメーカー細胞が規則的リズムを再開できる。ただし，リズムが正常に戻っただけでは生存は保証されない。最終的には，規則的リズムによって心臓の効果的な機械的活動が生まれ，中枢脈拍が触知可能になることで定義されるROSCにいたらなければならない。小児のP_{ETCO_2}または動脈内圧をモニターしている場合は，ROSCの指標にもなる（図20）。

除細動を試みる場合，まず胸骨圧迫を行い，除細動器が充電できたらショックを1回与えた後，すぐに胸骨圧迫からCPRを再開する。有効な心筋収縮が再開するまでは，心臓（冠循環）および脳への血流を維持するために胸骨圧迫が必要である。自発的な心臓活動がみられる小児でも，胸骨圧迫の実施が有害であるというエビデンスはない。ショックによってVFが消失しない場合は，心臓が虚血に陥っている可能性がある。このような小児に対しては，ただちに2回目のショックを行うよりも胸骨圧迫を再開する方が効果が高い可能性がある。

院外またはモニターを行っていない状況では，ショック適応のリズムの有無を確認したり，電気ショック実施直後に脈拍を触知したりして時間を浪費しない。いずれも確認できる可能性は低い。まず胸骨圧迫から質の高いCPRを再開する。侵襲的な動脈モニタリングを行っている院内では，プロバイダーがこの手順を修正する場合がある。院内で侵襲的な動脈モニタリングを実施している状況では，動脈波形の回復またはP_{ETCO_2}の急増によりROSCが示唆される。モニターされた指標によってROSCが示された場合は，中枢の脈拍を触診することで確認する。

手動による除細動手順の詳細については，本パートで後述する「重要な概念」ボックス「手動による除細動（VFまたは無脈性VTに対して）」を参照のこと。

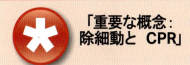

「重要な概念：除細動とCPR」

ほとんどの傷病者が電気ショック実施直後に心静止またはPEAになるため，ショックによってVFが消失した場合はCPRを続行する。

「薬物療法」

心停止中の薬物投与の目的は以下のとおりである。

- 冠動脈と脳の灌流圧および血流の上昇
- 自発的またはより力強い心筋収縮を刺激
- 心拍数の加速
- 心停止の原因として考えられる問題の解消と治療
- 不整脈の抑制または治療

小児の心停止の治療で使用できる薬物を表23に示す。

表23. 小児の心停止における薬物

薬剤	適応	作用機序	臨床データ
血管収縮薬			
アドレナリン	・VF/無脈性VTに関連付けられる心停止および心静止／PEAに対して使用される ・β遮断薬の過剰投与などの特殊な蘇生状況では、高用量の投与を検討できる	・アドレナリン投与によるαアドレナリン媒介血管収縮によって大動脈拡張期圧が上昇する。これにより、蘇生成功の主要な決定因子である冠動脈灌流圧も上昇する	・CPR中の生理学的な薬効および毒性作用が、いずれも動物およびヒトの試験で示されている ・アドレナリンの使用による生存率の改善は、小児を対象としたどの試験でも示されていない ・特に低酸素性／呼吸原性心停止では、高用量投与が有害となる可能性がある ・高用量アドレナリン静注／骨髄内投与は、生存率が向上しないため推奨されない
抗不整脈薬			
アミオダロン	・ショック抵抗性VFまたは無脈性VTに対して使用できる	・αアドレナリン作用およびβアドレナリン遮断作用を有する ・ナトリウムチャネル、カリウムチャネル、カルシウムチャネルに影響を及ぼす ・房室伝導を遅らせる ・房室結節不応期およびQT時間を延長する ・心室伝導を遅らせる（QRS幅が広くなる）	・成人のショック抵抗性のVFでは、プラセボまたはリドカインを投与した場合と比較して生存入院率は向上しているが、生存退院率は向上していない ・小児を対象とした観察研究では、アミオダロンの使用と自己心拍再開、24時間生存率、生存退院率の間に関連性は認められていない
リドカイン	・小児のショック抵抗性VFまたは無脈性VTの治療に使用できる	・自動能を低下させ、心室不整脈を抑制する	・小児を対象とした観察研究データでは、リドカインを使用しない場合と比較して、リドカインを使用したほうがROSCの改善が示されている ・リドカインの使用と生存退院率の間に関連性は認められていない
硫酸マグネシウム	・Torsades de Pointesの治療に使用される ・低マグネシウム血症に対して使用される	・低マグネシウム血症に関連付けられる不整脈の治療に使用される	・Torsades de Pointesまたは低マグネシウム血症に関連のない小児心停止に対してルーチンで使用することを推奨または反対するには、エビデンスが不十分である

（続く）

薬剤	適応	作用機序	臨床データ
その他の薬剤			
アトロピン	• 特に過度の迷走神経緊張，コリン作動薬の薬物中毒（有機リンなど），もしくは完全房室ブロックに起因する徐脈の治療に対して適応となる	• 心拍数を増加させる	• 小児患者の心停止の治療に対する効果を示唆する公表済みの研究は存在しない • 詳細については，「パート12：不整脈の管理」を参照
カルシウム	• 心停止に対するルーチン使用は推奨されない • 特に血行動態が悪化した小児において，確診された低カルシウムイオン血症（特に敗血症の場合または心肺バイパス後の場合で，危篤状態になった小児に比較的多くみられる）および高カリウム血症に適応となる • 高マグネシウム血症またはカルシウム拮抗薬の過剰投与に対しても検討できる	• カルシウムを回復する • 細胞膜活動電位の閾値維持を支援する • 細胞内カリウムと細胞外ナトリウムの較差維持を支援する	• 心停止での生存率は改善せず，有害な場合もある
炭酸水素ナトリウム	• 心停止に対するルーチン投与は推奨されない • 高カリウム血症，三環系抗うつ薬の過剰投与，またはその他のナトリウム拮抗薬の過剰投与による症状がある患者に対して推奨される	• 三環系抗うつ薬の過剰投与による不整脈の治療に役立つ • 高カリウム血症ではカリウム濃度を急速に低下させる	• 心停止での生存率は改善しない

「高度な気道管理」

心停止の小児傷病者に対する気道確保および換気管理を行う際は，以下のことを考慮する。

- 蘇生中は過換気を避ける。過換気は静脈環流を阻害し，心拍出量を減少させるため，有害となる場合がある。
  - 陽圧換気によって胸腔内圧が上昇すると，右心房圧も上昇し，それにより冠動脈灌流圧が低下する。
  - バッグマスクを用いた（2 人法の場合は 15 回の胸骨圧迫と 2 回の人工呼吸を 1 サイクルとした）換気を行う場合，1 回の人工呼吸を 1 秒かけて行うことで，胸が上がるのに過不足のない換気量となる。
  - バッグマスク換気で 1 回換気量または圧力が過剰となると，胃が膨らむことがある。
  - 胃拡張により換気が妨げられ，逆流および誤嚥のリスクが高まる。
- 輪状軟骨圧迫が挿管または換気を妨げる場合は，ルーチンで使用しない。
- 波形表示呼気 CO_2 モニターまたはカプノメトリと臨床所見を使用して，気管チューブの位置を確認し，モニターする。
- 比色計による呼気 CO_2 測定器具では，気管チューブが正しい位置にあるにもかかわらず，心停止中に呼気 CO_2 の存在を検出できないことがある（つまり，色が変化せず，CO_2 が検出されなかったことを示す）。呼気 CO_2 が検出されず，気管内にチューブが挿入されているというエビデンス（胸の上がりや両側の呼吸音など）がある場合は，直接喉頭鏡を使用してチューブの位置を確認する。
- CPR 中に高度な気道確保器具を介して換気を行う場合は，胸骨圧迫を中断せずに人工呼吸を 2～3 秒ごとに 1 回（20～30 回/分）行う。胸骨圧迫は少なくとも 100～120 回/分の速さで中断せずに実施する。詳細については，本パートで後述する「CPR 中の高度な気道確保器具の挿入」の項を参照のこと。

CPR 中には高度な気道確保器具（気管チューブなど）を使用できる。しかし，OHCA の研究で，救急医療サービスへの搬送時間が短く，プロバイダーに小児挿管の経験が少ない場合，効果的なバッグマスク換気よりも気管挿管の方が生存率を向上させることは実証されなかった。この研究は，院内における気管挿管を対象としたものではないが，即座の挿管は不要である可能性を示唆している。

小児の心停止アルゴリズム

ここに示す小児の心停止アルゴリズム（図 21）は，BLS 処置に反応しない心停止の乳児または小児に対する評価と管理の手順の概要を示したものである。専門家のコンセンサスに基づく小児の心停止アルゴリズムは，必要に応じて電気的治療および薬物投与の効果的な実施を可能としながら，CPR を中断しないでできるだけ長く続けるように設計されている。行うべき処置を順次示しているが，救助者が複数いる場合は，いくつかの処置を同時に実行する。

「重要な概念：蘇生中のチームメンバーの連携」

プロバイダーは小児の心停止アルゴリズムを使用して，中断のない質の高い 約2 分間の CPR（2 分ごとに胸骨圧迫担当者を交代する）を中心として，評価と介入を実施していく必要がある。このためには，すべてのチームメンバーが自己の責任を把握しておく必要がある。チームメンバー全員がこのアルゴリズムを熟知すれば，次の処置を予想して，医療機器および適量な投薬量の薬剤を準備できる。

アルゴリズムは，モニターで特定された心リズム，または AED で判読された心リズムに応じて，以下の 2 つの治療経路で構成されている。アルゴリズムの分岐の一方にショック適応のリズム（VF/無脈性VT）の経路が，もう一方にショック非適応のリズム（心静止／PEA）の経路が示される。

心停止の認識と管理

図 21. 小児の心停止アルゴリズム。

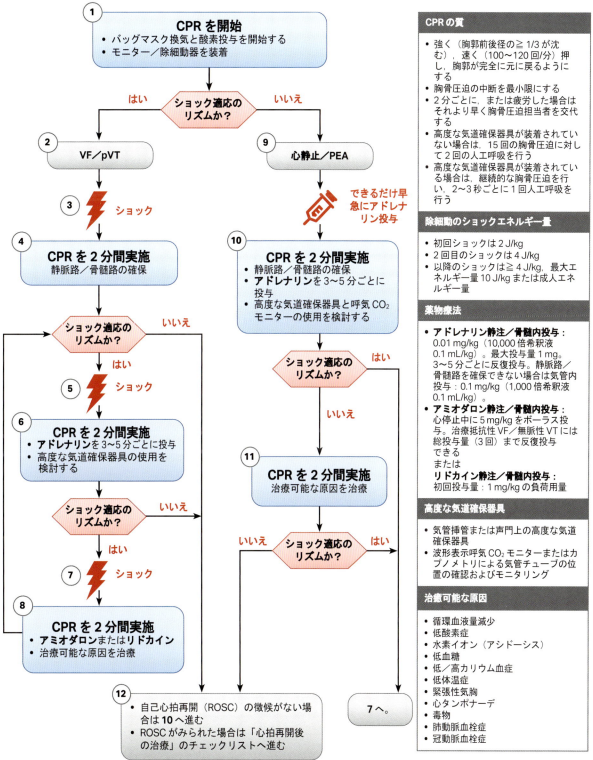

以降の項で示す手順番号は，アルゴリズム内の対応する手順を表している。

CPR の開始（手順 1）

- CPR を開始
    - 小児に反応がなく，呼吸がない（または死戦期呼吸のみ）ことを確認したら，すぐに大声で近くの人に助けを求め，救急対応システムに通報してもらい，除細動器（手動または AED）を取りに行ってもらう。また，脈拍をチェックして，胸骨圧迫から CPR を開始する。心電図モニターまたは AED が手に入ったらすぐに心電図モニターまたは AED パッドを装着する。蘇生処置中は，常に質の高い CPR を実施する（適切なテンポと深さの胸骨圧迫を行い，圧迫を行うたびに胸郭が元に戻るまで待ち，胸骨圧迫の中断を最小限に抑え，過換気を避ける）。胸骨圧迫と人工呼吸は，1 人法の場合は 30：2，2 人法の場合は 15：2 の比率で行う。
- バッグマスク換気と酸素投与を開始する。
- モニター／除細動器を装着する。モニター／除細動器を装着したら，心リズムをチェックする。心リズムがショック適応（VF/無脈性VT）かショック非適応（心静止／PEA）かを判定する。心リズムがショック適応の場合は，アルゴリズムの VF/無脈性VT の経路に進む。

ショック適応のリズム：VF/無脈性VT（手順 2）

心リズムがショック適応の場合は，非同期電気ショックを 1 回行う（手順 3）。最後に圧迫を行ってから電気ショック実施までの時間が短ければ短いほど，ショックが成功（VF が消失）する確率が高くなるため，可能であれば除細動器を充電中に CPR を実施する。したがって，この間隔は可能な限り短縮し，理想的には 10 秒未満とする。電気ショック実施後はただちに，胸骨圧迫から質の高い CPR を再開する。モニターを行っている状況では，プロバイダーの裁量でこのアプローチを変更してもよい。

救命医療の環境で蘇生が行われ，小児に継続的な動脈内モニタリングが実施されている場合は，CPR の質の指針として拡張期血圧を使用できる。CPR 中の観血的動脈内血圧モニタリングにより，胸骨圧迫および薬物投与によって発生する血圧を見通せる。呼気終末 CO_2 は，生成される心拍出量と換気効果の両方を反映するため，CPR の質に関するフィードバックを得られる場合がある。呼気終末 CO_2 の急激な上昇は，ROSC の初期徴候である可能性がある。その他の環境では，次の心リズムのチェックで CPR を約 2 分間続けた後に ROSC を確認する。

小児用の除細動器には以下のものがある。

- AED（小児のショック適応のリズムとショック非適応のリズムを区別でき，理想的には小児用エネルギー減衰器を搭載したもの）
- 手動式除細動器（さまざまなショックエネルギー量が与えられるもの）

不整脈および心停止のリスクがある小児を治療する施設（病院や救急部など）では，小児に対応したエネルギー量に調整できる除細動器が利用できることが理想的である。

「手動式除細動器」

小児の除細動に最適な電気エネルギー量は不明であるが，初回量として 2～4 J/kg が容認できる。指導を簡略化するために，2 J/kg のエネルギー量（二相性または単相性波形）を検討する。次の心リズムのチェックで，VF または 無脈性VT が持続している場合は，2 回目の電気ショックでエネルギー量を 4 J/kg とする。2 回目のショック後も VF が持続している場合は，エネルギー量を少なくとも 4 J/kg とするが，10 J/kg または成人用の最大エネルギー量を超えないようにする。小児において最大 9 J/kg のショックエネルギー量で蘇生が成功した例が報告されている。

手動式除細動器の一般的な操作手順については，本パートで後述する「重要な概念」ボックス「手動による除細動（VF または 無脈性VT に対して）」を参照のこと。

「パッド／パドル」

手動式除細動器を使用してショックを行う際には，粘着性電極パッドかパドルのいずれかを使用する。粘着性のパッドの方が使いやすく，電流アークのリスクが少ないため望ましい。また，心リズムのモニタリングにも使用できる。パドルを使用する場合は，パドルと小児の胸部の間に電導ジェル，クリーム，またはペーストを塗布するか，電極パッドを装着して，経胸腔インピーダンスを低減させる。生理食塩液に浸したガーゼパッド，超音波ジェル，またはアルコールパッドを使用してはならない。アルコールパッドを使用すると，火災を引き起こして胸部に熱傷を負わせる恐れがある。

パッド同士が接触することなく胸壁に当てることができる最大サイズの粘着性電極パッドを使用する。パドルの推奨サイズは小児の体重／年齢に基づく。

- 10 kg 以上の小児患者（または概ね 1 歳以上）には，大型の「成人用」パドル（8～13 cm）を使用すること。
- 10 kg 未満 の小児患者（または 1 歳未満）には，小型の「乳児用」パドル（4.5 cm）を使用すること。

小児用パッドと成人用パッドのどちらを選択するかは，製造元によって規定されている。添付の使用説明書を参照して適切なサイズを判断する。

電極パッド／パドルは，心臓を挟む位置に当てる。一方の電極パッド／パドルは，傷病者の胸骨の右上方部，右鎖骨の下に当て，もう一方は，左乳頭の左，前腋窩線上，心臓のすぐ上に当てて，パッド／パドル同士が接触しないようにする。パドルの間隔は少なくとも 3 cm 空けて，皮膚と密着するようにしっかりと押しつける。

ただし，粘着性電極パッドの一方を傷病者の心臓の上，もう一方をその背中側といったように前後の位置に貼ることを推奨している除細動器メーカーもある。乳児に使用する場合で，特に大型の電極パッドしかない場合，この配置が必要になる場合がある。除細動器メーカーの推奨（一般にパッド自体に表示されている）に従って電極パッドを貼る。

特殊な状況（小児が植込み型除細動器を使用している場合など）では，修正が必要になることもある。

「除細動に向けた退避」

ショックを行う直前に，小児および蘇生チームを目視で確認し，除細動中の救助者の安全性を確保する。高流量の酸素が小児の胸部に向かって供給されていないことを確認する。電気ショックを実行しようとしていることを他の人に伝え，全員が患者から離れなければならないと警告する（この手順全体に 5 秒以上かけてはならない）。「重要な概念」ボックス「手動による除細動（VF または 無脈性VT に対して）」を参照のこと。

**「重要な概念：
手動による除細動（VF または 無脈性VT に対して）（手順 3）」**

除細動器の充電が完了するまで，すべての手順で CPR を中断せずに続ける。最後の胸骨圧迫から電気ショック実施までの間隔を最小限にする（最後の胸骨圧迫と電気ショック実施の間に人工呼吸を行わない）。

1. 除細動器の電源を入れる。
2. リード選択スイッチを「パドル」にする（モニターリードを用いる場合は，I 誘導，II 誘導，または III 誘導に設定する）。
3. 粘着性パッドまたはパドルを選択する。互いに接触することなく患者の胸部に当てることができる最大サイズのパッドまたはパドルを使用すること。
4. パドルを使用する場合は，電導ジェルまたはペーストを塗布する。ケーブルが除細動器に接続されていることを確認する。
5. 粘着性パッドを患者の胸部に貼る。一方のパッドを右側の前胸壁に貼り，もう一方のパッドを左側の腋窩に貼る。パドルを使用する場合は，しっかりと押しつける。患者が植え込み型ペースメーカーを使用している場合は，ペースメーカーの真上に当たる位置にパッド／パドルを当てないこと。酸素流が患者の胸に向かって供給されていないことを確認する。
6. エネルギー量を選択する。
   初回エネルギー量：2 J/kg（許容範囲 2〜4 J/kg）
   2 回目以降のエネルギー量：4 J/kg 以上（10 J/kg または成人用の標準エネルギー量を超えない）
7. 「充電します」と告げ，除細動器コントローラまたは心尖部用パドルの「充電（charge）」ボタンを押す。充電がただちに完了しない限り，充電中は胸骨圧迫を続行する。
8. 除細動器が十分に充電されたら，次のようにはっきり告げる。「3 つ数えたら除細動を行います」次いで 3 つ数える。伝える内容は「全員離れて」のように短くまとめてもよい（この指示があるまで胸骨圧迫を続ける）。
9. 全員が患者から離れたことを確認したら，除細動器の「ショック（Shock）」ボタンを押すか，2 つのパドルの「放電（discharge）」ボタンを同時に押す。
10. 電気ショック実施後，ただちに胸骨圧迫から CPR を再開し，5 サイクル（約 2 分間）繰り返してから，心リズムを再チェックする。胸骨圧迫の中断を最小限にする。

CPR の再開，静脈路／骨髄路の確保，および心リズムのチェック（手順 4）

- CPR を 2 分間行う
  – ショック直後，胸骨圧迫から CPR を再開する。CPR を約 2 分間行う（2 人法の場合は，圧迫を 15 回行った後に人工呼吸を 2 回行うサイクルを約 10 回繰り返すことになる）。
- 静脈路／骨髄路を確保する
  – CPR の実施中は，血管（静脈路／骨髄路）確保していなければ，他の蘇生チームメンバーが血管確保して投薬の準備を行う。

心リズムをチェックする前に，チームリーダーは次のことを実施する準備がチームにできていることを確認する必要がある。

- 胸骨圧迫担当者の交代
- VF／無脈性VT が持続している場合に実施する電気ショックの適切なショックエネルギー量の算定
- 適応がある場合に投与する薬物の準備

CPR を 2 分間行った後，心リズムをチェックする。「心リズムチェックのための CPR の中断は，10 秒未満に抑える。」

この心リズムのチェックにより，前回のショックおよび CPR による結果が以下のように判断できる場合がある。

- VF/無脈性VT が「ショック非適応」のリズム（心静止，PEA）になる，または脈拍のある規則的リズムになる
- ショック適応のリズム（VF/無脈性VT）が続く

VF/無脈性VT の消失（心リズムが「ショック非適応」）（手順 12）

心リズムがショック非適応となった場合，「規則的」リズム（定期的な複合波形を伴うリズム［図 22］）かどうかチェックする。ROSC の徴候がみられない場合は，手順 10 に進む。

心リズムが規則的な場合は，中枢脈拍を触診する。自己心拍再開（ROSC）がみられたら，「心拍再開後の治療」のチェックリストに進む（パート 13）。心リズムが規則的でない場合は，脈拍チェックを実施せずに，ただちに CPR を再開する（手順 10）。心リズムと脈拍のチェックは短時間（10 秒未満）で行う必要があることに留意する。動脈内またはその他の血行動態モニタリングが使用される特殊な状況（集中治療室など）では，プロバイダーがこの手順を変更する場合がある。

心リズムのチェックにより PEA（触知可能な脈拍のない規則的リズム）または心静止が確認された場合は，胸骨圧迫から CPR を再開し，手順 10 に進む。

脈拍があることに確信が持てない場合は，ただちに CPR を再開する（手順 10）。自発的リズムで脈拍が微弱な小児に対して胸骨圧迫が有害となる可能性は低い。
脈拍が確認されないか，確信が持てない場合は，CPR を再開する。

図 22. 除細動後に VF が規則的な心リズムに変化（ショック成功）。

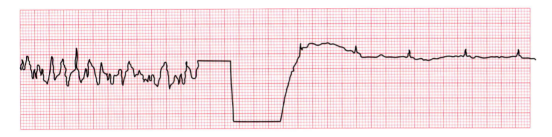

持続性 VF/無脈性VT（手順 5）

心リズムのチェックによりショック適応のリズム（持続性 VF/無脈性VT）が確認された場合は，手動式除細動器（4 J/kg）または AED を使用して 2 回目のショックを行う準備をする。除細動器を充電しながら胸骨圧迫を再開する。静脈路／骨髄路を確保している場合は，圧迫を続けながらアドレナリンを投与する。高度な気道確保器具をまだ使用していない場合は，その挿入を検討する。除細動器の充電が完了したら，患者から離れてショックを与える（手順 5）。

電気ショック実施後，ただちに胸骨圧迫から CPR を再開する（手順 6）。胸骨圧迫担当者を代えて圧迫を実施する必要がある（2 分ごとに胸骨圧迫担当者を交代すべきである）。CPR を約 2 分間行う（2 人法の場合は，圧迫を 15 回行った後に人工呼吸を 2 回行うサイクルを約 10 回繰り返すことになる）。

アドレナリンの投与（手順 6）

- CPR を 2 分間行う
- アドレナリンを 3〜5 分ごとに投与する
- 高度な気道確保器具の使用を検討する

VF/無脈性VT が持続する場合は，静脈路／骨髄路が確保され次第，圧迫を続けながらアドレナリンを 3〜5 分ごとに投与する。静注／骨髄内投与の場合，アドレナリン 0.01 mg/kg（10,000 倍希釈液 0.1 mL/kg）を投与する。気管内投与の場合，アドレナリン 0.1 mg/kg（1,000 倍希釈液 0.1 mL/kg）を投与する。心停止後，3〜5 分ごとにアドレナリン投与を繰り返す。つまり，通常は心リズムのチェック 2 回につき 1 回（1 回おきに）アドレナリンを投与する。

小児の心停止アルゴリズムには，アドレナリン初回投与の具体的な時間は記載されていない。しかし，2020 年版『AHA 心肺蘇生と救急心血管治療のためのガイドライン（AHA Guidelines for CPR and ECC）』には，CPR 開始後早期にアドレナリンを投与するほど，患者の生存率が高くなると記載されている。この 2020 年版ガイドラインにも，小児患者の場合，どのような状況でも，胸骨圧迫の開始から 5 分以内に初回投与量のアドレナリンを投与することが妥当であることが記載されている。

プロバイダーが 2 回目の電気ショックの前または後にアドレナリンを投与する場合がある。プロバイダーが心リズムのチェックで VF/無脈性VT を確認した場合，電気ショック実施前（充電中）または電気ショック実施直後に行う CPR 中に，アドレナリンの投与を行える。ただし，心リズムのチェックにより規則的な心リズムが認められる場合は，アドレナリンによる副作用の可能性があるため，脈拍をチェックして不必要なアドレナリン投与を避けることが理にかなっている。例えば，初期の VF/無脈性VT が心筋症，心筋炎，または薬物毒性に関連している場合，VF/無脈性VT の消失直後にアドレナリンを投与すると再発性 VF/無脈性VT を誘発することがある。

「CPR 中の薬物投与」

理想的には，圧迫によって生じた血流が薬物の循環を助けるため，圧迫中に静脈内／骨髄内へ薬物を投与する。2020 年版『AHA 心肺蘇生と救急心血管治療のためのガイドライン（AHA Guidelines for CPR and ECC）』では，次回の心リズムのチェックまでに薬物が十分循環するよう，圧迫中に薬物を投与して，電気ショックの実施が遅れないようにすることが推奨されている。

蘇生薬担当のチームメンバーは，次回の心リズムのチェック後に必要と考えられる次の薬物用量を準備する必要がある。チームメンバー全員が小児の心停止アルゴリズムを熟知し，蘇生処置中に参照して，次の処置を予測する必要がある。投与量を迅速に計算できるよう，薬物表，チャート，またはその他の参考資料を速やかに使用できる状態にする。身長別カラーコード化蘇生テープを用いることで，適切な薬物の用量を迅速に計算できる。

蘇生薬を気管内投与した場合は，同量を血管内投与または骨髄内投与した場合よりも血中濃度が低下する。アドレナリンを気管内投与した場合の濃度が低ければ，（目的の α アドレナリンの血管収縮作用よりも）β アドレナリンの効果が一過性に現れることがあることを示唆する研究もある。この β アドレナリンの作用は有害な場合があり，低血圧，冠動脈灌流圧および灌流量の低下を引き起こし，ROSC の可能性が低下する恐れがある。もうひとつの気管内投与の欠点は，薬物投与のためにプロバイダーが胸骨圧迫を中断しなければならない点である。

「CPR 中の高度な気道確保器具の挿入」

チームリーダーが気管挿管またはその他の高度な気道確保器具の挿入を行う最良のタイミングを判断する。高度な気道確保器具の挿入により胸骨圧迫が中断される可能性が高いため，チームリーダーは高度な気道確保器具を挿入することと圧迫の中断を最小限に抑えることの相対的な利益を比較検討しなければならない。高度な気道確保器具の挿入が不可欠な場合は，圧迫の中断時間を最小限に抑えるため，物品および人員を慎重に計画して準備すること。高度な気道確保器具を挿入したら，正確な位置に達しているか確認する。

CPR 中に高度な気道確保器具を挿入した場合は，胸骨圧迫を継続すること。「重要な概念」ボックス「高度な気道確保器具を使用した CPR」を参照のこと。

「重要な概念：高度な気道確保器具を使用した CPR」

高度な気道確保器具（気管チューブなど）を挿入後，CPR 手順を「サイクル」から継続的な胸骨圧迫および一定の換気速度と移行する。1 人のチームメンバーが 100〜120 回/分のテンポで胸骨圧迫を行い，別のチームメンバーが 2〜3 秒ごとに 1 回（20〜30 回/分）人工呼吸を行う。

胸骨圧迫担当者は 2 分間隔で交代することで，救助者の疲労を抑え，蘇生処置全体を通じて質の高い胸骨圧迫を実施する。胸骨圧迫の中断は，心リズムのチェックや電気ショックの実施に必要な最小限の時間に抑える。ただし，連続心電図および血行動態モニタリングが使用される特殊な状況（集中治療室など）では，プロバイダーがこの手順を変更する場合がある。

心リズムのチェック（手順 7）

CPR を 2 分間行い，アドレナリンを投与した後に，心リズムを再度チェックする。心リズムのチェックのための胸骨圧迫の中断は，10 秒未満に抑えるようにする。心リズムのチェックにより VF/無脈性 VT の消失が確認された場合，規則的なリズムかどうかをチェックする。

- 規則的なリズムではない場合（心静止／PEA）：手順 12 に進む。
- 規則的な心リズムの場合：脈拍をチェックする。
  - ROSC の徴候がある場合，「心拍再開後の治療」のチェックリスト（パート 13）に進む。
  - ROSC の徴候がない場合は，手順 10 に進む。

ただし，心リズムのチェックで VF/無脈性VT が持続していることが確認された場合，手順 8 に進む。

持続性 VF/無脈性VT（手順 8）

ショックの実施

VF/無脈性VT が持続している場合は，手動式除細動器（4 J/kg 以上で，最大 10 J/kg または成人の最大量まで）または AED を用いて電気ショックを 1 回行う。除細動器を充電しながら，可能であれば胸骨圧迫を行う。除細動器の充電が完了したら，傷病者から離れ，ショックを加える。

ショックを行った後，ただちに胸骨圧迫から CPR を再開する。CPR を約 2 分間行う（2 人法の場合は，圧迫を 15 回行った後に人工呼吸を 2 回行うサイクルを約 10 回繰り返すことになる）。

抗不整脈薬の投与（手順 8）

胸骨圧迫の再開直後に，アミオダロンまたはリドカインを投与する。アミオダロン 5 mg/kg を静脈／骨髄内ボーラス投与する（治療抵抗性 VF/無脈性 VT には総投与量（3 回）まで，5 mg/kg の静脈／骨髄内ボーラス投与を繰り返してもよい），または初回負荷用量が 1 mg/kg のリドカインを静脈／骨髄内投与する。Torsades de Pointes が確認された場合は，マグネシウム 25〜50 mg/kg を静脈／骨髄内ボーラス投与（最大用量は 2 g）する。

「VF/無脈性VT に対する手順のまとめ」

図 23 は，専門家のコンセンサスに基づき，VF/無脈性VT に対する CPR，心リズムのチェック，電気ショック，および薬物投与の推奨手順をまとめたものである。

ほぼ継続的に CPR を行う対策として，VF/無脈性VT による無脈性心停止の管理を検討する。理想的には，CPR は心リズムをチェックし，電気ショックを実施するなどのために必要な短い時間だけ中断する。薬物の準備および投与には CPR の中断は不要であり，電気ショック実施を遅らせてはならない。

図 23. VF/無脈性VT心停止の手順のまとめ。

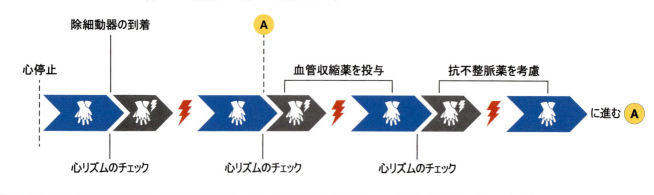

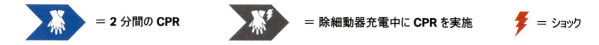

心リズムのチェック前に次に投与する薬物を準備する。心リズムのチェックで VF/無脈性VT が確認されたら，胸骨圧迫を続けながら可能な限り速やかに薬物を投与する。ショックを遅らせない。薬物の準備中，投与中，および除細動器充電中は CPR を続行する。原則的には，胸骨圧迫の中断は，人工呼吸を行うとき（高度な気道確保器具が挿入されるまで），心リズムのチェック，実際に電気ショック実施時のみとする。

ショック非適応リズム（心静止／PEA，手順 9）

心リズムがショック非適応の場合は，心静止または PEA が存在する可能性がある。このリズムの管理は，「小児の心停止アルゴリズム」（図 21）の心静止／PEA の経路に示されている。蘇生処置中に VF が発生した場合は，「小児の心停止アルゴリズム」の VF/無脈性VT 側に戻る（手順 7）。

血管確保（手順 10）

心静止または PEA の治療では，質の高い CPR を行い，できるだけ早くアドレナリンを投与し，治療可能と考えられる心停止の原因を判定して治療する。

質の高い CPR を約 2 分間続行する。この間に血管確保（静脈路または骨髄路）を行い，高度な気道確保器具の留置および呼気 CO_2 モニターを検討する。血管確保され次第，胸骨圧迫を続けながらアドレナリンをボーラス投与する。静注／骨髄内投与の場合，0.01 mg/kg（10,000 倍希釈液 0.1 mL/kg）を投与する。気管内投与の場合，0.1 mg/kg（1,000 倍希釈液 0.1 mL/kg）を投与する。心停止が持続する場合は，3～5 分ごとにアドレナリン投与を繰り返す。つまり，通常は心リズムのチェック 2 回につき 1 回（1 回おきに）アドレナリンを投与する。

心リズムチェック

CPR を約 2 分間行った後，心リズムをチェックする。心リズムがショック適応の場合は手順 7 に進み，ショック非適応の場合は手順 11 に進む。

ショック非適応リズム（手順 11）

心リズムのチェックによりショック非適応リズムが確認された場合は，ただちに胸骨圧迫から CPR を再開し，治療可能と考えられる心停止の原因を判定して治療する（「H と T」の頭文字を思い出す）。CPR をさらに 2 分間行った後，心リズムをチェックする。規則的なリズムの場合は，脈拍をチェックする。ROSC がみられた場合は，「心拍再開後の治療」のチェックリストに進む（パート 13 を参照）。ROSC の徴候がみられない場合は，手順 10 に進む。ショック適応のリズムが常に認められる場合，手順 7 に進む。

「心静止／PEA に対する治療手順のまとめ」

専門家のコンセンサスに基づいて，心静止および PEA に対する心リズムのチェック，電気ショック，薬物投与に関して推奨される CPR の手順を図 24 にまとめている。

無脈性心停止の管理には，ほぼ継続的に CPR を行い，中断は心リズムチェックのための短時間に限る。薬物の準備や投与のために CPR を中断してはならない。胸骨圧迫を続けながら薬物を静注／骨髄内投与する。このパートで前述した「重要な概念」ボックス「高度な気道確保器具を使用したCPR」を参照のこと。

図 24. 心停止の治療手順：心静止および PEA。

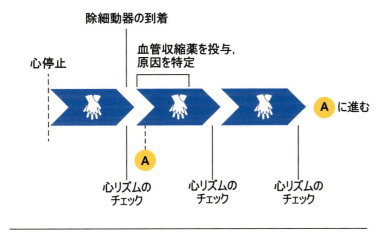

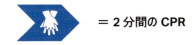 = 2 分間の CPR

心リズムのチェックでショック適応のリズムが確認された場合，図 23 を参照する。

「治療可能と考えられる心停止の原因の判定と治療」

低酸素性虚血性の小児の心停止の転帰は一般に不良である。心停止を迅速に認識して，ただちに質の高い CPR を行い，心停止の要因および治療可能と考えられる原因を解消すれば，蘇生成功の可能性が非常に高くなる。その原因を迅速に判定して治療できれば，蘇生処置が成功する可能性がある。

治療可能と考えられる原因または要因を探す際には，以下のことを行う。

- 質の高い CPR が行われていることを確認する。
- 高度な気道確保器具により気道の確保と開通性が保たれ，効果的であるか確認する。
- バッグマスクが高流量の酸素供給源に接続されていることを確認する。
- 換気により胸の上がりを目視でき，換気量または換気速度が過剰ではないことを確認する。
- パート 5 に記載されている「H と T」を思い出すことで，治療可能と考えられる原因を判定する。

「ROSC」

蘇生処置が成功して規則的なリズムが回復した（または，$PETCO_2$ の急上昇または持続的上昇が認められるか，動脈波形に脈動がみられるといった，ROSC のエビデンスが他にある。）場合は，循環を生み出す心リズムがあるかどうか小児の脈拍をチェックする。脈拍がある場合は，心拍再開後の治療を継続する。

「小児の心停止：特殊な状況」

小児の心停止にいたる以下の特殊な状況では，特別な管理が必要である。

- 外傷
- 溺水
- アナフィラキシー
- 中毒
- 先天性心疾患：単心室
- 肺高血圧症

「外傷による心停止」

小児の外傷に伴う心停止は，小児の OHCA で重要なサブグループを占めている。不適切な蘇生（不十分な輸液蘇生を含む）は，予防可能な小児外傷死の主要原因である。院外での対応および外傷センターの対応が迅速かつ効果的であっても，外傷による小児の OHCA の生存率は低く，さらに鈍的外傷による小児の OHCA の生存率は非常に低い。外傷性 OHCA からの転帰を改善する可能性がある因子としては，穿通性損傷が治療可能なこと，および外傷医療施設への搬送が迅速なこと（一般的には 10 分以内）がある。

小児の外傷性心停止で考えられる原因には，以下を含めて多数ある。

- 呼吸停止，気道閉塞，または気管気管支損傷による続発性の低酸素症
- 重要な体内構造（心臓，大動脈，肺動脈など）の損傷
- 二次性の心血管虚脱を伴う重度の脳損傷
- 呼吸停止を伴う上部頸髄損傷（心停止に進行する脊髄ショックを伴うこともある）
- 緊張性気胸，心タンポナーデ，または大量出血による心拍出量低下または PEA

心停止した小児外傷患者に対する BLS および ALS の方法は，基本的に非外傷性心停止の小児の場合と同じであり，循環，気道，および呼吸の補助からなる。院外の蘇生処置では，以下のことに重点が置かれる。

- 必要に応じて質の高い CPR を実施する。
- 気道，換気，および循環を十分に維持する。
- 歯の破片，血液，またはその他の破片による気道閉塞を予測する（必要に応じて吸引器具を使用する）。
- 気道を確保して換気を実施しながら，頸椎の動きを最低限に抑える（適応がある場合）。
- 適応がある場合は止血帯や止血包帯を使用して，圧迫により外出血を抑える。
- 根本的治療のための搬送を遅延させる治療的介入を最小限に抑える。
- 多臓器外傷の乳児および小児は小児専門の外傷センターへ搬送する。
- 静脈路／骨髄路を確保し，必要に応じて輸液蘇生を開始する。

以下は、小児の外傷性心停止で鍵となる管理原則をまとめたものである（表24）。

表24. 外傷性心停止の管理

使用法	介入
CPR	- 質の高いCPRを実行する。 - モニター／除細動器を装着する。 - 必要に応じて除細動を行う。 - 直接圧迫または止血帯により目視できる出血を抑える。
気道（Airway）	- 下顎挙上法を用いて気道を確保し、その状態を維持する。 - 頸髄損傷が疑われる場合、頭部と頸部を用手で安定させて、頸椎の動きを抑える。
呼吸（Breathing）	- 過換気を避ける。 - バッグマスクを用いて100％酸素で換気するが、頭部と頸部を用手で安定させておくには、2人の救助者によるバッグマスク換気法を行う（脊椎の動きの制限が適応となる場合）。 - 高度な気道確保器具を挿入する場合は、1人の救助者が頭部と頸部を中間位で安定させる必要がある（脊椎の動きの制限が適応となる場合）。 - 緊張性気胸が疑われる場合は、片側または両側の胸腔穿刺減圧を実施する。 - 重篤な開放性気胸があれば塞いで、胸腔ドレーンチューブを挿入する。
循環（Circulation）	- 患者の循環血液量が減少していることを想定し、静脈路／骨髄路を確保して体液を速やかに補充する（骨折の可能性がある骨で骨髄路の確保を行わない）。女性患者に対しては交差適合試験未実施のO型Rh陰性血液の輸血を検討する（また、男性患者に対してはO型であればRh型は陰性または陽性のいずれでもよい）。 - 心タンポナーデが考えられる（疑われる）場合には心膜穿刺を検討する。 - 輸液抵抗性低血圧および徐脈につながる脊髄ショック（交感神経支配の消失）に配慮する。脊髄ショックが疑われる場合は、昇圧薬による治療が適応となる。

「溺水による心停止」

ただちに質の高いCPRを行うことが、溺水における生存率に影響を与える唯一の最重要因子である（表25）。傷病者がまだ水中にいる場合、胸骨圧迫を実行することは困難と考えられるが、換気はただちに開始できる（そのような訓練を受けている場合）。胸骨圧迫を安全に行えるようになり、小児を安定した面に仰向けに寝かせたら、ただちに開始する。

要因として頸髄損傷および低体温症を考慮する場合を除き、溺水による心停止に対するBLSおよびALSの方法は、基本的に他の心停止の小児の場合と同じであり、気道、呼吸、循環の補助からなる。救助者は溺水者を水中から引き上げ、可能な限り迅速に蘇生処置を開始する必要がある。

表 25. 溺水による心停止の管理

使用法	介入
CPR	・質の高い CPR を実行する。 ・モニター／除細動器を取り付け，必要に応じて迅速な除細動を実施する。 ・除細動の適応であり，胸部が水で濡れている場合は，除細動器のパッドまたはパドル間に生じる電気アークを最小限に抑えるために小児の胸を手早く拭う。
気道（Airway）	・気道を確保する。 ・頸髄損傷（ダイビング損傷など）が疑われる理由があれば，脊椎の動きを抑える。 ・高度な気道確保器具を挿入する場合は，1 人の救助者が頭部と頸部を中間位で安定させる必要がある。
呼吸（Breathing）	・バッグマスクを用いて 100％酸素で換気する。 ・溺水傷病者は飲み込んだ水を吐き出すことが多いため，気道吸引の準備を行い，高度な気道確保器具を挿入した後に経鼻／経口チューブを用いて腹圧を低下させる。
循環（Circulation）	・必要に応じて質の高い CPR を続行する。
全身観察（Exposure）	・深部体温を測定し，小児が重度の低体温症（深部体温が30 ℃未満）の場合は復温を試みる。

低体温症を伴う心停止では，蘇生処置を中止するタイミングの判断が難しい場合が多い。氷水中で溺水した傷病者では，長時間浸水し（40 分），CPR を長時間（＞ 2 時間）にわたって実施した後でも生存が可能である。氷水中で溺水が発生した場合は，CPR を中止する前に深部体温を≧ 30 ℃に復温することが専門家によって推奨されている。この深部体温に達するまでは，心臓が蘇生努力に反応しないことがある。

氷水中で溺水した後に重度の低体温症を伴う心停止傷病者を復温するには，体外循環が最も迅速かつ効果的な方法である。院外施設または地域病院の場合は，このような患者を受動的な方法または体腔洗浄によって復温できるが，小児 ECPR／体外膜型人工肺による酸素補給が実施可能な施設へただちに搬送する必要がある。

「アナフィラキシーによる心停止」

致死的に近いアナフィラキシーは，気道浮腫および気道閉塞と，血管容積が著しく増加する重度の血管拡張を引き起こし，それに伴って循環血液量が減少する。アナフィラキシーでは気管支収縮を伴うことが多く，それによって酸素化が困難となり，組織への酸素供給がさらに損なわれる。心停止に至った場合，一次療法として，十分な気道の確保と維持に配慮したCPR，輸液のボーラス投与，アドレナリンの投与を行う。アナフィラキシーを起こす小児の多くが心臓および心血管系が正常な年少者であり，このような小児は，気道の確保による十分な酸素化および換気と，血管拡張と血管内ボリュームの低下を是正する治療に反応する可能性がある。効果的な CPR を行うことで，アナフィラキシー反応による壊滅的な作用が消失するまで十分な酸素供給が維持される可能性がある。

アナフィラキシーによる心停止の管理としては，以下の重要な治療法が挙げられる（表26）。

表26. アナフィラキシーによる心停止の管理

使用法	介入
CPR	• 必要に応じて質の高いCPRと迅速な除細動を実施する。
気道（Airway）	• 用手で気道を確保し，その状態を維持する。 • 気管挿管を実施する際は，気道浮腫が疑われる場合や，小児の年齢または身長から予測されるよりも小さい気管チューブが必要になった場合に備えておく。
呼吸（Breathing）	• 高度な気道確保器具を挿入するまで，バッグマスクを用いて100％酸素で換気する。
循環（Circulation）	• 必要に応じて等張晶質液をボーラス投与して，ショックを治療する。2本の大口径静脈内カテーテルまたは2本の骨髄内カテーテルを挿入する。 • 標準用量のアドレナリンを投与する（0.01 mg/kg［10,000倍希釈液 0.1 mL/kg］を静注／骨髄内投与）。ただし，血管を確保できない場合は気管チューブを使用して投与する（心停止中は3～5分ごとに0.1 mg/kg［1,000倍希釈液 0.1 mL/kg］）。 • 必要に応じてアドレナリンを注入する。

アナフィラキシーの治療では，抗ヒスタミン薬および副腎皮質ステロイドを補助剤とする（これらの使用を支持するエビデンスの程度はさまざまである）。アナフィラキシーによる心停止の状況で最も重要な薬剤はアドレナリンであり，これを投与し，適応があれば投与を継続する。ROSCが認められたら，抗ヒスタミン薬もしくは副腎皮質ステロイド，または両方の投与を考慮することができる。

「中毒に伴う心停止」

薬物の過剰投与または中毒は，直接的な心毒性，または呼吸抑制，気道閉塞およびそれによる呼吸停止，末梢血管拡張，不整脈，および低血圧の二次的影響の結果として，心停止を引き起こす可能性がある。中毒傷病者の心筋は健康である場合が多いが，薬物または毒物の作用が消失または代謝されるまで，一時的な心機能障害が生じる可能性がある。この作用消失に必要な時間はさまざまで，数時間である場合が多いが，毒素，薬物，または毒物の種類によって異なる。毒性は一時的と考えられるため，蘇生処置を延長し，体外生命維持などの二次救命技術を使用することで，長期的な生存につながる可能性がある。

小児の心停止アルゴリズムに従って，二次救命処置を開始する。また，できるだけ早く血糖をチェックする。患者が心停止と低血糖を起こしている場合（β遮断薬またはアルコールの過剰摂取など），心臓および神経学的転帰が改善する可能性を高めるため，できるだけ早く血糖値を正常値に戻す必要がある。中毒が疑われる傷病者のPALS治療には，治療可能な原因の究明と治療を含める必要がある。毒物管理センターまたは毒物の専門家に早期に相談することが推奨される。

「先天性心疾患：単心室」

小児の複合チアノーゼ性先天性心疾患の有病率は低いが，単心室の患者（三尖弁閉鎖／肺動脈閉鎖，左心低形成症候群，およびこれらの異型）は，特に院内で心停止を起こした小児の大部分を占める。姑息的外科処置を受けて生存している乳児および小児の数は増えているが，このような患者では，術後または重症疾患に対する再入院中に蘇生が必要になる場合がある。

単心室の生理機能は複雑で，個別の病変，および外科的修復の段階によってそれぞれ異なる。したがって，介護者から小児の既往歴を入手して，ベースラインの血行動態および動脈血酸素飽和度を測定することが重要である。心停止では，第一期（ノーウッド法）姑息手術後の単心室の全乳児，または単心室と大動脈肺動脈シャントの全乳児に対して，肺血流を供給する標準的な蘇生処置が適応となる。標準的な蘇生処置に加えて，具体的な方法として以下のものがある。

- 大動脈肺動脈シャントまたは右心室肺動脈シャントを有する小児でシャントの広がり／開通性に懸念がある場合は，ヘパリン投与を検討する。
- 蘇生後は，最適な肺体血流比と十分な全身循環および酸素化を維持するのに適切な酸素飽和度に達するように，酸素の供給量を調節する（患者ごとに合わせる必要がある）。
- 単心室の患者では，肺血流が常に心拍出量を反映しているとは限らない（すなわち，別の因子によって影響を受ける）ため，これらの患者に対するCPRの質に関して，$P_{ET}CO_2$に依存しないこと。
- 心拍出量を改善するために，心停止前の状態で許容性低換気を戦略的に検討するか，陰圧換気を検討してもよい。
- 第一期（ノーウッド法）姑息手術またはフォンタン式手術を受けた心停止患者に対しては，体外循環生命維持または体外膜型人工肺を検討する。

「肺高血圧症」

肺高血圧症では，肺を通る血流に対する抵抗が大きいために，心拍出量が損なわれている可能性がある。このため心停止では，標準的なPALSの推奨事項に従うこと。その他の方法には以下が含まれる。

- 高炭酸ガス血症およびアシドーシスが見られる場合は治療する。
- 心室前負荷を維持するため，等張晶質液（生理食塩水など）のボーラス投与を検討する。
- 患者に対して一酸化窒素またはプロスタサイクリンのような肺動脈血管拡張薬を心停止の直前に投与していた場合は，その投与を必ず継続する。
- 肺血管抵抗を低下させるために，吸入一酸化窒素または吸入プロスタサイクリン（あるいはプロスタサイクリンの静注）投与を検討する。
- 蘇生中のECPRの早期開始を検討する。

「重要な概念：
ECPR」

体外膜型人工肺の治療プロトコールや専門知識，器材が揃っている環境では，心疾患診断を受け，IHCAを発症した小児患者についてはECPRを検討することができる。ECPRの使用に対する全体的な利益を裏付けるエビデンスは示されていないが，小児IHCAのレジストリーから得られた観察研究データでは，外科的な心疾患診断を受けた患者にECPRを使用することで，生存退院率が改善することが示されている。心臓に基礎疾患を持つ小児については，重症管理環境下でECPRを開始した場合，長時間のCPR実施後は長期的な生存につながることが報告されている。心停止中にECPRを使用した場合，心臓に基礎疾患を持つ小児の転帰は，心疾患を持たない小児よりも良好になる。

パート 6

効果的で高い能力を持つチームダイナミクス

患者が倒れた直後では，CPR の訓練を受けたバイスタンダーが 1 人で蘇生活動を行う場合もあり得るが，通常は複数のヘルスケアプロバイダーが連携して，さまざまな処置を同時進行で実施する必要がある。効果的なチームワークがあれば，作業は分担して行われ，望ましい結果が得られる可能性が高まる。

蘇生を成功に導く優れたチームとは，専門の医療知識を有し，蘇生技能に精通しているだけでなく，効果的なコミュニケーション能力およびチームダイナミクスも備えている。このパートでは，チームの役割の重要性，効果的なチームリーダーおよびチームメンバーの行動，および効果的で高い能力を持つチームダイナミクスの要素について説明する。

学習目標

このパートの終了時に，高い能力を持つチームダイナミクスを適用し，患者の生存の可能性を高められるようになる。

コース受講中，受講者は，このパートで説明されている行動を手本に，チームリーダーおよびチームメンバーとしてケースシミュレーションに参加する。

「重要な概念：
チームの役割の理解」

蘇生処置における立場がチームメンバーかチームリーダーかにかかわらず，自分の役割とチーム内の他のメンバーの役割を理解している必要がある。これにより，以下を予測しやすくなる。

- 次に実施される処置
- チームメンバーまたはチームリーダーとしてのコミュニケーションおよび働き

高い能力を持つチームにおける役割

チームリーダーの役割

すべての高い能力を持つチームには，グループの作業を統率し，各チームメンバーの行動をモニターし統合することで，すべての作業が適切なタイミングと方法によって実施されることを確認するリーダーが必要である。

チームリーダーは，チームだけでなく，蘇生処置に携わる人や蘇生に関心を持つ他の人々のために，優れたチーム行動およびリーダーシップ技能のモデルを示し，将来のチームリーダーの訓練，およびチームの効率性向上のため，教師やガイドの役割も果たす。場合によっては，チームリーダーは蘇生処置後に，次回の蘇生処置に備え，分析，批評，および実習をサポートする。またチームリーダーは，ある作業を特定の方法で実施しなければならない理由について，チームメンバーが理解できるように支援する。

チームリーダーは以下の事項の重要性を説明できなければならない。

- 胸部の中央を強く速く圧迫する。
- 胸郭が完全に元に戻ることを確認する。
- 胸骨圧迫の中断を最小限にする。
- 過換気を避ける。

高い能力を持つチームのメンバーは各自の作業に集中する必要があるが，チームリーダーは包括的な患者治療に集中しなければならない。

チームメンバーの役割

高い能力を持つチームのメンバーは，各自の職務範囲で認められたスキルに習熟している必要がある。蘇生処置を成功させるため，チームメンバーは次のことが必要である。

- 役割分担についての明確な理解
- 役割の責任を遂行する心構え
- 蘇生スキルにおける習熟
- 各アルゴリズムへの精通
- 成功に向けた全力の取り組み

効果的で高い能力を持つチームダイナミクスの要素

明確な役割および責任

各チームメンバーが，各自の役割および責任を把握している必要がある。役割はそれぞれ固有で，効果的なチーム行動に極めて重要である。図 25A は，チーム蘇生における 6 つの役割を示している。メンバーの数が 6 名に満たない場合は，これらの作業に優先順位を付け，その場にいるヘルスケアプロバイダーに割り当てる。図 25B は，他のチームメンバーが患者のもとに到着した時点で，各プロバイダーが優先順位の高い作業を途切れなく引き継いでいく仕組みを示したものである。

役割が不明瞭であると，チームの行動に支障をきたす。役割が不明瞭な場合には，次のような特徴がみられる。

- 同じ作業を複数回繰り返す
- 重要な作業を忘れる
- 十分な人数のプロバイダーがいるにもかかわらず，複数の役割を受け持つチームメンバーが存在する

効率化のため，チームリーダーは作業の割り当てを明確に行う必要がある。チームメンバーは，さらなる任務を処理できる場合には，その旨を伝える必要がある。チームリーダーはチームメンバーに対し，やみくもに指示に従うだけではなく，リーダーの統率の下で行われる仕事に参加するよう促す必要がある。

チームリーダーは，臨床状況におけるすべてのチームメンバーの役割を明確に定義し，対応可能なチームメンバー全員に作業を均等に割り当て，過剰な量の作業を担当するメンバーと，担当作業が少ししかないメンバーがいないようにする。チームリーダーは，自身の責任を明確に理解しているチームメンバーに作業を割り当てる必要がある。これと対応して，チームメンバーは，各自の能力または専門知識のレベルに応じて明確に定義された作業を要望して実行する必要がある。

自分の限界の認識

チームの全員が自らの限界および能力を認識するだけでなく，チームリーダーも各チームメンバーの限界および能力を把握しておく必要がある。これにより，チームリーダーはチームのリソースを評価し，必要な場合には支援を求めることができる。高い能力を持つチームのメンバーは，支援が必要となりそうな状況を予測し，チームリーダーに伝える必要がある。

蘇生の試行によるストレスを感じている間は，特に自身より経験が豊富なスタッフから助言を求めることなく，新しい技能を練習したり模索することは控える。さらなる支援が必要な場合は，患者の様態が悪化してからではなく，早めに支援を要請する。支援を求めることは，弱さや能力のなさを意味するものではない。支援が不十分であるよりも，必要以上に支援があるほうがよい。支援が不十分な場合は，患者転帰に悪影響が及ぶ可能性がある。

チームリーダーおよびチームメンバーは，自分が実行できない作業を割り当てられた際，代わりにこれを実行しようという他者からの申し出を受け入れる必要もある（特に，この作業の完了が必須となる場合）。

建設的介入

蘇生処置中に，チームリーダーまたはチームメンバーは，不適切な処置に対して介入が必要となる場合がある。

気配りできる建設的な介入が必要であるため，チームリーダーはチームメンバーとの衝突を避けなければならない。代わりに，建設的な批判が必要となる場合は，後でデブリーフィングを行う。またチームリーダーは，優先度がより高い場合に，別の介入を開始するように指示し，自分の技能レベルを超えた役割を果たそうとしているチームメンバーに対して，割り当てを変更する必要がある。反対に，チームメンバーは自信を持って，誤りを犯そうとしている同僚に質問をし，必要に応じて，代替の薬剤または投与量を提案する必要がある。

コミュニケーション

「知識の共有」

情報共有は，効果的なチーム行動において重要である。チームリーダーが，特定の治療や診断にとらわれてしまう場合がある。これは，「固定観念によるエラー」で，よくある人的ミスである。このようなエラーには，主に次の3つの種類がある。

- 「すべて大丈夫」
- 「これだけが唯一の正しい方法である」
- 「これだけはするな」

蘇生処置の効果がない場合は，基本に立ち返り，チーム全体で話し合うこと。例えば，「一次評価では次のことが認められました。何か見落としていないでしょうか？」といった対話を行う。高い能力を持つチームのメンバーは，患者の状態が少しでも変化したらチームリーダーに知らせ，得られるすべての情報に基づいて決定がなされるようにしなければならない。チームリーダーおよびチームメンバーは，治療に関連する臨床的徴候をすべて検査する必要がある。

チームリーダーは，情報共有を促し，次善の治療が不明瞭な場合は提案を求め，鑑別診断において意見を求め，何か見過ごしていることがないかどうかを尋ねる必要がある（静脈路を確保する必要があったか，薬剤を投与する必要があったかなど）。チームメンバーは，他のチームのメンバーおよびチームリーダーと情報を共有する必要がある。

要約と再評価

チームリーダーの重要な役割は，以下の事項のモニタリングと再評価である。

- 患者の状態
- 実施した介入
- 評価結果

チームリーダーは，定期的にチームに最新情報を報告する際，上記のような情報も要約して口頭で伝える必要がある。チームリーダーは，蘇生処置の状態を確認し，次のいくつかの手順を告げる。ただし，患者の状態が変わる可能性があるため，チームリーダーは，治療計画の変更，および初期の鑑別診断の再検討に対して柔軟であること。変更が必要な場合，チームリーダーは，新たに参加したメンバーに現在の状況，および今後の行動計画を伝える必要がある。チームリーダーは，処置の時間管理／記録係からも，情報および要約を確認すること。

チームリーダーは，鑑別診断に関する各決定に対し継続的に注意を払い，投与された薬剤と実施された治療，および患者の反応について行われている記録を確認または継続する必要がある。チームリーダーおよびチームメンバーは，患者の臨床状態の大きな変化を明確に伝え，患者の状態が悪化した場合はモニタリングを強化する（呼吸数，血圧など）。

効果的で高い能力を持つチームダイナミクス

図 25. A，ケースシミュレーションの実践時および臨床的イベントの発生時に推奨されるチームリーダーとチームメンバーの配置。B，一刻を争う場合の優先順位に基づく複数の救助者での対応。時間（秒）は，状況，対応時間，地域のプロトコールにより異なる場合がある。

A

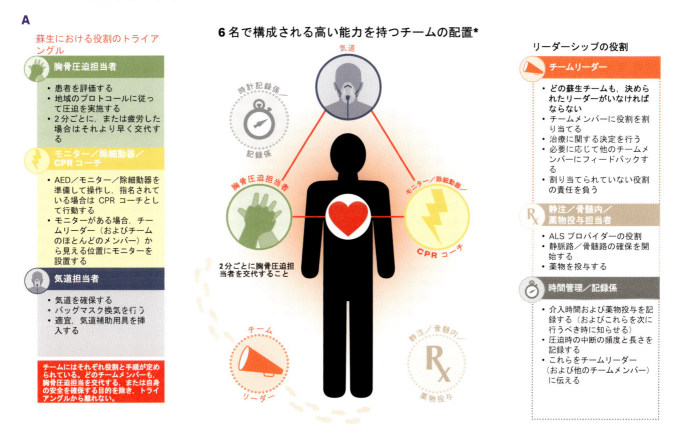

B

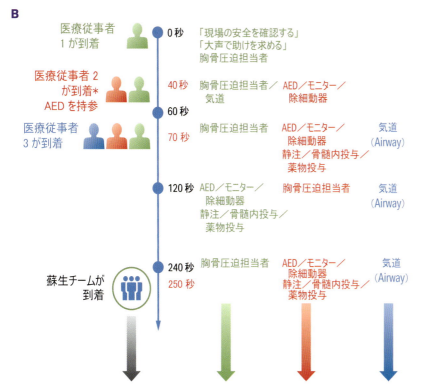

*救助者が 2 名以上いる場合，ヘルスケアプロバイダー 1 名がチームリーダーの役割を担うこと。

107

「クローズドループコミュニケーション」

高い能力を持つチームのリーダーはチームメンバーとコミュニケーションを取る際に，以下の手順によるクローズドループコミュニケーションを使用する必要がある。

1. チームリーダーがチームメンバーに対しメッセージ，指示，または任務を与える。
2. チームリーダーは明確な応答を受け，視線を合わせることで，チームメンバーがメッセージを受け取り，理解したことを確認する。
3. チームリーダーは別のタスクを割り当てる前に，チームメンバーからタスク実施の確認をとる。

チームリーダーは，任務完了について尋ねた場合または報告を受けた場合にのみ，チームメンバーにさらなる作業を割り当てること。一方で，チームメンバーは，薬物を投与する前に必ず指示についてチームリーダーに口頭で確認し，薬剤の投与後や手順の実行後もチームリーダーに報告する必要がある。

チームリーダーは，作業完了の報告を口頭で受けてから次の作業を割り当てる。例えば，「静脈路が確保されたので，アドレナリン 1 mg を投与してください」といった指示。チームメンバーはコミュニケーションを完結させる。つまり，作業の開始時または終了時にはチームリーダーに報告する。例えば，「静注しました」などの報告がこれに該当する。

「明確なメッセージ」

不明瞭なコミュニケーションは，治療の遅延，または投薬ミスの原因となりうる。このため，すべてのヘルスケアプロバイダーは，怒鳴ったり叫ぶのではなく，落ち着いた口調ではっきりと直接的に明確なメッセージを伝達する必要がある。怒鳴ったり叫んだりすることは，高い能力を持つチームの効果的な連携を阻害する可能性がある。どのようなときも一度に 1 人の人物だけが話すようにする。

チームリーダーは，チームメンバーに明確に話すように促し，チームメンバーは，投薬指示を復唱すること。また，指示に対して何らかの疑問がある場合は質問する必要がある。

「相互尊重」

理想的な高い能力を持つチームとは，各メンバーが互いを尊重し合い，上下関係なく対等に助け合って作業するチームである。高い能力を持つチームを構築するには，各自が身勝手に行動せず，蘇生処置中は互いを尊重し合うことが必要である。チームリーダーまたは特定のチームメンバーが自分より多くの訓練や経験を積んでいるといったことは問題ではない。

チームリーダーおよびチームメンバーは，親しみやすい落ち着いた口調で話し，最初は理解してもらえない場合でも，叫んだりせず，攻撃的な態度をとらないこと。1 人が大声を発すると，他のメンバーも同様に応答したり攻撃的な対応となる。また，指示的な口調や態度は攻撃的な態度と混同したり，他のメンバーに無関心となる。チームリーダーは代わりに，「ありがとう，よくやってくれました」と声を掛け，適切に任務が実施されたことに感謝を示すこと。

パート 7

呼吸窮迫と呼吸不全の認識

「呼吸窮迫」とは，異常な呼吸数または呼吸努力と定義され，陥没呼吸を伴う頻呼吸から死戦期呼吸に及ぶ多様な徴候を呈する。これには以下が含まれる。

- 呼吸仕事量の増加
- 不十分な呼吸努力（浅い呼吸など）または呼吸数（徐呼吸）
- 不規則呼吸

PALS プロバイダーは，気道分泌物の除去や酸素投与などの，簡単な処置で治療できる呼吸状態を判定しなければならない。さらに重要なことは，淡々と呼吸不全へと進行する呼吸状態を判定することである。このような状態には，より高度な気道確保技術（バッグマスクによる補助換気など）による介入が時機を逃さず必要である。

乳児および小児の呼吸窮迫は，急速に呼吸不全へと進行し，最終的には心停止にいたる可能性がある。心停止にいたることなく，呼吸停止にとどまった方が良好な転帰（神経学的後遺症のない生存退院）が得られる可能性が高い。呼吸障害を持つ小児が心停止に陥ると，その転帰は不良であることが多いため，心停止にいたる前に，呼吸窮迫および呼吸不全を判定し管理することにより，転帰を大きく改善することができる。

学習目標

このパートの終了時に，呼吸窮迫と呼吸不全を区別できるようになる。

呼吸窮迫および呼吸不全の徴候を迅速に判定できるようになるためには，このパートの概念を理解する必要がある。また，適切な介入を選択できるように，呼吸障害のタイプを認識できることが必要である。

呼吸障害に関する基本的な問題

呼吸障害のある小児では，酸素化，換気またはその両方が低下している。本項では，以下について述べる。

- 酸素化と換気の障害
- 呼吸器疾患の生理学

呼吸障害における酸素化と換気の障害

「呼吸器系の生理学」

呼吸器系の主な機能はガス交換で，吸気によって空気が肺に取り込まれる。その後，酸素は肺胞から血中へ拡散し，このとき一部が血漿に溶解する。血中に入った酸素の大半はヘモグロビンと結合する。酸素と結合したヘモグロビンの割合を「酸素飽和度」という。血液が肺を通過するときに血中のCO_2が肺胞に拡散し，呼気として排出される。このような気道から肺胞（肺実質）までの呼吸器系のいずれかの部分に変化が生じると，急性呼吸障害が発現することがある。けいれん発作や頭部外傷などの中枢神経系疾患は，呼吸調節を障害し，呼吸数の低下を招く可能性がある。筋力低下もまた，一次的なもの（筋ジストロフィーなど）であれ，二次的なもの（疲労など）であれ，酸素化または換気を障害する場合がある。

小児は代謝率が高いため，体重 1 kg あたりの酸素需要量が多い。したがって，無呼吸または肺胞換気が不十分な状態では，成人より急速に低酸素血症または組織低酸素症が発症しうる。

呼吸障害により以下が生じる可能性がある。

- 低酸素血症
- 高炭酸ガス血症
- 低酸素血症と高炭酸ガス血症の併発

「低酸素血症（酸素飽和度の低下）」

低酸素血症とは動脈血酸素飽和度が低下した状態であり，パルスオキシメトリまたは動脈血ガス検体の酸素飽和度を直接測定することで検出される。室内空気を呼吸する健常な小児の場合，一般的に動脈血酸素飽和度が 94 ％を下回ると低酸素血症とされる。高度なチアノーゼ性心疾患などは，さまざまな条件によって閾値が上下する場合がある。パルスオキシメトリの表示値が 94 ％未満であっても，それが適切と考えられる状況（一部の先天性心疾患など）では，低酸素血症（Permissive hypoxemia）が許容される。

「低酸素血症」と「組織低酸素症」を区別することは重要である。低酸素血症は動脈酸素飽和度が低い（SaO_2が94％未満）状態であり，身体全体（全身低酸素症）または体の一部（組織低酸素症）に十分な酸素が供給されていない病的状態である。低酸素血症は必ずしも組織低酸素症を引き起こすわけではないこと，および組織低酸素症は動脈血酸素飽和度が正常の場合でも発症する場合があることに注意する。例えば，低酸素血症が慢性の場合（未修復のチアノーゼ性心疾患など），代償機序により血流量が増加（つまり心拍出量が増加）またはヘモグロビン濃度が上昇（多血症）するため，ヘモグロビン飽和度が低くても血液の酸素運搬能が増加し，動脈血酸素含量をほぼ正常レベルに維持する助けとなる。これにより，低酸素血症を発症している状態でも，酸素供給と組織の酸素化を維持することができる。反対に，組織灌流が不良の場合，または患者が重度の貧血を起こしている場合は，動脈血酸素飽和度が正常の場合でも組織低酸素症を発症する可能性がある。

組織低酸素症への反応として，小児は最初に，呼吸数を増やし呼吸を深くすること（つまり過換気）で代償しようとする。「過換気」とは肺胞換気の上昇により，$PaCO_2$ が 35 mmHg 未満まで低下した状態を指す。これは，呼吸数の増加，1 回換気量の増加，またはその両方の組み合わせで発生する。$PaCO_2$ が 30 mmHg を下回らないようにするため，呼気 CO_2 モニター（カプノグラフィー）を使って過換気に対処する必要がある。また，低酸素血症への反応として，心拍出量を増やすために頻拍が発症する場合がある。組織低酸素症が悪化するにつれて，このような心肺窮迫の徴候はより重症化する（表 27）。

表 27. 組織低酸素症の徴候

早期に現れる組織低酸素症の徴候	晩期に現れる組織低酸素症の徴候
呼吸数増加（頻呼吸）	呼吸数低下（徐呼吸）, 不十分な呼吸努力, 無呼吸
呼吸努力増加：鼻翼呼吸, 陥没呼吸	呼吸努力増加：頭部の上下首振り, シーソー呼吸, 呻吟
頻拍	徐脈
蒼白, まだら模様, チアノーゼ*	蒼白, まだら模様, チアノーゼ*
興奮, 不安, 易刺激性	意識レベルの低下

*蒼白, まだら模様, およびチアノーゼは, 早期と晩期のどちらの徴候としても現れる可能性がある。

「重要な概念：動脈血酸素含量」

動脈血酸素含量は血中酸素の総量（血液 1 dL あたりの酸素量 mL, mL/dL）であり, ヘモグロビンに結合した酸素量と動脈血中に溶存する酸素量の合計である。酸素含量は主としてヘモグロビン（hemoglobin, Hgb）濃度（g/dL）とヘモグロビン酸素飽和度（SaO_2）によって決まる。動脈血酸素含量の計算には, 以下の式を使用する。

動脈血酸素含量＝[1.36 × Hgb 濃度× SaO_2] ＋ (0.003 × PaO_2)

通常の状態であれば, 溶解酸素（0.003 × PaO_2）は動脈血酸素含量においてそれほど大きな割合を占めないが, 重度貧血のある小児では, 溶解酸素の増加により動脈血酸素含量が相対的に重要な増加を示すことがある。

低酸素血症は複数のさまざまな機序によって引き起こされ, 呼吸窮迫および呼吸不全につながるおそれがある（表 28）。

表 28. 低酸素血症の機序

因子	原因	機序	治療
大気中 PO_2 低下	高地（気圧低下）	PaO_2 低下	酸素投与
肺胞低換気	・中枢神経系感染症 ・外傷性脳損傷 ・薬物の過量投与 ・神経筋脱力 ・無呼吸	肺胞 CO_2 分圧が上昇（高炭酸ガス血症）すると肺胞中の酸素が置換され, 肺胞酸素分圧（PaO_2）が低下する	正常な換気の回復, 酸素投与
拡散障害	間質性肺炎	肺胞と血液との間で酸素および CO_2 の移動が障害されていて, PaO_2 が低下（低酸素血症）し, また重症の場合には $PaCO_2$ の上昇（高炭酸ガス血症）につながる。	非侵襲的換気（持続的陽圧換気（CPAP）または二相性陽圧換気（biphasic/bilevel CPAP））の適用

（続く）

因子	原因	機序	治療
換気血流 （Ventilation/ perfusion, V/Q） 不均衡	・肺炎 ・肺水腫 ・無気肺 ・急性呼吸窮迫症候群 ・喘息 ・細気管支炎 ・異物	換気と血流の不一致：肺の中で換気が不十分な領域を血流が通過するため，血液が十分に酸素化されないまま左心系に戻る。その結果，動脈血酸素飽和度とPaO_2が低下し，程度は軽いが$PaCO_2$が上昇する。	呼気終末陽圧（PEEP）を使用した平均気道圧の上昇*，酸素投与，換気補助
右－左シャント	・チアノーゼ性先天性心疾患 ・心外（解剖学的）血管シャント ・換気血流不均衡に分類†	酸素を含まない血液が右心から左心へ（または肺動脈から大動脈へ）短絡するとPaO_2が低下する。肺内の右－左シャントと同様の現象である。	欠損孔の修復（酸素投与のみでは不十分）

* 喘息の小児に対する呼気終末陽圧は，専門医に相談しながら慎重に用いるべきである。

† 肺炎，急性呼吸窮迫症候群，およびその他の肺組織疾患の場合，病態生理の特徴として，低酸素血症の複数の機序が混在していることが多い。換気血流不均衡の最も極端な形態においては，肺の1区域で血流（Q）はあるが，換気（V）がない。このような場合，血液が酸素化されない。この血液が左心系に戻り，酸素を含んだ血液と混じり合い，酸素飽和度が低下する。不飽和の程度は，換気が行われていない肺区域の大きさによって異なる。

「高炭酸ガス血症（不十分な換気）」

動脈血CO_2分圧（$PaCO_2$）が上昇した状態を高炭酸ガス血症という。高炭酸ガス血症が存在しているときは，換気が不十分である。

CO_2は組織代謝の副産物である。通常は，酸塩基平衡を維持するために換気により肺から排出される。換気が不十分になるとCO_2が十分に排出されなくなる。結果的に生じる$PaCO_2$の上昇により，血液が酸性になる（呼吸性アシドーシス）。高炭酸ガス血症の原因には以下のものがある。

- 気道閉塞（上気道または下気道）
- 肺組織疾患
- 減少した，あるいは不適切な呼吸努力（中枢性低換気）

高炭酸ガス血症を有する小児の大半が呼吸窮迫および頻呼吸を呈する。頻呼吸が生じるのは，過剰なCO_2を排出しようとするためである。しかし小児では，呼吸努力が低下している場合（呼吸数低下を含む）にも高炭酸ガス血症が認められることがある。この場合の高炭酸ガス血症は，換気応答の障害に続発する不十分な換気が原因となって生じる。この不十分な換気は，麻薬の過量投与など，薬物に起因することがある。また，呼吸筋の筋力低下を伴う中枢神経系障害によって，代償性頻呼吸の発生が妨げられて生じることもある。不十分な換気応答を発見するには，慎重な観察と評価が必要である。$PaCO_2$が上昇し，呼吸性アシドーシスが悪化するにつれ，不十分な換気は重篤な結果を招く。

高炭酸ガス血症の発見

高炭酸ガス血症はチアノーゼなどの明白な臨床徴候を引き起こさないため，低酸素血症よりも発見が難しい。PCO_2 を正確に測定するには血液検体（動脈血，毛細管血，または静脈血）が必要である。現在では，高度な気道確保器具が装着されているかどうかにかかわらず，小児に対して呼気 CO_2 モニターを使用することができる。呼気 CO_2 モニターで測定した呼気終末 CO_2（呼気の終わりに測定した CO_2）は動脈血 CO_2 と一致しないことがある。しかし，気道の広がり／開通性が保たれ，エアトラッピングによる死腔の増加（喘息など）がなく，また心拍出量も十分であれば，高炭酸ガス血症に伴い呼気終末 CO_2 は増加する。

高炭酸ガス血症を疑うとき

意識レベルの低下は，不十分な換気と低酸素症のいずれにおいても重大な症状である。興奮と不安が認められる小児に酸素投与を行っても臨床状態が悪化し，反応が鈍くなった場合は，$PaCO_2$ の上昇を疑う。パルスオキシメータが十分な酸素飽和度を示していても，換気の障害による高炭酸ガス血症が発症する可能性があることに留意する。呼吸窮迫のある小児において，酸素化が十分であるにもかかわらず意識レベルが低下している場合は，換気が不十分であり，高炭酸ガス血症および呼吸性アシドーシスが生じている可能性がある。

換気が不十分な場合，以下の非特異的な徴候が 1 つ以上認められる。

- 頻呼吸あるいは年齢または臨床状態に相応しない不十分な呼吸数
- 鼻翼呼吸，陥没呼吸
- 意識レベルの変化．最初は不安，興奮がみられ，その後は意識レベルが低下する

呼吸器疾患の生理学

通常，正常な自発呼吸を達成するための呼吸仕事量は最小限で済む。スムーズで楽な吸気と受動的な呼気により，静かな呼吸が行われる。呼吸器疾患のある小児では，「呼吸仕事量」がより目立つようになる。呼吸仕事量の増大に関連する重要な要因には以下が含まれる。

- 気道抵抗の増大（上気道および下気道）
- 肺コンプライアンスの低下
- 呼吸補助筋の使用
- 中枢神経系における呼吸調節の障害

「気道抵抗」

気道抵抗は気道内の気流に対するインピーダンスのことであり，主として（気道収縮または炎症による）誘導気道径の縮小により増大する。乱流もまた，気道抵抗を増大させる。気道径に変化がなくとも，流速が増大すれば気流が乱流になる場合がある。気道抵抗が増大すると，気流を維持しようとすることから，呼吸仕事量が増加する。

気道が太いほど，気流に対する抵抗は小さい。また気道抵抗は，肺容量が増大（拡張）するにつれて低下する。これは，肺の拡張に伴って気道も拡張するからである。浮腫，気管支収縮，分泌物，粘液，または縦隔腫瘍による中枢気道あるいは末梢気道の圧迫などにより気道径が縮小し，気道抵抗が増大する場合もある。鼻腔や鼻咽腔をはじめとする上気道の抵抗は，特に乳児の場合，気道抵抗全体の相当の部分を占めることがある。

層流における気道抵抗

呼吸が正常な場合，気流は層流（静か，スムーズ，規則正しい）となり，気道抵抗も比較的低いため，十分な気流を得るための駆動圧（大気と胸膜腔の圧力の差）は非常に小さい。気流が層流（安静呼吸）でも，気流に対する抵抗は気道半径の4乗に反比例するため，気道径がわずかでも減少すると気道抵抗と呼吸仕事量が急激に増加する。

図26では，正常な気道を左側に，浮腫の生じた気道（1 mmの全周性浮腫）を右側に示す。気流に対する抵抗は層流の場合は気道腔半径の4乗，乱流の場合は半径の5乗に反比例する。その結果，成人では気道断面積が44％減少し気道抵抗が3倍増加するのに対し，乳児では気道断面積が75％減少し気道抵抗は16倍にも増加する（いずれも安静呼吸）。乳児では乱流（啼泣時など）により気道抵抗が増加するため，呼吸仕事量は16～32倍増加する。

図26. 乳児および若年成人における，浮腫の気道抵抗への影響。

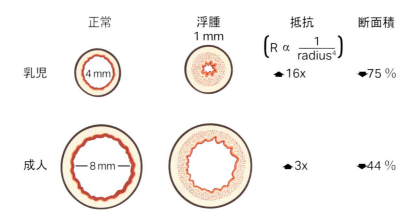

次の文献を一部改変：Coté CJ, Todres ID. The pediatric airway. In: Coté CJ, Ryan JF, Todres ID, Goudsouzian NG, eds. A Practice of Anesthesia for Infants and Children. 2nd ed. WB Saunders Co; 1993:55-83, 著作権：Elsevier.

乱流における気道抵抗

気流が乱流（不規則）の場合は，抵抗は気道半径の5乗に反比例するため，気流が正常な層流の場合に気道半径が減少した場合と比較して，抵抗は10倍増加する。この状態では，同じ流量の気流を発生させるのに，より大きな駆動圧が必要となる。したがって，患者の興奮（急速な乱流を生じさせる）は，静かな層流の場合と比較して，気道抵抗および呼吸仕事量をさらに増大させる。乱流の発生（啼泣時など）を防ぐために，気道閉塞のある小児はできるだけ静かに保つように努める。

「肺コンプライアンス」

「コンプライアンス」とは，肺または胸壁，あるいはその両方の伸展性を指す。「肺コンプライアンス」は，特に肺内外にかかる駆動圧の変化によりもたらされる肺容量の変化と定義される。肺コンプライアンスが高ければ肺は膨張しやすい（駆動圧のわずかな変化により肺容量が大きく変化する）。肺コンプライアンスの低い小児の場合は肺がより硬いため，肺胞を膨張させるためにはより多くの努力を必要とする。硬い肺への空気の流れを生み出す有意な圧力勾配を作り出すために，横隔膜はより強く収縮し，これにより胸腔内容量が増大し，胸腔内圧が低下する。コンプライアンスの低い肺は，呼吸仕事量の増加にもつながる。機械的換気時には，肺コンプライアンスが低下していても十分な換気が行われるように，気道陽圧を上げる必要がある。

コンプライアンス低下の原因には，気胸や胸水貯留などの肺外の状態，および ARDS，線維症，肺水腫などの肺炎と炎症性肺組織疾患がある。このような状態は，間質腔および肺胞の水分含量の増加を伴う。これによる肺コンプライアンスへの影響は，水をたっぷり含んだスポンジが膨張する様子と似ている。乾いたスポンジは，圧縮されてもすぐに膨張して元の大きさに戻るが，水分を含んだスポンジは，圧縮しにくいうえ，スポンジに含まれる余分な水分重量が弾性に対抗するため，膨張して元の大きさに戻るのに時間がかかる。

乳児および年少児の胸壁は柔軟である。したがって，比較的小さな圧力の変化により胸壁を動かすことができる。乳児の場合，呼吸が正常であれば，横隔膜の収縮により下位肋骨がわずかに内側に引っ張られるが，著明な胸郭陥没は生じない。しかし，吸気時に横隔膜が強く収縮すると胸腔内圧が大幅に低下し，小児の柔軟な胸郭が内側に引っ張られて（陥没）腹部が押し出され，実際に吸気時の肺の拡張が制限されることがある。このような筋収縮は，胸壁が硬い年長児と青少年に有効であるが，乳児と年少児の柔軟な胸壁（完全に石灰化していない）には逆効果になるおそれがある。

神経筋疾患の小児は胸壁と呼吸筋が脆弱なため，効果的な呼吸や咳ができないことがある。脆弱な呼吸筋により，特徴的なシーソー呼吸（胸郭陥没と腹部拡張が同時に生じる）が生じることがある。

「吸気流と呼気流」

呼吸に関わる吸気筋には，横隔膜，肋間筋，呼吸補助筋（主に腹部と頸部）が含まれる。自発呼吸の際には，吸気筋（主に横隔膜）が胸腔内容量を増大させ，その結果として胸腔内圧が低下する。胸腔内圧が大気圧より低ければ，空気が肺に流れ込む（「吸気」）。肋間筋は胸壁を安定させて，胸腔内の吸気流量を最適化する。正常な呼吸では，呼吸補助筋は必要ないことが多い。しかし，気道抵抗の増大や肺コンプライアンスの低下が生じる呼吸障害においては，呼吸補助筋の活性化により，小児の吸気流量を増加させる能力の向上に役立つ。

呼気流は，吸気筋の弛緩と，肺および胸壁が弾性により元に戻ることにより生じ，胸腔内容量が減少するため，胸腔内圧が大気圧を上回るレベルまで増大する。自発呼吸では，呼気流は主に受動的に生じる。しかし，下気道抵抗が増大すると呼気は能動的な過程となり，腹壁筋および肋間筋が必要になる場合がある。

「重要な概念： 呼吸における横隔膜の役割」

正常な横隔膜はドーム形であり，この形のときに最大の収縮力を発揮する。肺過膨張時（喘息急性発作など）のように横隔膜が平坦になると，収縮力が弱まり，換気の効率が低下する。腹部膨満および腹圧上昇（胃膨満など），あるいは気道閉塞によるエアトラッピングにより横隔膜の動きが妨げられると，呼吸は障害される。乳児や幼小児では，胸壁を安定させることが肋間筋の主要な役割となっている。肋間筋は胸壁を効果的に持ち上げて胸腔内容量を増やし，横隔膜の運動損失を代償することはできない。

「中枢神経系の呼吸調節」

呼吸は，以下を含む複雑な機序により調節される。

- 脳幹呼吸中枢
- 中枢化学受容体および末梢化学受容体
- 随意調節

脳幹にある一群の呼吸中枢が自発呼吸を調節する。また，息こらえ，息切れ，およびため息などのように，大脳皮質の随意調節を優先させて呼吸させることもできる。中枢神経系の感染，外傷性脳損傷，薬物の過量投与では，換気応答が障害され，低換気または無呼吸さえ引き起こす場合がある。

中枢化学受容体は，脳脊髄液の水素イオン濃度の変化に反応することに注意する。水素イオン濃度は主に，動脈血 CO_2 分圧（$PaCO_2$）により決まる。末梢化学受容体（頸動脈小体など）は，主に動脈血中の酸素（PaO_2）の低下に反応するが，一部の受容体は $PaCO_2$ の上昇にも反応する。

重症度による呼吸障害の判定

呼吸障害の重症度の判定は，最も適切な介入の選択に役立つ。以下の徴候に注意する。

- 呼吸窮迫
- 呼吸不全

呼吸窮迫

呼吸窮迫は，呼吸数および呼吸努力の増加を特徴とする臨床状態で，呼吸努力の増加を伴う軽度の頻呼吸から，切迫した呼吸不全を伴う重度の窮迫まで多岐にわたる。呼吸窮迫の重症度は，一般的に呼吸数と呼吸努力，呼吸音の質，意識状態などによって示される。このような徴候の重症度はさまざまである。重度の呼吸窮迫の徴候は呼吸不全を示唆する場合がある点に注意すること。

- 軽度の呼吸窮迫
    - 軽度の頻呼吸
    - 呼吸努力の軽微な増加（鼻翼呼吸，陥没呼吸など）
    - 異常な気道音（吸気性喘鳴，呼気性喘鳴など）
- 重度の呼吸窮迫
    - 著しい頻呼吸
    - 呼吸努力の著しい増加（鼻翼呼吸，陥没呼吸など）
    - 胸腹部の奇異性呼吸（シーソー呼吸など）
    - 呼吸補助筋の使用（頭部の上下首振りなど）
    - 異常な気道音（呻吟など）
    - 意識レベルの低下（反応の低下など）
- 切迫した呼吸停止
    - 徐呼吸，無呼吸，または呼吸休止
    - 高流量の酸素投与を行っても酸素飽和度が低い（低酸素血症）
    - 不十分な呼吸努力（浅い呼吸など）
    - 意識レベルの低下（無反応など）
    - 徐脈

呼吸窮迫の徴候は，気道閉塞，肺コンプライアンス低下，または肺組織疾患があるにもかかわらず小児が十分なガス交換を維持しようとする場合に顕在化する。小児が疲弊したり，呼吸機能もしくは呼吸努力，またはその両方が機能しなくなるにつれて，十分なガス交換が維持できなくなる。そうなると，呼吸不全の臨床的徴候が現れる。

呼吸不全

呼吸不全は，酸素化，換気，あるいはその両方が不十分な臨床状態である。呼吸不全は一般的に異常な外観（特に興奮や意識レベルの低下を特徴とする意識レベルの変容），皮膚色不良，反応低下によって認識される。呼吸不全は呼吸窮迫が進行した結果として発症することが多いが，呼吸努力が少ない，またはまったくない状態で発症する場合もある。場合によっては，呼吸不全の認識と確定診断には検査データ（血液ガスなど）が必要となる。また患者によっては，臨床所見だけで呼吸不全を十分に識別できる場合もある。

以下に示す徴候のいくつかがみられる場合は、「呼吸不全の可能性」を疑う。

- 重度の呼吸窮迫の徴候
  - 著しい頻呼吸
  - 呼吸努力の増加または減少
  - 肺末梢の気流の低下
  - 頻拍
  - 高流量の酸素投与を行っても酸素飽和度が低い（低酸素血症）
  - チアノーゼ
- 呼吸不全の可能性の徴候
  - 呼吸数が非常に高いまたは不十分，無呼吸の可能性
  - 呼吸努力が著明，不十分または消失
  - 肺末梢の気流の消失
  - 極度の頻拍；徐脈は致死的な悪化を示す場合が多い
  - 高流量の酸素投与を行っても酸素飽和度が低い（低酸素血症）
  - 意識レベルの低下
  - チアノーゼ

呼吸不全は，上気道または下気道の閉塞，肺組織疾患，および呼吸調節の障害（無呼吸または浅く遅い呼吸など）が原因となって生じることがある。呼吸努力が不十分な場合は，呼吸窮迫の典型的な徴候がなくても呼吸不全が起こる場合がある。呼吸不全は，心停止への悪化を防ぐための介入が必要な臨床状態である。

呼吸不全の厳密な基準を定義することは難しい。これは，乳児または小児におけるベースラインの呼吸機能が異常なことがあるためである。例えば，チアノーゼ性先天性心疾患があり，ベースラインの動脈血酸素飽和度（SaO_2）が75％の乳児は，低い酸素飽和度を根拠に呼吸不全とはいえない。しかし，ベースラインの心肺生理機能が正常な小児では，これと同程度の低酸素血症が呼吸不全を示す徴候の1つとなる。

聴診器を用いた聴診

呼吸器系の身体診察では，聴診器を使って，以下の部位で聴診する。

- 前胸部（胸骨の両側）
- 背部
- 側胸部（腋窩の下）

詳細についてはパート4の「胸郭拡張および気流」を参照。

呼吸障害のタイプの判定

呼吸窮迫または呼吸不全は，以下に示す 1 つ以上のタイプに分類できる。

- 上気道閉塞
- 下気道閉塞
- 肺組織疾患
- 呼吸調節の障害

呼吸障害が，いつも単独で起こるとは限らない。小児の呼吸窮迫または呼吸不全の原因が 1 つであるとは限らない。例えば，頭部外傷により呼吸調節に障害をきたし，その後肺炎（肺組織疾患）となる場合がある。また患者は，複数のタイプの呼吸異常でみられる症状を同時に呈する場合もある。

上気道閉塞

上気道（胸郭の外の気道）の閉塞とは，鼻腔，咽頭，または喉頭の閉塞で，軽度なものから重篤なものまで多岐にわたる。

「上気道閉塞の原因」

上気道閉塞の一般的な原因は，異物誤嚥（食物や小さな異物の誤嚥など），および気道の腫脹（アナフィラキシー，扁桃肥大，クループ，または喉頭蓋炎など）である。その他の原因としては，気道の内腔を狭くする腫瘤（咽頭または扁桃周囲の膿瘍，咽後膿瘍，腫瘍など），鼻腔を閉塞させる粘度の高い分泌物，気道狭小を生じさせる先天性気道異常（先天性声門下狭窄など），または意識レベルの低下による上気道の調節不良がある。また，医原性の場合もある。例えば，気管挿管による損傷の結果として声門下狭窄が生じることがある。

乳児および体格の小さい小児は気道が狭いため，特に上気道閉塞を起こしやすい。乳児の舌は中咽頭腔に比べて大きいため，乳児の意識レベルが低下すると，筋肉が弛緩し，舌が後退して中咽頭を閉塞させる場合がある。乳児はまた，後頭部も大きい。意識レベルの低下している乳児が仰臥位を取っている場合，大きい後頭部を下にすることで頸部が屈曲し，上気道閉塞にいたる場合がある。

「上気道閉塞の徴候」

吸気性喘鳴，嗄声，声や啼泣の変化などの主要な臨床的徴候は，一般的に呼吸サイクルの吸気相で発生する。吸気時陥没呼吸，呼吸補助筋の使用，鼻翼呼吸がみられることも多い。呼吸が速くなるほど上気道閉塞が悪化するため，呼吸数の上昇は軽微であることが多い。例としては，異物による閉塞，クループ，喉頭蓋炎などが挙げられる。上気道閉塞を示唆するその他の症状には以下が含まれる。

- 呼吸数および呼吸努力の増加
- 流涎，いびきまたはゴロゴロ音
- 胸の上がりが不良
- 聴診時に空気流入が不良

下気道閉塞

下気道（胸郭の中の気道）の閉塞とは，下部気管，気管支または細気管支の閉塞である。

「下気道閉塞の原因」

下気道閉塞の一般的な原因には，喘息および細気管支炎がある。

「下気道閉塞の徴候」

主要な臨床的徴候は，一般的に呼吸サイクルの呼気相で発生し，この場合，小児の多くには呼気性喘鳴および呼気相の延長がみられ，呼気努力の増加を必要とする。通常は呼吸数が上昇し，特に乳児の場合は顕著である。下気道閉塞が吸気および呼気を障害すると吸気時陥没呼吸が著明になり，呼吸努力の増加が必要になる。例としては喘息および細気管支炎が挙げられる。下気道閉塞を示唆するその他の症状には，聴診での気流低下の可能性および咳がある。

気道閉塞と呼吸数

末梢気道の閉塞は，急性下気道閉塞のさまざまな機序によって生じる。喘息では，末梢気道の閉塞は，気管支平滑筋収縮，粘液塞栓，炎症，および胸腔内圧の上昇に押された外力による虚脱によって生じる。細気管支炎では，末梢気道の閉塞は，主に粘液塞栓および気管支浮腫によって生じる。このような末梢気道閉塞が重篤であれば，エアトラッピングおよび肺過膨張が生じ，末梢気道の閉塞をさらに悪化させる。下気道閉塞のある乳児では相対的に，一般に呼吸数が多い。乳児の胸壁は柔軟である。乳児が深く呼吸しようとすると胸腔内圧が低下し，胸郭陥没が重症化することがある。乳児に著しい下気道閉塞がある場合，分時換気量を維持するためには，肺内に比較的大量のガスを保ったまま，少ない1回換気量で呼吸数を多くするほうが，より効率的である。

肺組織疾患

この状態は，肺の実体（肺実質つまり肺組織）に伴う疾患を表す。この状態では小児の肺は硬くなる。これは，肺胞や肺間質内，またはその両方に液体が蓄積することが原因であり，吸気時および呼気時の呼吸努力の増加が必要となる。そのため，しばしば陥没呼吸および呼吸補助筋の使用が発生する。低酸素血症が著明になることが多いのは，肺浮腫液や炎症性壊死組織片を原因とする肺胞の虚脱または酸素拡散の低下による。また，頻呼吸を発症することが一般的で，多くの場合は非常に著明である。患者はしばしば，呼気終末陽圧を上昇した状態に維持するために呼吸努力を増加させ，肺胞および末梢気道の虚脱を和らげようとする。多くの場合，この呼吸努力は呻吟として現れる。

「肺組織疾患の原因」

肺組織疾患の原因はさまざまで，何らかの原因（細菌性，ウイルス性，化学性，誤嚥性など）による肺炎や，心原性（うっ血性心不全）および非心原性の肺水腫（ARDSなど）がある。その他の可能性のある原因には以下が含まれる。

- 肺挫傷（外傷）
- アレルギー反応
- 毒物
- 血管炎
- 浸潤性疾患
- アレルギー性，血管性，広範囲な炎症性，環境性，およびその他の要因

「肺組織疾患の徴候」

肺組織病変の徴候には，頻呼吸（多くの場合は著明），呼吸努力の増加，呻吟，ラ音，気流低下，呼吸音の減弱，頻拍，および低酸素血症（酸素投与を行った場合でも）がある。

肺組織疾患のある小児の場合は，機能している肺胞が比較的少なくても換気（CO_2の排出）を維持できることが多いが，それと同じくらい効果的に酸素化を維持することはできない。そのため，高炭酸ガス血症ではなく低酸素血症が肺組織疾患の早期徴候となる。高炭酸ガス血症として示される換気の破綻は，典型的には，疾患の過程における晩期の症状である。

呻吟は呼気中に声門の早期閉鎖を引き起こす。呻吟は気道内の陽圧を維持して肺胞と末梢気道の虚脱を防止しようとする代償機序である。

呼吸調節の障害

この状態では，呼吸努力が不十分になり，親は「子供の呼吸がおかしい」と言う場合がある。呼吸数，呼吸努力，またはその両方が増加する期間に続いて呼吸数，呼吸努力，またはその両方が低下したり，あるいは呼吸数または呼吸努力が継続的に不十分になったりする場合もある。多くの場合，最終的に低換気となり，低酸素血症および高炭酸ガス血症を引き起こす。

「呼吸調節障害の原因」

呼吸調節障害は，神経学的障害（けいれん発作，中枢神経系感染症，頭部外傷，脳腫瘍，水頭症，神経筋疾患など），代謝異常，薬物の過量投与といったさまざまな状態を原因として発症する可能性がある。呼吸調節の障害は，通常，神経機能を障害する状態と関連しているので，このような小児は意識レベルが低下していることが多い。

「呼吸調節障害の徴候」

呼吸調節の障害の徴候には，以下が含まれる。

- 呼吸数および呼吸パターンの変動または不規則性（頻呼吸と徐呼吸が交互に現れる）
- 変動する呼吸努力
- 不十分な呼吸努力を伴う浅い呼吸（低酸素血症および高炭酸ガス血症にいたることが多い）
- 中枢性無呼吸（呼吸努力がまったくない無呼吸）
- 正常または低下した気流

まとめ：呼吸障害の認識のフローチャート

表29は，呼吸障害の認識と判定についてまとめたものである。このチャートにはすべての呼吸器系緊急事態が含まれているわけではないが，限られた数の疾患について重要な特徴を示していることに留意すること。

表29. 呼吸障害の認識のフローチャート

PALS：呼吸障害の徴候					
臨床的徴候		上気道閉塞	下気道閉塞	肺組織疾患	呼吸調節の障害
気道（Airway）	開通性	気道は開通しており，維持できる／維持できない			
呼吸（Breathing）	呼吸数／呼吸努力	増加			状況によって異なる
	呼吸音	喘鳴（通常は吸気性）犬吠様咳嗽　嗄声	喘鳴（通常は呼気性）呼気相の延長	呻吟　ラ音　呼吸音の減弱	正常
	気流	減少			さまざま
循環（Circulation）	心拍数	頻拍（早期），徐脈（晩期）			
	皮膚	蒼白，皮膚冷感（早期），チアノーゼ（晩期）			
神経学的評価（Disability）	意識レベル	不安，興奮（早期），嗜眠，反応なし（晩期）			
全身観察（Exposure）	体温	状況によって異なる			

PALS：重症度による呼吸障害の判定	
呼吸窮迫から呼吸不全への進行*	
気道（Airway）	呼吸窮迫：気道を開通し，維持できる 呼吸不全：維持できない
呼吸（Breathing）	呼吸窮迫：頻呼吸 呼吸不全：徐呼吸～無呼吸
	呼吸窮迫：呼吸仕事量（鼻翼呼吸／陥没呼吸） 呼吸不全：呼吸努力の増加から呼吸努力の減少，その後無呼吸に進行
	呼吸窮迫：気流良好 呼吸不全：気流の低下～消失
循環（Circulation）	呼吸窮迫：頻拍 呼吸不全：徐脈
	呼吸窮迫：蒼白 呼吸不全：チアノーゼ
神経学的評価（Disability）	呼吸窮迫：不安，興奮 呼吸不全：嗜眠～反応なし
全身観察（Exposure）	体温は不定

*呼吸不全はただちに介入を要する。

パート 8

呼吸窮迫および呼吸不全の管理

呼吸障害は,小児における心停止の主要な原因である。実際,院内外を問わず CPR を必要とする乳児および小児の多くには,心肺機能不全へと進行する呼吸障害がみられる。呼吸窮迫を示す有意な徴候がなくとも,呼吸不全を発症する場合もあるため,臨床所見のみから呼吸窮迫と呼吸不全を鑑別できない場合がある。小児においては,呼吸機能の臨床的悪化が急速に進行する場合があるため,いたずらに費やす時間はほとんどない。呼吸障害の迅速な認識と効果的な管理は PALS の基本である。

「重要な概念:
迅速に介入して呼吸機能を回復させる」

PALS プロバイダーは,迅速に介入して呼吸機能を十分に回復させなければならない。呼吸窮迫および呼吸不全を早期に判定し迅速に管理することにより,転帰を大幅に改善することができる。いったん呼吸不全が心停止にまで進行すると,その転帰は不良であることが多い。

学習目標

このパートの終了時に,呼吸窮迫と呼吸不全に対する早期介入を実施できるようになる。

コース受講中,受講者は,気道管理スキルステーションに参加する。ここでは,気道補助器具の挿入,効果的なバッグマスク換気,吸引などの基本的な気道管理スキルを実習し,その習熟度を実技で示す。必要とされる技能のチェックリストは,付録を参照のこと。バッグマスク換気,呼吸機能モニタリング装置(パルスオキシメトリによる酸素飽和度のモニタリング,呼気 CO_2 モニタリングなど)および酸素供給システムの詳細については,本マニュアルのパート 8 の「呼吸器系緊急事態の管理に関するリソース」を参照のこと。

パート 8

補助呼吸

呼吸停止
呼吸停止とは，検出可能な心臓の活動はあるが呼吸がない（つまり，無呼吸）状態をいう。プロバイダーは，心停止になることを防ぐために，補助呼吸を行わなければならない。

補助呼吸
乳児および小児の補助呼吸に関するガイドラインを以下に示す。

- 20～30回/分（約2～3秒ごとに1回）の呼気吹込みを行う。
- 1回に1秒かけて呼気を吹き込む。
- 補助呼吸を行うたびに胸の上がりを確認する。
- 約2分ごとに脈拍をチェックする。小児の脈拍がなくなった場合は大声で助けを求め，胸骨圧迫と人工呼吸（CPR）を実施する。
- 酸素が使用可能になったらすぐに使用する。

呼吸窮迫および呼吸不全の初期管理

心停止に陥っていない重症の疾患や外傷小児の管理の最優先事項は，気道と呼吸の評価である。呼吸窮迫または呼吸不全の徴候を特定した場合は，十分な酸素化と換気を補助，または回復させるような初期介入を実施する。乳児や小児の心停止は，主に呼吸状態が原因となって生じるため，呼吸窮迫または呼吸不全が認められる場合は，迅速に適切な介入を開始することが重要である。

初期介入においては，呼吸機能の評価を迅速に行い，呼吸障害の正確な原因ではなく，タイプと重症度を判定する。いったん酸素化と換気が安定したら，目標を定めた介入を容易にするために，呼吸障害の原因を判定する。「評価－判定－介入」の手順を用いて症状の進行または治療への反応をモニターし，さらなる介入の優先度を決める。

小児の呼吸窮迫または呼吸不全に対する初期の安定化と管理には，表30の介入が含まれる。

表30. 呼吸窮迫または呼吸不全の初期管理

評価	介入（必要に応じて）
気道（Airway）	• 気道開通を補助する（小児に楽な体位をとらせる），または，必要であれば，以下の方法により気道を確保する。 　− 頭部後屈—あご先挙上法 　− 頸髄損傷が疑われる場合，頭部を後屈させない下顎挙上法。この方法では気道が確保されない場合は頭部後屈—あご先挙上法または頭部を穏やかに後屈させる下顎挙上法を用いる。 • 適応があれば気道の障害物を除去する（鼻腔内および口腔内の吸引，目に見える異物の除去など）。 • 気道の開通性を改善するには，口咽頭エアウェイまたは鼻咽頭エアウェイの使用を検討する。
呼吸（Breathing）	• パルスオキシメトリにより，酸素飽和度をモニターする。 • 酸素を投与する（可能であれば加湿する）。重度の呼吸窮迫の場合，または呼吸不全の可能性がある場合は，非再呼吸式マスクなどの高濃度酸素供給装置を使用する。 • 必要に応じて，吸入薬（サルブタモール，アドレナリンなど）を投与する。 • 必要に応じて，バッグマスクおよび酸素投与により換気を補助する。 • 適応がある場合は，高度な気道確保器具の挿入を準備する。
循環（Circulation）	• 心拍数，心リズム，血圧をモニターする。 • 必要に応じて，血管を確保する（輸液療法および投薬のため）。

パート 8

目標を定めた管理の原則

いったん酸素化と換気が安定したら，次の介入の優先度決定に役立つように，呼吸障害のタイプを判定する。このパートでは，以下に示す4タイプの呼吸障害について，目標を定めた管理の原則を検討する。

- 上気道閉塞
- 下気道閉塞
- 肺組織疾患
- 呼吸調節の障害

上気道閉塞の管理

「上気道閉塞」とは，胸郭外の中枢気道（鼻腔，咽頭，喉頭部）の軽度から重度の閉塞である。上気道閉塞の原因は，気道の腫脹，異物，感染症などである。その他の原因としては，浮腫，上気道軟部組織の腫脹（扁桃肥大またはアデノイド），気道の腫瘍，粘稠度の高い分泌物，上気道の先天性な狭小化，あるいは意識レベルの低下による上気道の調節不良などが挙げられる。

乳児および小児は特に，上気道閉塞を起こしやすい。乳児は意識レベルが低下すると，筋肉が弛緩し，舌が後退して中咽頭を閉塞させてしまうことがある。また，乳児が仰臥位をとっている場合，後頭部が大きいために，頸部が屈曲してしまい，上気道閉塞にいたる場合がある。幼い乳児では，鼻閉でも換気が障害される場合がある。感染，炎症，または外傷による鼻腔，咽頭，喉頭部の分泌物，血液，挫滅組織片もまた，気道を閉塞させる可能性がある。気道径が細ければ細いほど閉塞しやすいことを念頭に置くこと。

上気道閉塞の一般的な管理

上気道閉塞の一般的な管理には，表30の初期介入が含まれる。付加的な処置は，閉塞の解除に重点を置いており，以下による気道の確保も含まれる場合がある。

- 小児に楽な体位をとらせる
- 下顎（かがく）挙上法または頭部後屈—あご先挙上法などの用手による気道確保を行う
- 異物を除去する
- 口腔内または鼻腔内を吸引する
- 投薬により気道の浮腫を軽減させる
- 興奮を最小限に抑える（上気道閉塞は興奮により悪化することが多い）
- 気道補助器具または高度な気道確保器具が必要かどうかを判断する
- 外科的気道確保（気管切開または輪状甲状軟骨間膜穿刺）が必要かどうかを早期に判断する

分泌物，血液，または挫滅組織片の除去に吸引を使用できるが，上気道閉塞の原因が感染による浮腫（クループなど）またはアレルギー反応の場合は，吸引の利点と起こり得るリスクを慎重に比較検討する。吸引によって小児がさらに興奮し，呼吸窮迫が増強することがあるため，小児に楽な姿勢をとらせるよう考慮する。特に舌の奥の気道に腫脹がある場合には，アドレナリンの噴霧吸入を行う。このような状況では，副腎皮質ステロイド薬（吸入，静注，経口，または筋注［intramuscular, IM］）も有用であるかもしれない。

プロバイダーの気道管理に関するスキルが高度であり経験が豊富であるほど，気道を安全に確保できる可能性が高いため，上気道閉塞が重症の場合は，「早期に連絡」して高度な介入の救助を要請する。急性の上気道部分閉塞を積極的に治療できなければ，完全な気道閉塞となり，最終的には心停止にいたるおそれがある。

重症度がそれほど高くない上気道閉塞の乳児および小児の場合は，特定の気道補助器具が役に立つことがある。例えば，意識レベルが低下している小児には，舌による閉塞の解除に口咽頭エアウェイまたは鼻咽頭エアウェイが有効な場合がある。小児が重度の意識障害で咽頭反射がない場合のみ，口咽頭エアウェイを使用する。咽頭反射のある小児は鼻咽頭エアウェイを許容できる場合があるが，鼻咽頭の損傷および出血を避けるために，これを慎重に挿入する必要がある。出血のリスクが高い小児や頭部または顔面部に重度の外傷を負っている小児については，鼻咽頭エアウェイの使用を避けること。

余剰な組織または組織浮腫による上気道閉塞の乳児または小児には，非侵襲的陽圧換気方法が有用な場合がある。

病因別による上気道閉塞の特異的な管理

上気道閉塞の特定な原因に関しては，特異的な介入が必要である。本項では，以下に起因する上気道閉塞の管理について検討する。

- クループ
- アナフィラキシー
- 異物による気道閉塞（FBAO）

「重症度に基づくクループの管理」

クループは，臨床的な重症度の評価に従って管理する。重症度別のクループの特徴は以下のとおりである。

- **軽度のクループ**：散発的な犬吠様咳嗽，安静時に吸気性喘鳴はほとんどあるいはまったくなし，陥没呼吸は軽度またはなし
- **中等度のクループ**：頻回な犬吠様咳嗽，安静時にも容易に聞き取れる吸気性喘鳴，安静時の陥没呼吸，興奮はほとんどあるいはまったくなし，肺末梢の聴診では空気流入は良好
- **重度のクループ**：頻回な犬吠様咳嗽，顕著な吸気性喘鳴と散発的な呼気性喘鳴，著明な陥没呼吸，著しい興奮，肺の聴診で空気流入の低下
- **重度の呼吸窮迫／切迫した呼吸不全**：犬吠様咳嗽（重度の低酸素血症および高炭酸ガス血症の発症により小児の呼吸努力が低下しつつある場合は著明でないことがある），安静時にも聞き取れる吸気性喘鳴（呼吸努力が低下している場合は聞き取りにくいことがある），陥没呼吸（呼吸努力が低下している場合は重度でないことがある）
- **呼吸不全／切迫した呼吸停止**：聴診で気流の減弱，不活発または意識レベルの低下，および酸素を投与しているにもかかわらず蒼白またはチアノーゼがみられる場合もある。

酸素飽和度は，軽度から中等度のクループではやや低い程度の場合もあるが，重度のクループでは一般に正常より相当低くなる。

上気道閉塞に対する一般的な管理には，表30の初期介入が含まれるが，クループの管理には表31に示す特異的な介入が含まれる場合がある。

表31. クループの管理

クループの重症度	介入
軽度	• デキサメタゾンの投与を考慮する。
中等症～重症	• 加湿酸素を投与する。 • 絶食とする。 • アドレナリンの噴霧吸入を行う。 • アドレナリン噴霧吸入後少なくとも2時間は観察を行い，改善の継続（吸気性喘鳴の再発がないこと）を確認する。 • デキサメタゾンを投与する。 • 重症の場合で，小児が必要とする吸入酸素濃度が40％より高くなければ，ヘリオックス（ヘリウムと酸素の混合ガス）の使用を検討する。
呼吸不全／切迫した呼吸不全	• 高濃度酸素を投与する。非再呼吸式マスクがあれば使用する。 • デキサメタゾンを静注／筋注する。 • 酸素を投与しているにもかかわらず重度の低酸素血症（酸素飽和度＜90％）が持続している場合，換気が不十分な場合，または意識レベルが変化している場合は，補助換気（小児の自発吸気を補助するようにタイミングを合わせたバッグマスク換気）を実施する。 • 適応があれば気管（ET）挿管を行う。声門下領域の損傷を避けるために，細いサイズの気管チューブを使用する（年齢相応のサイズとされているものより0.5サイズ細いもの）。 • 必要に応じて，外科的気道確保を準備する。

「重要な概念：
気管挿管」

上気道閉塞の小児に対する気管挿管はリスクの高い手技であり，小児の気道確保に関する専門知識・技術を十二分に有するチームによって行われるべきである。神経筋遮断薬は，バッグマスク換気による換気で小児の酸素化と換気を補助できるという確信がある場合にのみ使用する。

「アナフィラキシーの管理」

表30の初期介入に加え，アナフィラキシーの管理で使われる可能性のある特異的な介入は，表32に示すとおりである。

表32. アナフィラキシーの管理

アレルギー反応の重症度	介入
軽度	• 原因薬物を取り除く（抗生物質の静注の中止など）。 • 応援を呼ぶ。 • 小児か介護者にアレルギーまたはアナフィラキシーの既往がないかどうかを尋ねる。医療情報を記載したブレスレットやネックレスを着用していないか探す。 • 抗ヒスタミン薬の経口投与を検討する。
中等症〜重症	• 必要に応じて，オートインジェクターまたは通常のシリンジを用いて10〜15分ごとにアドレナリンの筋注を行う。必要に応じて反復投与する。 • 気管支けいれん（呼気性喘鳴）は，定量噴霧式吸入器または噴霧器によりサルブタモールを投与して治療する。 • 適応があれば持続的に噴霧吸入する（重症の気管支けいれんなど）。 • 重度の呼吸窮迫の場合は，さらなる気道の膨張に備えて気管挿管の準備をしておく。 • 低血圧を治療する場合： 　– 可能であれば，小児を仰臥位にする。 　– 安定したら，薬理作用のある補助剤を使用する。 　　▪ メチルプレドニゾロンもしくは等価の副腎皮質ステロイド薬の静注 　　▪ ジフェンヒドラミンの静注 　– 等張晶質液（生理食塩液または乳酸リンゲル液など）20 mL/kg をボーラス静注する（必要に応じて反復投与する）。 　– 輸液およびアドレナリン筋注に反応しない低血圧の場合は，用量を調節しながらアドレナリンを静注し，年齢相応の血圧を得る。

「異物による気道閉塞の管理」

異物による気道閉塞（foreign-body airway obstruction, FBAO）が疑われるが軽度の場合（小児の気流音や呼吸音が聴取可能で，小児が力強い咳をできる場合）は，表 33 の処置は行わない。助けを呼び，小児に咳をさせて，閉塞の解除を試みる。FBAO が重度であると疑われる場合（小児の気流音や呼吸音が聴取できない，話したり咳をしたりできない，換気不良または換気なし，空気吸入時に甲高い雑音があるか，まったく雑音がない，呼吸困難が強まる場合）は，表 33 の処置を実施する。

表 33. 異物による気道閉塞の管理

意識（反応）がある FBAO の乳児または幼児への介入	
乳児（< 1 歳）	小児（1 歳～青少年［思春期］）
1. 重篤な上気道閉塞であることを確認する。 2. 5 回の背部叩打と 5 回の胸部突き上げを行う。 3. 異物が排出されるか，傷病児の反応がなくなるまで手順 2 を繰り返す。	1. 「喉が詰まったの？」と尋ねる。小児がうなずいたり，何らかの方法で「はい」の意思を示したりした場合は，自分が救助することを伝える。 2. 小児の背後に立つかひざまずく。腹部突き上げ法を行う。 3. 異物が排出されるか，傷病児の反応がなくなるまで腹部突き上げ法を繰り返す。
小児または乳児の反応がなくなる	
1. 大声で助けを求める。救急対応システムに通報するよう他の人に依頼する。 2. 小児を床に降ろす。小児に反応がなく，かつ呼吸がないまたは死戦期呼吸のみの場合は，CPR を開始する（脈拍チェックはしない）。 3. 気道を確保して人工呼吸を行うたびに，口の中を点検する。異物が見えており，容易に取り除けるようであれば取り除く。異物が確認できない場合は，CPR を続ける。 注意：異物を取り除くために「盲目的な手さぐり法（フィンガースウィープ）」を行ってはならない。これにより，異物が気道の奥へ押し込まれる場合がある。また，これにより損傷や出血をきたす場合もある。 4. CPR を 5 サイクルまたは約 2 分間行う*。救助者が自分 1 人しかいない場合は，小児のもとを離れて救急対応システムに出動を要請する。熟練したプロバイダーの応援が来るまで，CPR を継続する。	

* FBAO である小児にバッグマスクを使用しても効果的な換気が困難な場合がある。2 人の救助者によるバッグマスク換気法を考慮する。

下気道閉塞の管理

一般的に，細気管支炎と喘息に起因する下気道閉塞は，胸郭内の末梢気道（気管支や細気管支など）に生じる。

下気道閉塞の一般的な管理

下気道閉塞の一般的な管理には，表 30 の初期介入が含まれる。

重度の呼吸窮迫または呼吸不全の小児において，まずは十分な酸素化の回復を行う。ほとんどの小児は副作用なく高炭酸ガス血症に耐えられるため，高炭酸ガス血症をその小児のベースラインレベルにまでただちに改善することは必須ではない。

下気道閉塞の小児にバッグマスク換気を行う必要があるときは，比較的少ない回数で効果的な換気を行い，呼気に十分な時間をかけられるようにする。そうすると，呼気終末に肺内に空気が過剰に残る危険性を減らすことができる。換気の回数や換気量が過剰であると，以下のような合併症を起こす可能性がある。

- 胃の中に空気が入り（胃拡張），嘔吐および誤嚥の危険性が高まる。また，横隔膜が動きにくくなり，効果的に換気できない
- 心臓に戻る血液量が低下するような気胸（肺の周りの空間に空気が漏れる）が発生したり，肺虚脱とそれに伴う合併症（重度の低酸素血症，閉塞性ショック）を引き起こしたりするリスクがある
- 重篤なエアトラッピングにより酸素化が重度に悪化する。また心臓への静脈還流量や心拍出量が低下する

病因別による下道閉塞の特異的な管理

下気道閉塞の特定な原因には，特異的な介入が必要である。本項では，以下に起因する下気道閉塞の管理について検討する。

- 細気管支炎
- 急性喘息

呼気性喘鳴がある乳児で，細気管支炎と喘息を鑑別することは難しい。しかし，以前に呼気性喘鳴の既往があれば，治療可能な気管支けいれん（喘息）が考えられる。診断が確定しない場合は，気管支拡張薬を試みることを考慮する。

「細気管支炎の管理」

表 30 の初期介入に加え，細気管支炎の管理に使用できる特異的な処置には，必要に応じた口腔内または鼻腔内の吸引の実施と，検体検査およびその他の検査（ウイルス検査，胸部 X 線撮影，動脈血ガスなど）の検討が含まれる。

細気管支炎を対象とする気管支拡張薬と副腎皮質ステロイド薬の無作為化対照比較試験では，一致した結果が得られていない。アドレナリンまたはサルブタモールの噴霧吸入により軽快する乳児もいるが，噴霧吸入治療により呼吸器の症状が悪化する乳児もいる。アドレナリンまたはサルブタモールを噴霧吸入してみることを考慮し，改善がみられなければ中止する。酸素飽和度が 94 %未満の場合は，酸素投与を行う。

「急性喘息の管理」

喘息は，臨床的な重症度の評価に従って管理する（表 34）。表 30 の初期介入に加えて，急性喘息の管理には，特異的な介入を行う（表 35）。

表34. 軽度，中等度，および重度の喘息の分類

指標 *	軽度	中等度	重度	切迫した呼吸停止
息切れ	歩行時 横臥可能	会話時 （乳児は小さく短い泣き声をあげ，哺乳が困難である） 座位を好む	安静時 （乳児は哺乳しなくなる） 前かがみになる	
発話	文	フレーズ	単語	
覚醒状態	興奮を呈することがある	通常は興奮を呈する	通常は興奮を呈する	傾眠または錯乱
呼吸数†	増加	増加	30回/分を超えることが多い	
呼吸補助筋および胸骨上陥没	通常みられない	通常みられる	通常みられる	胸腹部の奇異性運動
呼気性喘鳴	中等症（呼気終末時に限り聴取されることが多い）	大きい	通常大きい	消失
脈拍数/分‡	＜100	100～120	＞120	徐脈
奇脈	なし ＜10 mmHg	場合によっては認められる 10～25 mmHg	認められることが多い ＞25 mmHg （成人） 25～40 mmHg （小児）	奇脈の消失は呼吸筋疲労を示唆する
気管支拡張薬初回投与後の最大呼気流量（peak expiratory flow, PEF）（臨床現場で使用している場合）予想正常値に対する割合（%）または個人最良値に対する割合（%）	＞80 %	約60～80 %	予想正常値もしくは個人最良値の＜60 %（成人で＜100 L/分）または反応の持続時間＜2時間	
$PaCO_2$	正常 （通常，検査は不要） ＜45 mmHg	＞60 mmHg ＜45 mmHg	＜60 mmHg （チアノーゼの可能性あり） ＞45 mmHg （呼吸不全の可能性あり）	
SpO_2（室内空気）%	＞95 %	91～95 %	＜90 %	

* 当てはまらない指標がある場合でも，複数の指標が当てはまる場合は，一般に発作として分類される。

† 乳児および小児の正常呼吸数限界値に関する指針：生後2カ月未満の呼吸数＜60回/分，生後2～12カ月の呼吸数＜50回/分，1～5歳の呼吸数＜40回/分，6～8歳の呼吸数＜30回/分

‡ 乳児および小児の正常脈拍数限界値に関する指針：乳児（生後2～12カ月）の脈拍数＜160回/分，幼児（1～2歳）の脈拍数＜120回/分，就学前小児／学童（2～8歳）の脈拍数＜110回/分

National Heart, Lung, and Blood Institute and World Health Organization. Global Strategy for Asthma Management and Prevention NHLBI/WHO Workshop Report. US Department of Health and Human Services; 1997. Publication 97--4051. を一部改変した。

表 35. 急性喘息の管理

喘息の重症度	重症度別介入
軽度～中等度	• 鼻カニューレまたは酸素マスクを介して高濃度加湿酸素を投与する。パルスオキシメトリを用いて投与量を調節する。酸素飽和度が94％以上に維持する。 • 定量噴霧型吸入器または噴霧器によりサルブタモールを投与する。 • 副腎皮質ステロイド薬を経口投与する。
中等症～重症	• 高濃度加湿酸素を投与し，酸素飽和度を95％に維持する。必要に応じて非再呼吸式マスクを使用する。維持できない場合は，非侵襲的陽圧換気療法や高流量鼻カニューレなど，さらなる補助が適応となる可能性がある。 • 定量噴霧型吸入器（スペーサー付き）または噴霧器によりサルブタモールを投与する。呼気性喘鳴と換気が改善しなければ，サルブタモールの持続投与が必要となる場合がある。 • 噴霧器により臭化イプラトロピウムを投与する。サルブタモールとイプラトロピウムは混合して噴霧吸入してもかまわない。輸液および投薬のための静脈路確保を考慮する。 • 副腎皮質ステロイド薬を経口／静注で投与する。 • 心拍数および血圧をモニターしながら硫酸マグネシウムを緩徐に（15～30分かけて）ボーラス静注することを検討する。 • 適応があれば，診断的検査（動脈血液ガス，胸部X線撮影など）を行う。
重症～切迫した呼吸不全	前記のすべての治療に加えて，以下が含まれる。 • 高濃度酸素を投与する。非再呼吸式マスクがあれば使用する。 • 持続投与型噴霧器によりサルブタモールを投与する。 • 副腎皮質ステロイド薬がまだ投与されていなければ，静注で投与する。 • アドレナリン筋注を検討する。 • テルブタリンの皮下投与または持続静注は引き続き代替方法とする。ただし実用的には，テルブタリンは適切なタイミングで入手して投与することが困難であることが多いため，緊急時にはアドレナリン筋注が推奨される。 • 特に小児が意識清明で協力的であれば，二相性気道陽圧（非侵襲的陽圧換気療法）の使用を考慮する。 • 前述の積極的な医学的管理を行っても治療抵抗性の低酸素血症（酸素飽和度低値），臨床状態の悪化（意識レベルの低下，不規則呼吸など）またはその双方が認められる小児では，気管挿管を検討する。喘息の小児に対する挿管は，呼吸循環系の合併症のリスクが高い。喘息を有する患者は胸腔内圧が高いため，カフ付き気管チューブの挿入を強く推奨する。

肺組織疾患の管理

肺組織疾患（「実質性肺疾患」とも呼ぶ）は，さまざまな臨床状態を指す。肺組織疾患の一般的な原因は，肺炎（感染性，化学性，誤嚥性など）および心原性肺水腫であるが，その他の原因として，急性呼吸窮迫症候群（acute respiratory distress syndrome, ARDS）および外傷性肺挫傷がある。またアレルギー性，血管性，広範囲な炎症性，環境性やその他の要因などによっても発生する。

肺組織疾患の一般的な管理

肺組織疾患の一般的な管理には，表30の初期介入が含まれる。高濃度酸素投与に反応しない低酸素血症の小児においては，通常，さまざまな程度の吸気圧と呼気圧サポートを提供する他の手法が有用である。この手法には，加湿高流量鼻カニューレ，CPAPまたは二相性気道陽圧（人工呼吸管理），および呼気気道陽圧（CPAP，非侵襲的換気，または呼気終末陽圧［PEEP］を用いた機械的換気）がある。

病因別による肺組織疾患の特異的な管理

肺組織疾患の特定の原因については，特異的な介入が必要である。

- 本項では，以下に起因する肺組織疾患の管理について検討する。
- 感染性肺炎化学性肺炎
- 誤嚥性肺炎
- 心原性肺水腫
- 非心原性肺水腫（ARDS）

「感染性肺炎の管理」

感染性肺炎は，ウイルス，細菌，または真菌による肺胞の炎症に起因する。ウイルス，細菌（肺炎球菌），および異型細菌（肺炎マイコプラズマおよび肺炎クラミジア）が小児の急性市中感染性肺炎の一般的な原因である。メチシリン耐性黄色ブドウ球菌は一般的になりつつあり，膿胸（胸腔内の膿汁および液体の蓄積）を引き起こす場合がある。

表30に示す初期介入に加えて，急性感染性肺炎の管理に対する特異的な介入には，以下が含まれる。

- 適応があれば，診断的検査（動脈血液ガス，胸部X線撮影，ウイルス検査，全血球算定，血液培養，痰グラム染色および培養など）を行う。
- 抗菌薬治療を実施する（受診から1時間以内の投与を目標にする）。抗菌薬投与前に血液培養を採取する必要がない場合もあるため，施設のプロトコールに従うこと。
- 呼気性喘鳴は，定量噴霧式吸入器または噴霧器によりサルブタモールを投与して治療する。
- 非侵襲的陽圧換気療法（加湿高流量鼻カニューレ，二相性気道陽圧，CPAP）の使用を検討する。重症例では気管挿管と人工呼吸管理が必要になることがある。
- 体温を正常化（解熱）し，代謝需要を下げる。

「化学性肺炎の管理」

化学性肺炎は，有毒な液体，ガス，または微粒子状の物質（塵または煙霧など）の吸入または誤嚥に起因する肺組織の炎症である。炭化水素の誤嚥または刺激性ガス（塩素など）の吸入も，毛細血管透過性の亢進を伴う非心原性肺水腫を引き起こす場合がある。

表30の初期介入に加えて，化学性肺炎の管理には，以下のような特異的な介入が考えられる。

- 呼気性喘鳴は，気管支拡張薬の噴霧吸入で治療する。
- CPAPまたは非侵襲的換気の使用を考慮する。気管挿管と人工呼吸管理が必要になることがある。特に小児が三次医療施設への搬送を必要とする場合，分泌物に耐えられない場合，または上気道浮腫および閉塞の所見を示している場合は，早期の挿管を検討する。

急速に進行する症状を示す小児の場合は，早期に専門医に相談する。高度医療（高頻度振動換気法または小児用の体外膜型人工肺など）のため，小児専門医療施設への紹介を検討する。

「誤嚥性肺炎の管理」

誤嚥性肺炎は化学性肺炎の一種であり，誤嚥した口腔内分泌物や胃酸，胃の酵素の毒性作用，およびそれに続いて起きる炎症反応に起因する。

表30の肺組織疾患の一般的な管理の初期介入に加え，誤嚥性肺炎の管理には以下のような特異的な介入が含まれる。

- CPAPまたは非侵襲的換気の使用を考慮する。重症例では気管挿管と人工呼吸管理が必要になることがある。
- 小児に発熱が見られ，胸部X線撮影で浸潤影を認める場合は，抗菌薬の投与を検討する。予防的抗菌薬治療は適応ではない。

「心原性肺水腫の管理」

心原性肺水腫においては，肺毛細血管圧の上昇によって肺間質および肺胞内に体液が漏出する。小児における急性心原性肺水腫の最も一般的な原因は，左室の心筋機能障害である。これは，先天性心疾患，心筋炎，心筋症，炎症過程，低酸素症，および心抑制薬（βアドレナリン遮断薬，三環系抗うつ薬，カルシウム拮抗薬など）に起因する場合がある。

表30の初期介入に加えて，心原性肺水腫の管理に特異的な介入には，以下が含まれる。

- 必要に応じて，換気補助（非侵襲的換気または呼気終末陽圧（PEEP）を用いた人工呼吸管理）を行う。
- 左房圧を減少させるため，利尿薬の投与を検討する。また，陽性変力作用薬の静注と，心室機能改善のため後負荷を軽減させる薬剤の投与を検討し，専門医に相談する。
- 体温を正常化（解熱）し，代謝需要を下げる。

心原性肺水腫のある小児においては，以下の場合に換気補助（非侵襲的換気または気管挿管による人工呼吸管理）が適応となる。

- 酸素投与および非侵襲的換気にもかかわらず持続する低酸素血症
- 切迫した呼吸不全
- 血行動態障害（低血圧，重度の頻拍，ショックの徴候など）

人工呼吸管理中は，高濃度酸素の必要性を軽減するために，PEEPを付加する。通常は約5 cm H_2O で開始し，酸素飽和度と酸素供給が改善するまで増量することができる。PEEPが高すぎると肺の過膨張が生じ，心臓に対する全身の還流と静脈還流の両方が妨げられるため，心拍出量や酸素供給量が減少することがある。

「非心原性肺水腫の管理」

ARDSは，通常肺病変（肺炎，誤嚥など）や全身疾患の過程（敗血症，膵炎，外傷など）により，肺胞と肺毛細血管との境界が損傷し，炎症性メディエーターの放出が誘発されると生じる。その結果，血液中に拡散する酸素の濃度が低下し，血液から肺胞に拡散する CO_2 が減少する。菌血症，ショック，および呼吸不全を早期に認識し治療することは，ARDSへの進行を防ぐ助けとなる場合がある。

ARDS の特徴には以下が含まれる。

- 急性の発症（発作後 7 日以内）
- PaO_2/FIO_2 が 300 以下（フルフェイスマスクを用いた二相性陽圧換気または CPAP を 5 cm H_2O 以上に設定）
- 酸素飽和指数（OI：[FIO_2 × 平均気道圧 × 100] /PaO_2）が 4 以上
- 胸部 X 線撮影で認められた新しい湿潤影が急性肺水腫の実質性病変と一致する
- 肺水腫の原因が心原性または体液過剰を示す根拠がない

表 30 の初期介入に加えて、ARDS の管理に特異的な介入には、以下が考えられる。

- 心拍数、心リズム、血圧、呼吸数、パルスオキシメトリ、および呼気終末 CO_2 をモニターする。
- 動脈血液ガス、中心静脈血液ガス、全血球算定などの検体検査を行う。
- 必要に応じて、換気補助（非侵襲的換気または呼気終末陽圧を用いた人工呼吸管理）を行う。

ARDS のある小児においては、以下の場合に換気補助（非侵襲的換気または気管挿管による人工呼吸管理）が適応となる。

- 臨床上および放射線検査上の肺病変の悪化
- 高濃度酸素投与に抵抗性を示す低酸素血症

低酸素血症の治療が最も重要な介入であり、これには、適切な酸素飽和度が得られるまで PEEP を上げる必要がある。$PaCO_2$ の上昇を是正することは、低酸素血症の是正ほど重要ではないという認識に基づく治療法を高炭酸ガス「許容」法（Permissive hypercarbia）という。低 1 回換気量（5〜8 mL/kg、肺コンプライアンスが低下している小児ではさらに低い値）を維持し、最大吸気圧を 30〜35 cm H_2O 未満に保つことは、$PaCO_2$ を是正することより重要である。

肺組織疾患の小児に対する気管挿管が予想される場合、PEEP の使用および気道内圧として 29〜32 cm H_2O 程度の高さ を想定する。この両者を効果的に行うには、声門からの空気漏れを防ぐために、カフ付き気管チューブを使用する。カフ付きチューブを使用する場合は、カフ膨張圧を慎重にモニタリングし、製造業者の推奨事項に従って維持すること（通常 20〜25 cm H_2O 未満）。

呼吸調節障害の管理

呼吸調節が障害されると，呼吸パターンが異常になるため，分時換気量が不十分になる。呼吸調節障害の一般的な原因には，頭蓋内圧（ICP）亢進，神経筋疾患（筋力低下），中枢神経系感染症，頭部損傷，脳腫瘍，水頭症といった神経学的障害，並びに，深鎮静，中枢神経系の感染，けいれん発作，高アンモニア血症のような代謝性疾患，中毒や薬物の過量摂取に起因する意識レベルの低下などがある。

呼吸調節障害の一般的な管理
呼吸調節障害の一般的な管理には，表 30 の初期介入が含まれる。

病因別による呼吸調節障害の特異的な管理
呼吸調節障害の特定の原因については，特異的な介入が必要である。本項では，以下に起因する呼吸調節障害の管理について検討する。

- 頭蓋内圧（ICP）亢進
- 神経筋疾患
- 中毒または薬物の過量摂取

「頭蓋内圧亢進による呼吸窮迫／呼吸不全の管理」
頭蓋内圧亢進は，髄膜炎，脳炎，頭蓋内膿瘍，くも膜下出血，硬膜下または硬膜外血腫，外傷性脳損傷，低酸素／虚血性障害，水頭症，中枢神経系腫瘍などに合併する場合がある。不規則な呼吸パターンは，頭蓋内圧亢進の徴候の 1 つであり，不規則な呼吸または無呼吸，平均動脈圧の上昇，徐脈の合併を「クッシングの 3 徴候」という。この 3 徴候は，著明な頭蓋内圧亢進と切迫した脳ヘルニアを示唆するものである。ただし頭蓋内圧が亢進している小児には，不規則な呼吸，高血圧，（徐脈ではなく）頻拍を呈する場合もある。

頭蓋内圧亢進が疑われる場合は，脳神経外科医に相談する。表 30 の初期介入に加えて，「頭蓋内圧亢進による呼吸調節障害に対する特異的な介入には，以下が考えられる。

- 外傷が疑われ，気道を確保する必要がある場合は，頭部を正中で固定し，用手的に頸椎を保護して下顎（かがく）挙上法を行う。
- 気道の確保／開通，十分な酸素化，十分な換気を確認する。切迫した脳ヘルニアの徴候（不規則呼吸または無呼吸，徐脈，高血圧，瞳孔不同または瞳孔散大，対光反射消失，除脳硬直または除皮質硬直など）がある場合，損傷の発生から最初の 48 時間に一時的な救命処置として短期間の軽度な過換気を用いることがある。過換気を用いる場合は，脳虚血の評価のために高度な神経機能モニタリングを検討することができる。
- 小児に循環不良か，または終末器官の機能低下を示すその他の徴候がある場合は，20 mL/kg の等張晶質液（生理食塩液または乳酸リンゲル液）を静注する。
- 頭蓋内圧亢進の管理として，薬物療法（浸透圧物質，高張食塩液の投与など）を行う。
- 気道が確保され，換気が十分であれば，患者の興奮や痛みを積極的に治療する。
- ICP が上昇している状況では脳血流が障害される可能性があるため，低血圧を回避する。
- クッシングの 3 徴候の一部として，ICP が上昇すると高血圧が認められることが多い。急性期の処置は，降圧薬の投与ではなく ICP の低下を目指す必要がある。
- 発熱は回避し，積極的に治療する。

過換気によって静脈還流が阻害され，心拍出量が低下する可能性があるため，重度の予防的過換気（$PaCO_2$ を 30 mmHg 未満に設定）を回避する。極端な過換気は脳血管収縮の原因となり，脳虚血や転帰の不良につながる恐れがあるため，外傷性脳損傷を持つ小児に対して万が一過換気を使用する場合は注意が必要である。重度の外傷性脳損傷を持つ患者の場合，過換気を検討できるのは損傷後の最初の 48 時間であり，脳ヘルニアの急性徴候が認められる場合に限られる。脳虚血の評価のために高度な神経機能モニタリングによるガイドが必要である。

「神経筋疾患における呼吸管理」

慢性進行性神経筋疾患は，呼吸筋に影響を及ぼすことがある。罹患した小児は，効果的に咳ができず，分泌物の処理が困難な状態に陥る。合併症には，無気肺，拘束性肺疾患，肺炎（誤嚥性の肺臓炎および肺炎を含む），慢性呼吸不全，呼吸不全などがある。神経筋疾患による呼吸調節障害においては，表 30 の初期介入を考慮する。拘束性肺疾患が進行した小児の場合は，長期非侵襲的換気を使用することがある。

「中毒または過量摂取による呼吸窮迫／呼吸不全の管理」

中毒または薬物の過量摂取による呼吸窮迫あるいは呼吸不全の原因として最も一般的なものの 1 つは，中枢呼吸応答の抑制である。呼吸筋の筋力低下や麻痺，意識喪失，舌による上気道閉塞は，それほど一般的ではない。

この状態の呼吸障害でみられる合併症には，上気道閉塞，呼吸努力および呼吸数の低下，低酸素血症，誤嚥，および呼吸不全などがある。意識レベルの低下による合併症（誤嚥性肺炎および非心原性肺水腫など）も，呼吸不全を生じさせる場合がある。中毒が疑われる場合は，地域の中毒センターに連絡する。

中毒または薬物の過量摂取を原因とする呼吸窮迫または呼吸不全の管理において治療的介入の中心となるのは，気道および換気の補助である。表 30 の初期介入に加えて，中毒または薬物の過量摂取による呼吸調節障害への特異的な介入には，以下が考えられる。

- 地域の中毒センターに連絡する。
- 嘔吐の場合は気道吸引をする。
- 適応があれば，解毒剤を投与する。オピオイドの過量摂取が既知または疑われ，呼吸停止が認められるもののはっきりとした脈拍を触知できる患者については，標準的な BLS サポートに加え，ナロキソンを投与する（筋注および経鼻投与が可能）。
- 適応があれば診断的検査を行う（動脈血液ガス，心電図 [electrocardiogram, ECG]，胸部 X 線撮影，電解質，グルコース，血清浸透圧，薬物スクリーニングなど）。
- 地方病院または小児病院以外の病院の場合は，院外搬送の可能性に備えておく。

図 27 は，オピオイドによる緊急事態が疑われる傷病者に処置を行うためのステップ形式のガイドである。

呼吸窮迫および呼吸不全の管理

図 27. ヘルスケアプロバイダーのためのオピオイドによる致死的な緊急事態アルゴリズム。

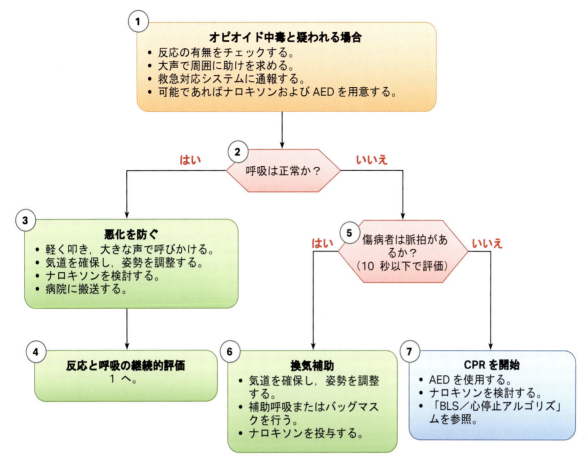

© 2020 American Heart Association

オピオイド中毒が疑われる場合（手順 1）

- 反応の有無をチェックする。
- 大声で周囲に助けを求める。
- 救急対応システムに出動を要請する。
- 救助者が 1 人の場合、ナロキソンと AED を取ってくる（入手できる場合）。他に救助者がいる場合は、その人に取りに行ってもらう。

呼吸は正常か？（手順 2）

- はい（傷病者が正常に呼吸している）の場合、手順 3 および 4 に進む。
- いいえ（傷病者が正常に呼吸していない）の場合、手順 5 に進む。

悪化を防ぐ（手順 3）

- 軽く叩き、大きな声で呼びかける。小児の肩を軽く叩き、反応の有無をチェックする。「大丈夫ですか？」と大きな声で尋ねる。
- 必要に応じて気道確保や頭の位置調整を行い、正常な呼吸を維持する。これは傷病者に反応がないか、または反応があるが、意識レベルが低下したために気道を確保できない場合に必要になることがある。
- 使用できる場合、ナロキソンの投与を検討する。オピオイド過量投与が疑われる場合、パッケージに添付の説明書および地域のプロトコールに従って、ナロキソンを投与するのが妥当である。反応をモニターする。
- 病院へ搬送する。傷病者がまだ医療機関に運ばれていない場合、EMS によって病院に搬送する必要がある。

反応と呼吸の継続的評価（手順 4）

小児が高度な治療のために搬送されるまで，反応の有無と呼吸を評価し続ける。オピオイドによる緊急事態の小児は，気道開通を維持できないか，正常に呼吸できない可能性がある。ナロキソンを投与された傷病者でさえも，心停止に至るような呼吸障害が起こる可能性がある。

小児に脈はあるか？（手順 5）

10 秒以内で脈拍を評価する。

- あり（脈拍を触知できる）の場合，手順 6 に進む。
- なし（脈拍を触知できない）の場合，手順 7 に進む。

換気の補助（手順 6）

- 補助呼吸を行う前に，気道確保や頭の位置調整を行う。
- 補助呼吸またはバッグマスク換気を行う。これは心停止を防ぐことに役立つ可能性がある。自発的で，正常な呼吸ができるようになるまで継続する。小児の呼吸と脈拍を 2 分おきに再評価する。脈拍がない場合，CPR を実施する（手順 7 を参照）。
- パッケージに添付の説明書および地域のプロトコールに従って，ナロキソンを投与する。

CPR の開始（手順 7）

- 小児に正常な呼吸がなく，脈拍がない場合，質の高い CPR（換気を含む）を行う。AED を入手したら，ただちに使用する。
- ナロキソンを検討する。ナロキソンが使用可能で，オピオイド過量投与が疑われる場合，パッケージに添付の説明書および地域のプロトコールに従って，ナロキソンを投与するのが妥当である。質の高い CPR は，ナロキソンの投与より優先すべきである。
- 小児の心停止アルゴリズムを参照する。

**「重要な概念：
神経筋疾患のある小児への投与を避けるべき薬物」**

神経筋疾患のある小児への挿管時にスキサメトニウムを使用すると，高カリウム血症または悪性高熱などの致死的な状態を引き起こすおそれがあることを想起する。アミノグリコシド系剤などの一般的に使用される小児急性期治療薬剤の一部には固有の神経筋遮断作用があり，呼吸筋の筋力低下を増悪させることがある。

まとめ：呼吸器系緊急事態の管理フローチャート

呼吸器系緊急事態の管理フローチャートは，呼吸器系緊急事態の一般的な管理および病因別の特異的な管理をまとめたものである（表36）。このチャートにはすべての呼吸器系緊急事態が含まれているわけではないが，限られた数の疾患について主な管理方法を示している。

表36. 呼吸器系緊急事態の管理フローチャート

呼吸器系緊急事態の管理フローチャート			
• 気道確保の体位 • 必要に応じて気道を吸引する	• 酸素 • パルスオキシメトリ		• 適応があれば心電図モニター • 適応があればBLS
上気道閉塞 主な病態に特異的な管理			
クループ	アナフィラキシー		異物誤嚥
• アドレナリン噴霧吸入 • 副腎皮質ステロイド薬	• アドレナリン筋注（またはオートインジェクターにて投与） • サルブタモール • 抗ヒスタミン薬 • 副腎皮質ステロイド薬		• 楽な体位をとらせる • 専門医に相談する
下気道閉塞 主な病態に特異的な管理			
細気管支炎			喘息
• 鼻腔内吸引 • 気管支拡張薬を試みることを考慮する			• サルブタモール±イプラトロピウム • 副腎皮質ステロイド薬 • 硫酸マグネシウム • アドレナリン筋注（重症の場合） • テルブタリン
肺組織疾患 主な病態に特異的な管理			
肺炎／肺臓炎 感染性，化学性，誤嚥性			肺水腫 心原性または非心原性（急性呼吸窮迫症候群）
• サルブタモール • 抗生物質（適応があれば） • 呼気終末陽圧を用いた非侵襲的または侵襲的換気補助を考慮する			• 呼気終末陽圧を用いた非侵襲的または侵襲的換気補助を考慮する • 血管作動薬を考慮する • 利尿薬を考慮する
呼吸調節の障害 主な病態に特異的な管理			
頭蓋内圧亢進	中毒／薬物過量		神経筋疾患
• 低酸素血症を避ける • 高炭酸ガス血症を避ける • 高体温を避ける • 低血圧を避ける	• 解毒薬（可能な場合） • 毒物管理センターに連絡する		• 非侵襲的または侵襲的換気補助を考慮する

呼吸器系緊急事態の管理に関するリソース

バッグマスク換気

気道の開通／維持が確保されているにも関わらず呼吸がないか,または不十分な小児においては,バッグマスク換気を行うことで,十分な酸素化と換気ができる。酸素投与を行っても無呼吸,呼吸数異常,呼吸音不良,低酸素血症があれば,呼吸が不十分であることを示す徴候といえる。バッグマスク換気が適切に実施されると,短時間であれば,気管(ET)チューブによる換気と同程度の効果があり,気管チューブより安全であるかもしれない。院外においては,搬送時間が短い場合,またはプロバイダーが高度な気道確保器具の挿入の経験が不足していたり,このスキルの遂行能力を維持する機会が不十分な場合に,バッグマスク換気が特に有用といえる。

「コースの準備」

乳児または小児を処置するヘルスケアプロバイダーは,バッグマスクを使用して効果的に換気ができなければならない。このコースでは,BLSテスト,気道管理スキルステーションおよび一部のケースシミュレーションにおいて,効果的なバッグマスク換気を実演する必要がある。

「器具の選択および準備方法」

バッグマスクを使用して効果的な換気を実施するには,フェイスマスクの選択,換気バッグの準備(自己膨張式バッグまたは流量膨張式バッグなど),必要に応じて酸素を投与する方法などについて理解しておく必要がある。

フェイスマスク

フェイスマスクは,可能ならば透明のマスクで,小児の鼻梁から下顎先端の部分までを覆うもの(鼻と口は覆うが目を圧迫しないもの)を選択する(図28)。透明のマスクを使用することで,小児の唇の色や,マスクの曇り(呼気があることを示す)を目視でき,さらに嘔吐物も確認できる。マスクは,顔面に沿って密着しやすいように,縁が柔らかいもの(フレキシブルカフなど)でなければならない。フェイスマスクが密着していないと,換気のための酸素がマスクの下から抜けて,換気が効果的でなくなる。

図28. フェイスマスクの正しい装着部位。目を圧迫しないよう注意する。

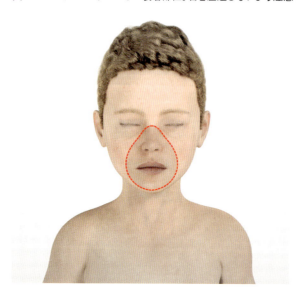

自己膨張式バッグ

自己膨張式バッグは通常，蘇生の初期に使用され，吸気弁と非再呼吸式の出口弁が付いたバッグで構成されている。吸気弁により，入ってきた酸素や大気でバッグが満たされる。バッグを圧迫すると，吸気弁が閉じて非再呼吸式の出口弁が開き，大気や大気と酸素の混合ガスを小児に送り込むことができる。小児が息を吐くと，非再呼吸式の出口弁が閉じて小児が CO_2 を再呼吸するのを防ぎ，呼気ガスが排出される。

図29に，このバッグの仕組みを示す。図29Aと29Bは，酸素リザーバー付きバッグを示す。バッグをゆるめると，酸素供給源およびリザーバーからバッグ内に酸素が流入するため，バッグ内の酸素濃度は100％に維持され，酸素は持続的にリザーバーに流入する。図29Cと29Dは，酸素リザーバーのないバッグを示す。バッグをゆるめると，酸素供給源から酸素がバッグに流入するが，大気もバッグ内に流入するため，バッグ内には酸素と大気の混合ガスが充満する。いずれの場合も，患者の呼気はマスクとバッグの連結部付近から大気中に排出される（図29Aおよび29Cのマスクから外向きの灰色矢印を参照）。

図29. フェイスマスク付き自己膨張式換気バッグに酸素リザーバーを接続した状態（AおよびB）と接続していない状態（CおよびD）。**A**，酸素リザーバー付きバッグの再膨張。**B**，酸素リザーバー付きバッグを圧縮すると100％の酸素が患者に供給される（紫色の矢印）。**C**，酸素リザーバーなしバッグの再膨張。**D**，酸素リザーバーなしのバッグを圧縮すると酸素と大気の混合ガスが供給される（水色の矢印）。

A

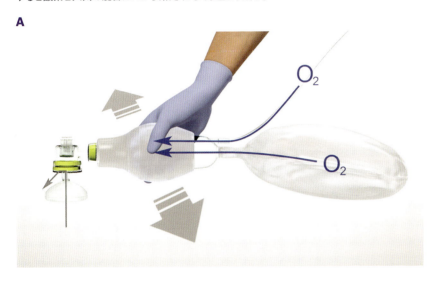

B

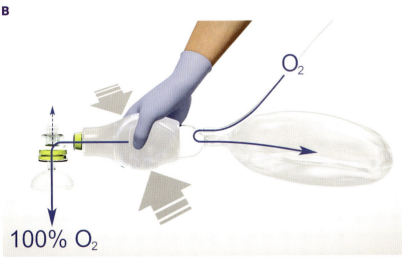

C

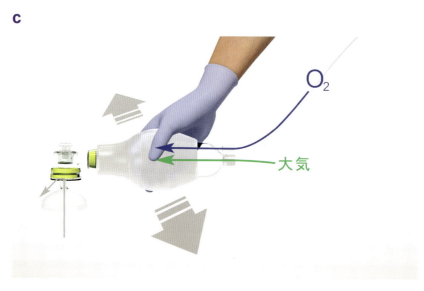

D

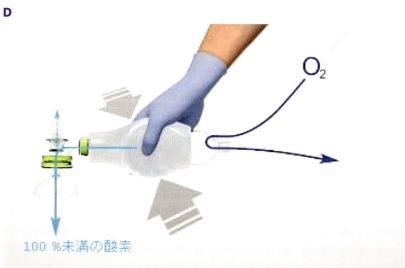

酸素供給量は1回換気量と最大吸気流量の影響を受ける。酸素供給装置が接続されても,供給される酸素濃度は30〜80％である。高濃度酸素（60〜95％）を供給するには,酸素リザーバーを吸気弁に接続する。小児用バッグに接続したリザーバーへの酸素流量は10〜15 L/分に維持し,成人用バッグの場合は流量を少なくとも15 L/分に維持する。

 「重要な概念：
蘇生中に酸素を使用する」

- 蘇生処置時には,可能な限り速やかに酸素リザーバーを自己膨張式バッグに接続する。酸素リザーバーが接続された状態にあり,酸素がバッグ内に流入していることを頻繁に確認する。酸素流の音を聞き,酸素ボンベの圧力をチェックするか,壁面の酸素供給源との接続を確認すること。
- 十分な循環が得られ,適切な器材がある場合は,流速酸素投与量を調整し,酸素飽和度を94〜99％に維持する。

バッグに安全弁があるかを確認する。多くの自己膨張式バッグには従圧式安全弁があり,気道内圧が高くなりすぎるのを防ぐために,35〜45 cm H_2O に設定されている。しかしながら,小児の肺コンプライアンスが低い,気道抵抗が高い,またはCPRを必要とする場合,自動安全弁が原因で十分な1回換気量を供給できず,不十分な換気と胸郭の拡張不全を引き起こすことがある。CPRの際には安全弁のない換気バッグを使用するか,安全弁を閉位置に切り替える。

呼吸窮迫および呼吸不全の管理

「重要な概念：
一部の自己膨張式バッグでは酸素流を連続的に供給できない」

フィッシュマウスまたはリーフフラップで制御される非再呼吸式の出口呼吸弁が付いた自己膨張式バッグマスクでは，マスクに酸素流が連続的に供給されない。この弁は，バッグが圧縮された場合や，マスクが小児の顔に密着していて，小児が大きな吸気圧を発生させる場合のみ弁が開く。乳児の多くは，出口弁を開くために必要な吸気圧を発生させることができない。自発呼吸をしている乳児または小児に対する酸素投与には，このタイプのバッグを使用してはならない。

流量膨張式バッグ

第2の基本的換気バッグである流量膨張式バッグ（図30）（「麻酔バッグ」とも呼ばれる）は，集中治療室，分娩室，手術室で使用することがある。流量膨張式バッグを使用して安全かつ効果的な換気を行うには，自己膨張式バッグを使用する場合よりも術者に多くの経験が必要であるかもしれない。流量膨張式バッグを使用して効果的な換気を行うには，プロバイダーは酸素流量と流出調整弁を調節し，フェイスマスクを適切に密着させ，正しい流量で適切な1回換気量を供給できなければならない。このような理由から，流量膨張式バッグは訓練を受けた熟練したプロバイダーのみが使用すべきである。

図30. 流量膨張式バッグ。**A**. 圧力計付き。**B**. 圧力計なし。

A

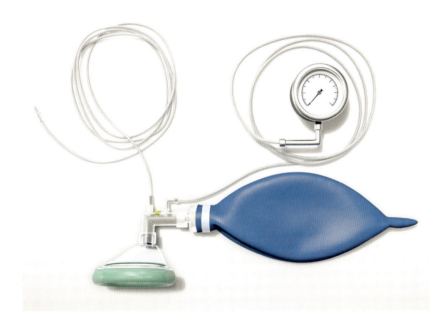

B

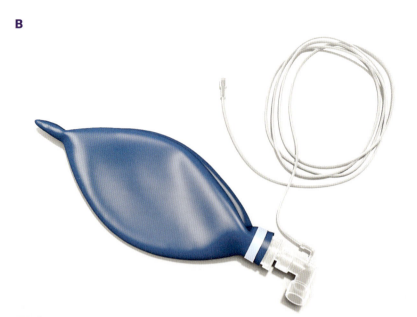

バッグのサイズ

乳児および年少児に対しては，容積が少なくとも 450～500 mL 以上の自己膨張式バッグを使用する。小型のバッグを使用することで満期産新生児および乳児に必要な吸気時間が保てず，効果的な 1 回換気量を供給できない可能性があるためである。より長い吸気時間を超えるような年長児または青少年の場合は，胸郭の上がりと分時換気量を実現するには成人用自己膨張式バッグ（1000 mL 以上）の使用が必要になることがある。

バッグマスク換気中に PEEP を使用する

PEEP を使用すると，肺組織疾患を持つ小児や肺容量が少ない小児の酸素化が改善される場合がある。互換性のあるスプリング調整式のボールやディスク，または磁気式のディスクによる PEEP 弁をバッグマスクまたはバックチューブ器具に追加して，バッグによる換気中に PEEP を使用する。PEEP 弁付きの自己膨張式バッグマスクでは，非常に大きな負の吸気圧が発生しない限りバッグの出口弁が開かない（気体の出入りがない）ため，自発呼吸が認められる場合にはこのバッグマスクを CPAP のためにに使用しないこと。

「バッグマスクの点検方法」

バッグおよびマスクシステムが適切に機能することを確認するには，以下の方法により，すべての構成部品を使用前にテストする。

- 患者出口弁を手で塞ぎ，バッグを押して漏れがないかを確認する。
- ガス流量制御バルブ（CPAP バルブを含む）をチェックし，適切に機能することを確認する。
- 安全弁をチェックして，閉じることが可能か確認する（安全弁がある場合）。
- 酸素チューブが器具および酸素供給源に確実に接続されているかを確認する。
- 酸素がバッグに流れ込む音を聞く。
- マスクのカフが十分に膨らんでいるかを確認する（カフがある場合）。

「小児の体位の取り方」

気道の開通を維持できるように小児に適切な体位を取らせる。バッグマスク換気中，換気を最適にできるよう，小児の頭部と頸部の位置を一定範囲にわたって優しく動かす必要が生じる可能性がある。通常，乳児および幼児には，頸部が過伸展にならない程度の「スニッフィング」ポジションが最も適している。

「スニッフィング」ポジションにするには，小児を仰臥位にし，頭部を後屈させながら，頸部を肩の高さで前方に屈曲させる。頭部を後屈させながら，外耳道の開口部の位置が肩の前面と同じ高さか，それより前にくるようにする。気道が閉塞する可能性があるため，頸部の過伸展は避ける。

呼吸窮迫および呼吸不全の管理

2歳を超える小児では，後頭部の下にパッドが必要になる場合がある。2歳以下の小児および乳児では，頸部の過剰な屈曲を防ぐために，肩または上半身の下にパッドが必要になる場合がある。このような屈曲は，突出した後頭部が平らな表面に載っているときに起こりうる。

図31にこれらの体位を示す。図31Aは，小児を平らな表面（ベッド，テーブルなど）に寝かせた状態で，口腔（O）軸，咽頭（P）軸，気管（T）軸が3つの異なる平面上を通過する。図31Bは，後頭部の下に折りたたんだシーツやタオルを敷くと，咽頭軸と気管軸が一致する。図31Cは，頭部を後屈させ，あご先を持ち上げた状態で環椎後頭関節を伸展させると，口腔軸，咽頭軸，気管軸が一致する。外耳孔が肩の前方に位置することに注目する。図31Dは，頸部が屈曲した誤った体位を示し，図31Eは，乳児に対し換気および気管挿管を行う場合の正しい体位を示す。外耳孔が肩の前方に位置することに注目する。

図31. 2歳を超える小児に対し換気および気管挿管を行う場合の正しい体位。**A**, 小児を平らな表面（ベッド，テーブルなど）に寝かせた状態。**B**, 後頭部の下に折りたたんだシーツやタオルを敷いた状態。**C**, 環椎後頭関節を伸展させた状態。**D**, 頸部が屈曲した誤った体位。**E**, 乳児に対し換気および気管挿管を行う場合の正しい体位。

A

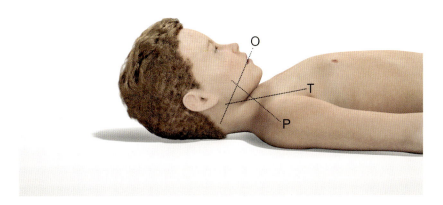

B

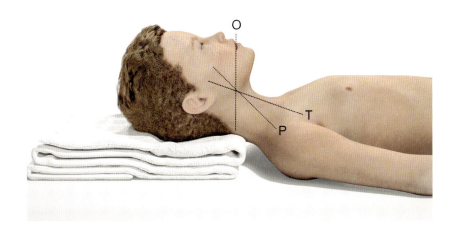

C

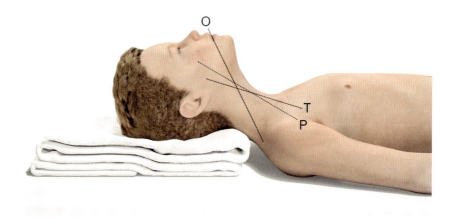

D

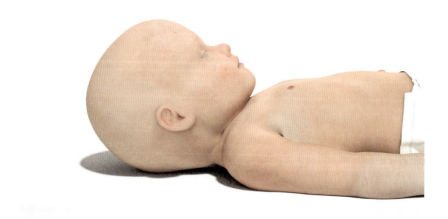

E

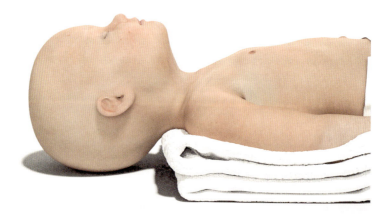

次の文献を一部改変：Coté CJ, Todres ID. The pediatric airway. In: Coté CJ, Ryan JF, Todres ID, Goudsouzian NG, eds. A Practice of Anesthesia for Infants and Children. 2nd ed. WB Saunders Co; 1993:55-83, 著作権：Elsevier.

「バッグマスク換気の実施方法」

1名または2名のプロバイダーがバッグマスクを操作し、その間にもう一人の救助者が胸骨圧迫を行うことができるが、効果的なバッグマスク換気には複雑な手順が必要であるため、救助者が1人でCPRを実施する場合には推奨されない。その代わりに、救助者が1人でCPRを行う際は、口対感染防護具法を用いて換気を行う。バッグマスク換気は、2人法のCPRを行う際には効果的に実施できる。

1人の救助者によるバッグマスク換気法

1人のヘルスケアプロバイダーがバッグマスク換気を実施する場合、片方の手で気道を確保しながら小児の顔にマスクを密着させ（図32）、もう片方の手でバッグを押す。下記の手順に従って、ECクランプ法を用いてマスクと小児の顔を密着させ、気道を確保する。

1. 頸髄損傷の疑いがない場合、頭を後ろに傾け、マスクを顔に押し当てて密着させながら、マスクに向けて下顎（かがく）を引き上げる。こうすることで舌が後咽頭から離れ、下顎が前方に移動し、口が開く。可能であれば、下顎を引き上げるか、口咽頭エアウェイを挿入して、マスク下で口を開く。
2. もう片方の手で、胸郭の上がりが確認されるまで換気バッグを押す。1回の人工呼吸を1秒間かけて行う。過換気は避ける（このパートの「効果的な換気の実施方法」を参照）。

図32. 片手でのECクランプフェイスマスク使用法。片手の親指と人差し指でマスクを顔面に固定しながら（「C」の形を作る）、残りの3本の指であごを持ち上げる（「E」の形を作る）。

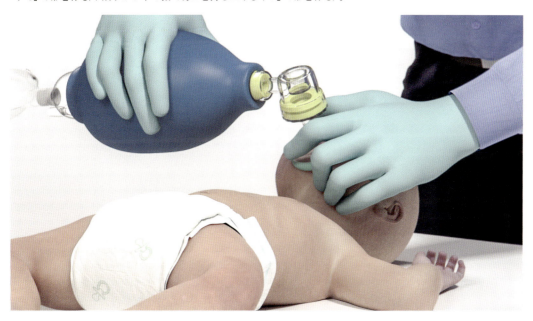

 「重要な概念：
ECクランプ法」

気道を確保し、マスクと顔を密着させる方法を「ECクランプ法」という。片方の手の中指、薬指、および小指（「E」を形作る）を下顎（かがく）に沿って当て、あごを前方に引き上げる。次に、同じ手の親指と人差し指（「C」を形作る）でマスクを顔に密着させて固定する。後咽頭部に舌が押し込まれ、気道の圧迫と閉塞を引き起こす可能性があるため、あご先の下の軟部組織を押さないようにする。

2人の救助者によるバッグマスク換気法

2人のヘルスケアプロバイダーでバッグマスク換気を実施できる場合、1人は両手を使って気道を確保しながらマスクが小児の顔に密着した状態を維持し、もう1人がバッグを押す（図33）。両者とも、胸郭の上がりが目視できることを確認する。過換気を招くおそれがあるため、過度の1回換気量を供給しないように注意する。

2人の救助者による方法は、1人の救助者による方法よりも効果的なバッグマスク換気を実施できる可能性がある。また、2人の救助者によるバッグマスク換気は、以下の場合に必要となることがある。

- 顔とマスクを密着させることが困難である
- プロバイダーの手が小さすぎてマスクの前面から下顎の裏側まで届かない、または気道を確保しながら顔とマスクを密着させることができない
- 気道抵抗が著しく高い（喘息）、または肺コンプライアンスが低い（肺炎または肺水腫）
- 脊椎の動きを制限する必要がある

図33. 2人の救助者によるバッグマスク換気法。

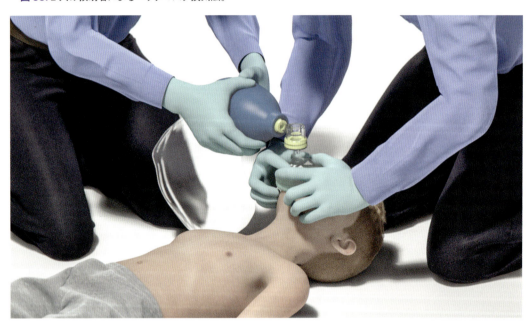

「効果的な換気の実施方法」

過換気を避ける。具体的には換気圧および1回換気量は胸が上がるのに必要な程度を超えないようにする。

 「重要な概念：バッグマスクを使用した効果的な換気」

人工呼吸は1回に約1秒かけてゆっくりと行う。胸の上がりを注視する。胸の上がりが認められない場合は、再び気道を確保する。マスクと顔が密着していることを確認する。再度換気を試みる。

注意事項

ヘルスケアプロバイダーは CPR の実施中にしばしば過換気を行うが，これは以下の理由で有害である

- 胸腔内圧が上昇し，静脈還流が阻害されるため，胸骨圧迫ごとの心臓への流入血液量が減り，次の胸骨圧迫によりもたらされる血流が減少することで，冠動脈灌流および脳血流量が減少する
- 末梢気道閉塞のある小児では，エアトラッピングおよび圧損傷の原因となる
- 高度な気道確保器具を使用していない小児では，逆流と誤嚥のリスクが上昇する

酸素化と換気の臨床的指標

酸素化と換気の有効性を評価するために，以下の臨床的指標を頻繁にモニターする。

- 1 回の人工呼吸ごとの目視可能な胸の上がり
- 酸素飽和度
- 呼気 CO_2
- 心拍数
- 血圧
- 肺末梢への空気の流入
- 改善または悪化の徴候（外観，皮膚色，興奮など）

効果的な換気ができないときの解決方法

効果的な換気を実施できない（胸郭の上がりが認められない）場合は，以下のことを行う。

- 再度体位を取り直す／気道の再確保：下顎をさらに引き上げて，小児がスニッフィングポジションになっていることを確認する
- マスクのサイズを確認し，マスクと顔を確実に密着させる
- 必要に応じて気道を吸引する
- 酸素供給源をチェックする
- 換気バッグとマスクをチェックする
- 胃膨満を治療する
- 2 人の救助者によるバッグマスク換気と口咽頭エアウェイ（oropharyngeal airway, OPA）の挿入を検討する

自発呼吸のある小児

自発呼吸があるけれどもバッグマスク換気を必要とする小児では，自己膨張式バッグを使用する場合，小児の吸気に合わせてバッグ換気を行うのは難しいかもしれない。自己膨張式バッグによる人工呼吸の効果が得られないだけでなく，タイミングが合わない換気は，咳嗽，嘔吐，喉頭けいれんや胃膨満を引き起こし，効果的な換気を妨げることがある。このような状況においては，流量膨張式バッグ（麻酔バッグなど）のほうが有効である場合がある。流量膨張式バッグは，小児のニーズに合わせて CPAP と流量の調整が可能である。必要に応じて，ヘルスケアプロバイダーは自己膨張式バッグを押して小児の自発吸気を増加させることもできる。

肺コンプライアンスの変化を検出する

バッグマスク換気を実施する際は，小児の肺コンプライアンスに注意する。コンプライアンスの低い肺は「硬い」か，膨らみにくい。バッグによる換気中に肺の硬さが急に増悪した場合，気道閉塞，肺コンプライアンスの低下，または気胸の発症を示す場合がある。過剰な吸気圧，PEEP，または呼気時間が短い高速な補助呼吸により，肺の膨張が引き起こされると，換気中に「肺が硬い」と感じる原因になる場合もある。

胃膨満の原因と防止

胃膨満または胃拡張は，バッグマスク換気中にしばしば生じる。胃膨満は，以下の状況での補助換気の際に起きやすい

- 部分的な気道閉塞がある
- 肺コンプライアンスが低い小児など，高い気道内圧を必要とする場合
- バッグマスク換気の換気回数が速すぎる場合
- 1回換気量が過剰である
- 最大吸気圧が高すぎる（30 cm H_2O を上回る場合など）
- 小児の意識がないか心停止である場合（胃食道括約筋が正常よりも低い圧で開くため）

胃膨満により，肺気量が制限され，効果的な換気の阻害，胃内容の逆流が生じることで小児への換気が妨げられる。胃膨満を最小限にするには以下を行う。

- 2～3秒に1回の割合で換気する（1分あたり約20～30回）
- 圧力計を使用し（可能であれば），1回につき約1秒間かけて換気することにより，過剰な最大吸気圧（30 cm H_2O を上回るなど）をできる限り発生させないようにする
- 胸の上がりを目視できるだけの十分な換気量と圧をかける
- 輪状軟骨圧迫法の実施を検討する。通常，小児患者の気管挿管において輪状軟骨圧迫法のルーチン使用は推奨されないが，胃膨満のリスクを低減するために考慮できる
  - 輪状軟骨圧迫法を実施する場合，以下の条件では中止しなければならない
    - 気管閉塞によりバッグマスク換気が妨げられる，または
    - 挿管のスピードが落ちたり，挿管がしにくい

高度な技能を持つヘルスケアプロバイダーは，胃内を減圧するために，経鼻胃管または経口胃管の挿入を実施する場合がある。

吸引

「吸引器具」

吸引器具には，携帯型と壁取り付け型のものがある。

- 携帯型吸引器具は持ち運びに便利だが，十分な吸引圧を得られないことがある。一般的に気道の分泌物を取り除くために必要な吸引圧は -80～-120 mmHg である。
- バルブ型やシリンジ型吸引器は，使用が簡便で，外部の吸引源を必要としない。しかし，体格の大きな患児の場合や分泌物が粘稠で多い場合には，不十分である可能性もある。
- 壁取り付け型の吸引器は，-300 mmHg 以上の高い吸引圧が得られる。

小児に使用する吸引器具には，組織への損傷を避けつつ十分な吸引力が得られるように，吸引圧調節機構が付いていなければならない。大口径で折れ曲がらない形状の吸引管は，常に吸引装置につないで使用する。半硬性の咽頭吸引管（扁桃吸引チップ：ヤンカー吸引嘴管）や適切なサイズのカテーテルを準備しておく必要がある。

「適応」

気道の開通と維持のために，中咽頭や鼻咽頭，気管にある分泌物や血液，吐物を吸引する必要がある場合。

「合併症」
吸引の合併症には，以下のものがある

- 低酸素症
- 迷走神経刺激による徐脈
- 嘔気や嘔吐
- 軟部組織損傷
- 興奮

「軟性カテーテルと硬性カテーテル」
吸引カテーテルは，軟性と硬性の両方が利用可能である。軟性吸引カテーテルは，口咽頭や鼻咽頭の粘稠度の低い分泌物の吸引および高度な気道確保器具（気管チューブなど）の中の吸引に使用する。硬性大口径吸引カニューレ（ヤンカー）は，特に，粘稠度の高い分泌物，吐物，血液などがある場合に口咽頭を吸引するために使用する。

「カテーテルのサイズ」
適切なサイズの吸引カテーテルを選ぶには，身長別カラーコード化蘇生テープや他の参照資料を用いる。

「中咽頭吸引処置」
中咽頭の吸引は以下の手順で行う。

1. 吸引カテーテルや吸引器具の遠位端を，舌を超えて中咽頭に優しく挿入する。後咽頭（喉の後ろ）まで入れる。
2. カテーテルの吸引調節口を塞いで吸引する。同時に，カテーテルを回したりひねったりしながら引き抜く。
3. 低酸素血症（低酸素飽和度）のリスクを減らすため，吸引操作には10秒以上かけないようにする。また吸引の前後に，100％の酸素を短時間投与してもよい。

「注意」：気道が（血液などで）閉塞している場合には，吸引に10秒以上を要することがある。気道が開通して閉塞のない状態にしなければ，十分な酸素化や換気を行うことができない。

「重要な概念：
吸引中のモニタリング」

吸引中は，小児の心拍数，酸素飽和度，臨床的所見をモニターする。一般的に，徐脈になったり，臨床的所見が悪化した場合には，吸引を中止する。心拍数や臨床的所見が正常化するまで，必要に応じて高流量酸素投与およびバッグマスク換気を行う。

口咽頭エアウェイ

「説明」
通常はプラスチック製の口咽頭エアウェイ（OPA）は，フランジ（つば），短いバイトブロック部分，彎曲部で構成されている。空気や吸引カテーテルが咽頭に到達するための通り道となる。OPAは，舌に接して持ち上げて，舌や軟部組織が気道を塞ぐことを防ぐ。興奮した患者に対してバイトブロックとしての役割を長期間果たすようには作られていない。

「適応」

OPAは，舌による上気道閉塞を解除する。正しいサイズのOPAを使用すれば，喉頭を損傷することはない。OPAは，「意識がない」，咽頭反射のない小児に対して，用手気道確保（頭部後屈—あご先挙上法もしくは下顎挙上法）では上気道の開通維持ができない場合に適応になるが，咽頭反射や嘔吐を誘発する可能性があるため，「意識のある小児」や「半ば意識のある小児」に使用してはならない。OPAを使う前に，咽頭反射の有無を確認する。咽頭反射がある場合はOPAを使用してはならない。

「合併症」

正しいサイズのOPAを選ぶこと。適切なサイズのOPAは，喉頭構造に損傷を与えずに，舌による気道閉塞を解除する。エアウェイの先端が下顎骨のすぐ頭側にある場合，適切に挿入されれば声門まで開通させることができる（図34A）。使用するOPAが大きすぎると，喉頭を塞いだり，喉頭を損傷したりする可能性がある（図34B）。OPAが小さすぎたり，挿入が不適切であったりすると，舌が喉の奥に押し込まれて気道閉塞につながるおそれがある（図34C）。

「エアウェイの選択と挿入手順」

OPAのサイズには，長さ4～10 cm（Guedelサイズ000～4）まである。以下の手順に従って，適切なサイズのOPAを選択して気道に挿入する。

1. OPAを小児の顔の側面に当てる。OPAの両端が口角から下顎角に達しなければならない（図34A）。
2. OPAを愛護的に口咽頭内に挿入する。舌圧子を用いて舌を圧排してもよい。
3. OPA挿入後は，小児をモニターする。頭部とあごを適切な位置に保ち，患者の気道の開通を維持する。必要に応じて気道の吸引を行う。

図34. OPAの選択法。**A**，適切なサイズのOPA。**B**，OPAが大きすぎると，喉頭蓋を押し下げることで開通した声門を閉塞してしまう。**C**，OPAが小さすぎると，舌を下咽頭に押し付けることにより気道閉塞を悪化させてしまう。

A

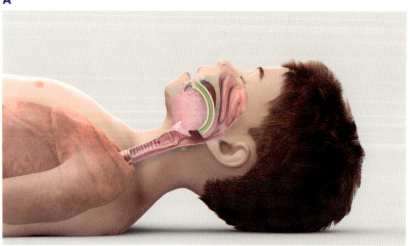

呼吸窮迫および呼吸不全の管理

B

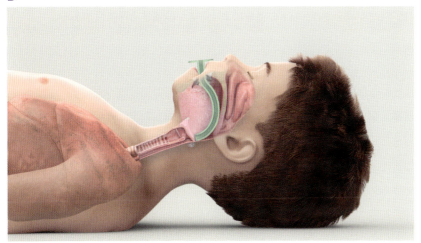

C

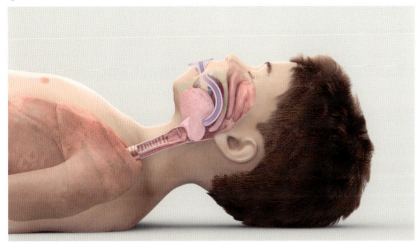

次の文献を一部改変：Coté CJ, Todres ID. The pediatric airway. In: Coté CJ, Ryan JF, Todres ID, Goudsouzian NG, eds. A Practice of Anesthesia for Infants and Children. 2nd ed. WB Saunders Co; 1993:55-83, 著作権：Elsevier.

酸素供給システム

「酸素の適応」

呼吸窮迫やショックの小児では，典型的には，肺からの酸素の取り込みと組織への酸素の運搬が減少している。同時に，組織での酸素需要は増加する場合がある。呼吸窮迫，ショック，または意識の変容を呈する重篤な傷病児には，全例に，高流量酸素を投与する。そして，できるだけ早期に加湿酸素を投与し，気道の乾燥を防ぐようにする。

「意識のある小児への酸素投与」

興奮は，酸素需要を増加させ，呼吸窮迫を悪化させる可能性があるため，呼吸窮迫の状態で意識がはっきりしている小児については，酸素運搬量を増やすメリットと，酸素供給装置の装着をいやがって小児が興奮するデメリットを天秤にかける。ある酸素投与方法で小児が興奮してしまうのであれば，別の酸素投与方法を試みる。例えば，小児が酸素マスクの装着を強くいやがるのであれば，小児の口や鼻に向けて加湿酸素を直接吹き流すことを試みる。小児に近い人（親など）に酸素供給用器具を持ってもらうのもよい。

呼吸窮迫の状態で意識がはっきりしている小児に酸素を投与するときには，小児に楽な姿勢をとらせ，呼吸努力が最小限となり，できるだけ気道が開通するようにする。乳児と年少児では，最適な姿勢は，親または保育者の腕の中にいる状態かもしれない。

「意識レベルが低下している小児への酸素投与」

小児の意識レベルが低下しているときは，以下の機序により気道が閉塞する可能性がある。

- 頭部の屈曲
- 下顎の弛緩
- 舌の喉頭背面への落ち込み
- 分泌物の蓄積

小児の意識がなく，咳嗽反射・咽頭反射もない場合は，用手気道確保して口咽頭エアウェイ（oropharyngeal airway, OPA）を挿入する。用手気道確保には，頭部後屈−あご先挙上法または下顎挙上法を用いる。

外傷の疑いがなく，正常に呼吸しているなら，小児を横に向け回復体位をとる。小児を側臥位にするのは，他の介入を実施する必要がない場合に限る。

必要があれば，分泌物，粘液，血液を取り除くために，中咽頭や鼻咽頭を吸引する。気道が開通して閉塞のない状態になれば，いろいろな種類の酸素供給システムで酸素投与できる。

「重要な概念： 下顎（かがく）挙上法」

適切に行われた下顎挙上法は，小児の気道開通に最も適した方法である。しかしながら，CPR 人形にはこの手技を実施できないことがあるため，この手技を経験したことのないプロバイダーが多い。

「酸素供給システムの種類」

自発呼吸があるけれども酸素の補助が必要である小児に酸素投与する際には，低流量と高流量のどちらの酸素供給システムを用いるべきかを知っている必要がある。小児の臨床状態と投与したい吸入酸素濃度に応じて，適切なシステムを選ぶ。低流量酸素供給システムには鼻カニューレと簡易酸素マスクが含まれ，高流量酸素供給システムには，リザーバー付き非再呼吸式マスクと高流量鼻カニューレが含まれる。

さまざまな要因によって吸入酸素濃度が決まる。それらの要因とは，器具への酸素流量，小児の吸気流量，器具を小児の顔にどのくらい強く密着させているか，などである。

低流量酸素供給システム

低流量酸素供給システムは，小児の顔に強く密着させないで，鼻カニューレまたは簡易酸素マスクを通して，混合気を供給する。器具への酸素流量は，小児の吸気流量よりも少ない。小児が息を吸うと，器具から供給される酸素に加えて，室内気をも吸い込む。結果として，器具から供給される酸素は室内気と混合し，小児の吸入酸素濃度が変動する。酸素流量が高ければ，吸入酸素濃度は高くなる。

低流量システムでは，吸入酸素濃度は通常 22〜60 ％になり，必要とされる吸入酸素濃度が比較的低い，比較的安定した（重度の呼吸窮迫やショックを呈していない）小児に用いる。

鼻カニューレと簡易酸素マスクは，低流量酸素供給システムの例である。

鼻カニューレ

鼻カニューレは，典型的な吸入酸素濃度が 22〜60 % の低流量酸素供給器具である。鼻カニューレでの適切な酸素流量は 0.25〜4 L/分である。

鼻カニューレは，酸素投与の必要濃度が低い乳児および小児に適している。小さな乳児では，鼻カニューレは，高濃度酸素供給となる可能性があることに留意する（このパートで後述する「高流量鼻カニューレ」も参照）。鼻カニューレからの吸入酸素濃度は，酸素流量単独では規定されない。他にも以下のような要因が影響する。

- 小児の大きさ
- 吸気流量
- 吸気量
- 鼻咽頭ならびに咽頭の容積
- 鼻の抵抗（例えば鼻孔が閉塞していれば酸素供給が障害される）
- 咽頭の抵抗

簡易酸素マスク

簡易酸素マスクは，吸入酸素濃度が 35〜60 % の低流量酸素供給器具である。単純な酸素マスクでの適切な酸素流量は 6〜10 L/分である。

単純な酸素マスクで，吸入酸素濃度 60 % 以上達成できないのは，吸気時に，マスクと顔面の隙間ならびにマスクの側孔から室内気が流入するからである。小児に供給される酸素濃度は，以下の場合に低下する。

- 小児の吸気流量が多い
- マスクが顔に強く密着していない
- マスクへの酸素流量が少ない

増加した吸入酸素濃度を維持し，呼気中の CO_2 の再吸入を防ぐためには，6 L/分の最小酸素流量が必要である。

各種の酸素マスクを使用して，さまざまな濃度の加湿酸素を供給できる。柔らかいビニール製の小児用マスクは，乳幼児に使用すると，強くいやがって興奮してしまうことがあるため，酸素需要を増加させ，呼吸窮迫を悪化させる可能性がある。このマスクは，年長児には効果的に使用できる。

高流量酸素供給システム

高流量酸素供給システムは，60 % を超える高い吸入酸素濃度を確実に供給する。高流量酸素供給システムでは，最低でも 10 L/分以上の高流量の酸素の投与を行う。非再呼吸式マスクは，高流量酸素供給システムの中で最もよく使われる器具の一例であり，その他の例としては，高流量鼻カニューレが挙げられる。

小児が呼吸窮迫やショックなどの緊急事態では，常に高流量酸素供給システムを使うべきである。

非再呼吸式マスク

非再呼吸式マスク（図 35）は，高流量酸素供給器具である。酸素流量が 10〜15 L/分でマスクがきちんと密着していれば，吸入酸素濃度を 95 % にすることができる。

非再呼吸式マスクは，フェイスマスクとリザーバーバッグと 2 つの一方向弁で構成されている。

- 片方または両方の呼気ポートに取り付けられた弁は，吸気時に室内気がマスクの中に流入するのを防止する
- リザーバーバッグとマスクの間に取り付けられた弁は，呼気ガスがリザーバーの中に流入するのを防ぐ

バッグが虚脱しないようにマスクに入る酸素流量を調節する（通常は＞ 10 L/分）。バッグは，小児の最大吸気量に見合った容量の酸素で満たされている。小児は，吸気時に，リザーバーバッグと流入酸素の両方から 100 ％酸素を引き込む。マスクを顔面に密着させて酸素供給システムを閉鎖式にしているときには，室内気は流入しない。

図 35. リザーバー付き非再呼吸式マスク。

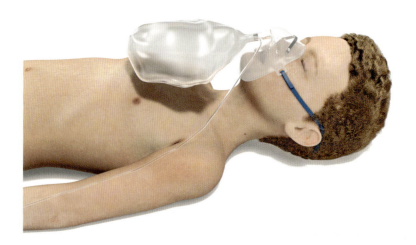

高流量鼻カニューレ

鼻カニューレは，酸素流量を，乳児の場合は 4 L，青少年の場合は最大で 40 L 以上に調整することにより，高流量酸素供給器具として使用することもできる。また，流量を調整して吸気圧と呼気圧を設定し，患者の呼吸仕事量を改善することもできる。

高流量鼻カニューレシステムは，室内気と酸素を混合して供給する。このシステムを使用することで，患者のニーズと酸素飽和度に応じて酸素濃度が調節される。

噴霧器

「部品」

噴霧器は，次の部品から構成されている。

- 噴霧リザーバー
- 噴霧リザーバーの栓
- T ピース
- スペーサー（蛇腹）
- 小型のマウスピースまたはフェイスマスク
- 柔軟な酸素チューブ
- 酸素供給源または圧縮空気

年長児では，フェイスマスクの代わりに携帯型のマウスピースを用いてもよい。

呼吸窮迫および呼吸不全の管理

「携帯型のマウスピース付き噴霧器を使用する手順」

携帯型のマウスピース付き噴霧器（図36）を使用する一般手順には以下が含まれる。

1. 噴霧リザーバーの栓を外し，薬液（サルブタモールなど）を噴霧リザーバーの中に入れて再び栓をする。
2. 噴霧リザーバーの頂上にTピースの底を取り付け，Tピースの一方の端にスペーサーを取り付けて，もう一方の端にマウスピースを取り付ける。
3. 柔軟な酸素チューブを噴霧ボトルの底と与圧酸素／ガス供給源との間につなぐ。
4. ガス流量を5～6 L/分に設定する。
5. マウスピースを通して薬剤を投与している間，噴霧リザーバーを直立させておく。マウスピースを小児の口にくわえさせて，持ち方を教える。小児に「時間をかけてゆっくり深く口から息を吸い込む」ように指示する。噴霧リザーバーが空になってTピースから霧が出てこなくなるまで治療を続ける（およそ8～10分）。

図36. 噴霧器と携帯型のマウスピースを使って治療を受けている小児。

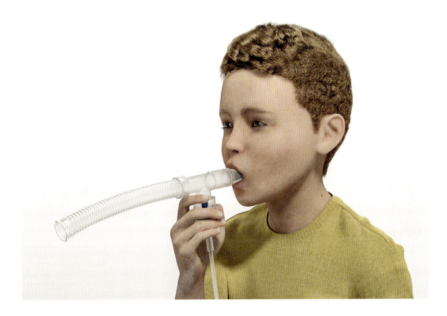

「フェイスマスク付き噴霧器を使用する手順」

以下の手順に従って，フェイスマスク付き噴霧器を使用する。

1. 噴霧リザーバーの栓を外し，薬液（サルブタモールなど）を噴霧リザーバーの中に入れて再び栓をする。
2. 噴霧リザーバーの頂上にフェイスマスクを取り付ける。
3. 柔軟な酸素チューブを噴霧リザーバーの底と与圧酸素／ガス供給源との間につなぐ。
4. ガス流量を5～6 L/分に設定する。
5. フェイスマスクを通して薬剤を投与している間，噴霧リザーバーを直立させておく。鼻と口を覆うように，フェイスマスクを小児の顔に当てる。マスクを顔に押しつけて確実に密着させること。小児に「時間をかけてゆっくり深く口から息を吸い込む」ように指示する。噴霧ボトルが空になってマスクから霧が出てこなくまるまで治療を続ける（およそ8～10分）。

定量噴霧型吸入器

「スペーサーに接続した定量噴霧型吸入器を使用する手順」

以下の手順に従い，（フェイスマスク付きまたはマスクなしの）スペーサーに接続した定量噴霧式吸入器（metered-dose inhaler, MDI）を使用する。

1. スペーサーから栓を取り外し，MDIのマウスピース部分をスペーサー器具のゴムで覆われた端に差し込む（図37）。組み立てたら，MDIとスペーサーを力強く振る。スペーサーのマウスピースを小児にくわえさせる。
   または
   フェイスマスク付きのスペーサーを使用する場合は，マスクを小児の顔に当てる。鼻と口を覆うようにして，マスクを顔に密着させる（図38）。マスクを顔に押しつけ確実に密着させる。

2. 小児の呼気時に，吸入器を押し下げてMDIを作動させ，薬剤をスペーサー器具の中に放出させる（またはそうするように小児に指示する）。小児に「3～5回ゆっくり深くマウスピースから息を吸い込み，最後の呼吸で息を10秒くらい止める」ように指示する。
   または
   フェイスマスク付きのスペーサー器具を使っている場合は，吸入器を押し下げたら，小児にマスクを通して，薬剤の放出後に3～5回の普通の呼吸をさせる。

図37. スペーサーに接続したMDIを使って自分で吸入治療を行っている小児。

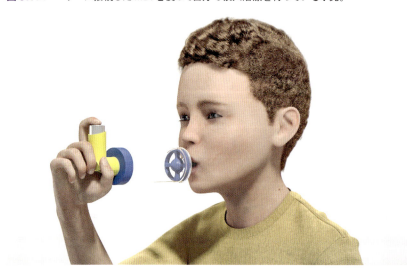

図38. マスク付きのスペーサーに接続したMDIを使って治療を受けている小児。

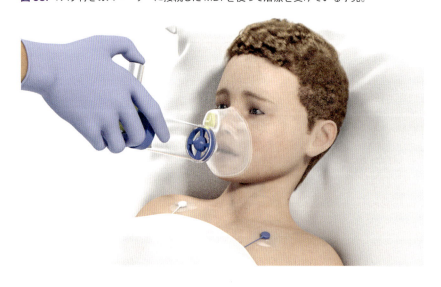

パルスオキシメトリ

「どのようなときにパルスオキシメトリを使うか」

重症な傷病児を診療するときには，パルスオキシメトリで，酸素飽和度およびその変化をモニターする。パルスオキシメータは，全ヘモグロビンに占める酸素が完全に飽和した（酸素と結びついた）ヘモグロビンの割合を測定する。ヘモグロビンは通常は酸素と結びつくが，その他の物質（一酸化炭素など）と結びつく可能性がある。酸素飽和度とは組織に対する酸素供給量と同義ではない。パルスオキシメータは換気が効果的に行われているかどうか（二酸化炭素が排出されているかどうか）についての情報は提供しない。

「パルスオキシメータの値の信頼性を確認する」

パルスオキシメータは，酸素飽和度を特定するために拍動血流を必要とする。各メーカーのパルスオキシメトリによって，どれくらい早く低酸素血症の進展を反映するか，あるいは小児の血流が低下したときの値の信頼性などが異なる。しかし，心電図モニターでの心拍数の値とパルスオキシメータの脈拍数の値とが一致しないときは，メーカーに関わらずそのパルスオキシメータは不正確である。皮膚の色素は，パルスオキシメータの機能や正確性には影響しない点に留意する。

「重要な概念：パルスオキシメータの値の信頼性」

小児の外観からパルスオキシメータの値の信頼性を確認する。またパルスオキシメータに表示される脈拍数とベッドサイド心電図モニターに表示される心拍数，もしくは身体診察で計測した心拍数とを比較する。

パルスオキシメータが脈波を検知できなかったり，間違った脈拍数を示したり，信号が弱いことを示したり，酸素飽和度の低下を示したりする場合には，ただちに小児の方の評価を行わなければならない。

もしもパルスオキシメータが脈波を検知できなかったり酸素飽和度の低下を示す場合には，ただちに小児の方の評価を行う。パルスオキシメータの誤作動と思い込んではいけない。

パルスオキシメータは，以下の状況では正しい値を示していない可能性がある。

- 表示される心拍数が小児の心拍数と一致しない
- 小児の外観が，表示される酸素飽和度と一致しない

「臨床状況での値の正確性」

パルスオキシメトリは酸素飽和度を正確に評価することができるが，酸素運搬量を示すものではなく，効果的な換気ができているかどうか（二酸化炭素濃度）を直接示すものでもない。

パルスオキシメトリは，状況によっては不正確になる可能性がある（表37）。

表 37. パルスオキシメータが不正確になる可能性がある状況

状況	原因／解決方法
心停止	原因：血流がない 解決方法：なし。心停止では多くの器具が無効である。
ショックまたは低体温	原因：血流の低下 解決方法：血流を増やす（ショックを治療する）。器具が拍動血流を検知できる別の部位（特に心臓に近い部位）を探すことができる場合がある。
動き，シバリング，または頭上の照明	原因：偽の信号による間違った酸素飽和度の値 解決方法：センサー装置を心臓に近い場所につける。器具をつける位置を光から遮蔽する（つまり，センサーを指につけるなら，外から入る光を減らすために，指を遮蔽する）。
皮膚とプローブの間の接触の問題	原因：脈拍信号が弱いか届かない 解決方法：別の部位に取り付けるか別の皮膚用プローブを用いる。
発光部とセンサー受光部とが一直線上にない	原因：脈拍信号が弱いか届かない 解決方法：発光が組織をはさんでまっすぐ受光センサーに届くように器具をつけなおす。
低心拍出状態での心不整脈	原因：不整脈が脈の検出と脈拍数の計算を妨げる 解決方法：手を使って脈拍数を評価する。不整脈の管理について専門医に相談する。

「オキシメトリ器具の正しい使い方」

プローブを，通常，手足の指に正しく取り付けることは，正確な酸素飽和度の値を出すためには必須である。プローブを正しく取り付けないと間違った低い値が出ることがある。この場合は，プローブをつけ直せば，すぐに，器具による酸素飽和度の検出が改善する可能性がある。

プローブを手足の指ではなく，次の部位に取り付けることで，装着の問題を解決できる可能性がある。乳児用プローブを利用できない場合は，成人用プローブを乳児の手または足の周りに取り付ける。血流が顕著に低下していて四肢では信号を検知できない場合は，全身循環を評価して補助し，乳児用プローブを耳朶に取り付ける。

気管挿管

「適応となりうる場合」

初期介入を行っても効果的な気道確保，酸素化または換気を維持できない場合は，気管挿管を検討する。

「気管挿管の準備」

気道管理スキルステーションでは，気管挿管に必要な器具について理解する必要がある（表 38）。

「挿管患者の突然の悪化（DOPE 暗記法）」

挿管患者の突然の悪化では，複数の合併症のいずれかが原因となっている可能性がある。これらの原因は以下のように，それぞれの頭文字をとって **DOPE** と覚える。

- チューブのずれ（Displacement of the tube）：チューブが気管外にずれたり，左右の主要気管支に達したりする場合がある。
- チューブの閉塞（Obstruction of the tube）：チューブの閉塞は，分泌物，血液，膿汁，異物，またはチューブのねじれが原因となって生じる場合がある。
- 気胸（Pneumothorax）：単純性気胸では，一般に酸素化の突然の悪化（SpO_2の突然の低下により判明）および胸郭拡張減少と病変側の呼吸音減弱が認められる。緊張性気胸では，上記に加え，低血圧および心拍出量の減少が明らかになる場合がある。通常は気管が病変側から離れる方向に偏位する。
- 機器の不具合（Equipment failure）：機器の不具合は，換気装置からの酸素供給路の接続外れ，人工呼吸器の回路からの空気漏れ，人工呼吸器への電源供給停止，バッグまたは回路に付いている弁の故障など，さまざまな原因により生じる場合がある。

「患者の状態の評価」

挿管患者の状態が悪化した場合は，最初に酸素化と換気の補助を行う。補助を試みながら，迅速に小児を評価することで，悪化の原因を判断し，改善を試みる。小児に人工呼吸器を使用している場合は，バッグを用いて用手換気を行いながら，以下のように患者の気道確保，換気，および酸素化を評価する。

- 胸の上がり，および胸の動きの左右対称性を観察する。
- 両側の前胸部，中腋窩線上，胃上を聴診する。非対称性の呼吸音または呼気性喘鳴などの異常音がないか，側面の肺野を注意深く聴診する。
- モニター（パルスオキシメトリや，利用可能であれば呼気 CO_2 モニターなど）をチェックする。
- 心拍数をチェックする。
- 分泌物による閉鎖が疑われる場合は，気管チューブを吸引する。
- 小児の興奮を抑制して換気を管理する必要があれば，鎮静薬または鎮痛薬を使用するが，神経筋遮断薬は併用する場合も併用しない場合もある。これらの薬剤は，急迫症状の治療可能な原因を除外し，陽圧人工呼吸が実施可能であることを確認した「後」にのみ投与する。

初期の評価によって，必要な対応の緊急性を判断する。気管チューブが気道内にあることを確認できない場合は，チューブが声門を通過していることを直接視診することが望ましい。小児の状態が悪化しており，チューブが気管内にないことが強く疑われる場合は，気管チューブを取り外して，バッグマスクによる換気が必要になる場合がある。

「患者の興奮状態」

気管チューブの位置および開通性を確認し，換気用具の故障および気胸がないと判断したら，酸素化と灌流について評価する。酸素化と灌流が適切であるか，変化がない場合は，興奮，疼痛，または過剰な動きによって適切な換気が妨げられている可能性がある。

その場合は，以下の対応を 1 つ以上試みる。

- 鎮痛薬（フェンタニル，モルヒネなど）による疼痛コントロール
- 不安または興奮に対しては鎮静薬（ロラゼパム，ミダゾラムなど）の投与
- 筋弛緩薬と鎮痛薬または鎮静薬を併用して，換気を最適化し，圧外傷および偶発的なチューブの位置ずれのリスクを最小化

人工呼吸器の使用中は，臨床評価の補助として連続呼気 CO_2 モニターが標準的となる。呼気 CO_2 が急激に減少した場合は，気管チューブの位置ずれまたは心停止が発生している可能性がある。また，呼気 CO_2 が徐々に減少している場合は，気管チューブの閉塞または心拍出量の減少が発生している可能性がある。さらに，低換気や過換気の検出に呼気 CO_2 モニターが役立つ場合があり，そのため搬送および診断処置中には特に有用である。院内および病院間の搬送時には，呼気 CO_2 検出器または呼気 CO_2 モニターを使用する。

表38. 気管挿管における必要器具の挿管前チェックリスト

確認	器具
	ユニバーサルプレコーション（普遍的予防策）（手袋，マスク，保護めがね）
	心電図モニター，パルスオキシメータ，および血圧モニタリング装置
	呼気終末 CO_2 検知器または呼気 CO_2 モニター（または必要に応じて食道挿管検知器）
	静注および骨髄内投与器具
	酸素投与，バッグマスク（適切なサイズ）
	経口／気管吸引器具（適切なサイズ），稼働することを確認
	口咽頭エアウェイおよび鼻咽頭エアウェイ（適切なサイズ）
	気管チューブ，スタイレット（全サイズ）付きで，内径が患者の予想サイズより 0.5 mm 太いサイズと細いサイズ。カフなしの気管チューブよりもカフ付き気管チューブを選択するほうが妥当
	喉頭鏡（マッキントッシュ型ブレードと直線型ブレード），ビデオ喉頭鏡，予備の喉頭鏡
	試験的に気管チューブバルーンを膨らませるための 3 mL，5 mL，10 mL シリンジ
	チューブを固定するための粘着テープ，布テープ，または市販の気管チューブ固定器
	頭または胴の下に敷いて気道を確保するためのタオルまたはパッド
	気道確保が難しい場合や合併症が予測される場合は，必要に応じて特別な器材を準備（声門上エアウェイ，経気管器具，輪状甲状軟骨間膜切開用器具など）

パート 9

ショックの認識

ショック状態にある場合は，それを迅速に判定し，ただちに介入を行うことが転帰の改善に最も重要である。治療を行わないと，ショックから急速に心肺機能不全へと進行し，心停止にいたる可能性がある。乳児や小児が，ショックを不適切に治療されて心停止に陥った場合の転帰は不良である。

本パートでは，以下について考察している。

- ショックの病態生理
- ショックのタイプによる血圧への影響
- 収縮期血圧によるショックの重症度分類（代償性または低血圧性）
- 4 タイプのショックの病因と徴候
- 心血管系を評価するための体系的なアプローチ

評価は，小児のショックをタイプと重症度に基づいて判定するのに役立つ。これらの臨床的所見は，「パート 10：ショックの管理」で考察するように，介入の指針となる。ショックを認識し，治療の優先順位を決め，治療を開始するまでが早ければ早いほど，転帰が良好となる可能性が高くなる。

学習目標

このパートの終了時に，代償性ショックと低血圧性ショックを区別することができるようになる。

このコースでは，ショックのさまざまなタイプと重症度を判定する必要がある。患者情報の評価は，効果的な介入の判断に役立つ。

ショックの定義

「ショック」とは，代謝需要および組織の酸素化を満たすのに不十分な組織灌流を特徴とする生理的状態である。多くの場合，末梢および終末臓器の循環不良が特徴的だが，常に認められるとは限らない。小児のショックの大半は心拍出量の低下を特徴とするが，ショックのタイプによっては（敗血症やアナフィラキシーに起因するショックなど），心拍出量が増加するものもある。ショックは，タイプを問わず重要臓器の機能障害を引き起こす可能性がある。例えば，脳（意識レベルの低下）や腎臓（尿量低下，濾過障害）などである。

「重要な概念：ショックと血圧」

ショックの定義では，低血圧の存在を必要としない。ショックは，収縮期血圧が正常，上昇，または低下している場合がある。

ショックの発生原因としては，以下のものが考えられる。

- 不十分な循環血液量または酸素運搬能（出血性ショックを含む循環血液量減少性ショック）
- 循環血液量と血流の不適切な分布（血液分布異常性ショック）
- 心筋収縮力障害（心原性ショック）
- 血流の閉塞（閉塞性ショック）

発熱，感染，傷害，呼吸窮迫，疼痛のような状態は，組織の酸素と栄養の需要を増加させることによってショックの一因となりうる。酸素供給不足，酸素需要の増加，またはその両方が原因であるかどうかにかかわらず，「組織への酸素と栄養の供給が代謝需要と比較して不十分な状態である。」不十分な組織灌流は，組織低酸素症，嫌気性代謝，乳酸や CO_2 の蓄積，不可逆的な細胞障害を引き起こし，最終的に臓器損傷を引き起こす可能性がある。そして，心血管虚脱では急速に，または多臓器不全ではより緩徐に死にいたる恐れがある。

「重要な概念：ショックの治療目標」

ショックを治療する目標は，全身循環および酸素供給量を改善して終末臓器傷害を防ぎ，心肺機能不全と心停止への進行を止めることである。

ショックの病態生理

心肺系の主要な機能は，体組織に酸素を供給し，細胞代謝による代謝副産物（主として CO_2）を除去することである．組織の需要に対して酸素を十分に供給できない場合，細胞は嫌気性代謝によりエネルギーを産生するが，その副産物として乳酸が産生される．嫌気性代謝では限られた細胞機能しか維持することができない．酸素供給が回復しないと，臓器の機能障害または機能不全にいたる．

「重要な概念：
中心静脈血酸素飽和度（$ScvO_2$）と心拍出量」

代謝需要が正常な健康小児の場合，動脈血には組織が必要とするよりも多くの酸素が含まれている．需要の増加または酸素供給量の減少，あるいはその両方が発生した場合，供給された酸素を組織が取り込む割合が増加する．これにより，心臓に戻る静脈血の酸素飽和度が低下する．そのため，$ScvO_2$ により，酸素の供給と需要のバランスを評価することができる．代謝需要と酸素含量に変化がない場合，$ScvO_2$ の低下は心拍出量の低下，つまりは組織への酸素供給量の減少を示す．供給量減少の結果として，酸素の取り込みの増加が発生する．

組織への酸素供給の要素

組織への酸素供給が十分であるかは，以下の因子に左右される（図39）．

- 血液中の酸素含量が十分にあること
- 組織への血流（心拍出量）が十分であること
- 組織への血流の分布が適切であること

ヘモグロビン濃度とヘモグロビン酸素飽和度（動脈血酸素飽和度（SaO_2））によって血液中の酸素含量がほとんど決まる．血漿は少量の溶存酸素を運搬する．

「重要な概念：
低酸素血症の代償機序」

体の一部や臓器に十分な酸素が供給されないと，組織低酸素症となる．酸素飽和度の低下（低酸素血症）のみでは，必ずしも組織低酸素症になるわけではない．組織への酸素供給量は，動脈血酸素含量（ヘモグロビン結合酸素と溶存酸素の和によって決定）と 1 分間に駆出される血液量（心拍出量）の積である．心拍出量が酸素含量の低下に応じて増加する場合，低酸素血症であっても酸素供給は正常な場合がある．

低酸素血症が慢性化すると（未修復のチアノーゼ性心疾患など），ヘモグロビン濃度が上昇する（赤血球増加症）．酸素飽和度が低くても，ヘモグロビン濃度上昇により血液の酸素運搬能は増加し，動脈血酸素含量をほぼ正常レベルに維持する助けとなる．

心拍出量が低下または低酸素血症が悪化すると，このような代償機序で組織酸素供給を維持するには不十分となり，組織低酸素症が発生する可能性が高くなる．

心拍出量と血管抵抗により，組織への適切な血流が決定される。心拍出量（心臓から 1 分間に駆出される血液量）とは，1 回拍出量（1 回の収縮で心室から駆出される血液量）と心拍数（心室が 1 分間に収縮する回数）の積である。

心拍出量 ＝ 1 回拍出量 × 心拍数

本式によると，心拍数が減少した場合に心拍出量を維持するためには，それに反比例して 1 回拍出量を増加させる必要がある。心拍数もしくは 1 回拍出量のいずれか，またはその両方を増加させることで，心拍出量が増加する。ただし，心拍数増加による心拍出量増加には限界がある。極度の頻脈不整脈（上室性頻拍など）のような非常に速い，心拍数，心室充満時間が短くなる（すなわち拡張期が大幅に短縮する）ため，1 回拍出量が低下することがある。完全房室ブロックや接合部性頻拍などの一部の不整脈は心房収縮（通常は心室充満の約 25 ％を担う）が心室収縮に先行しないためである，心室充満の低下に関連している可能性がある。

「重要な概念：
心拍数に依存する乳児の心拍出量」

乳児は 1 回拍出量が非常に小さく，増加する余地が限られているため，心拍出量の維持または増加は，適切な心拍数に依存している。青少年および成人は 1 回拍出量を増加させる能力が高いため，心拍出量は心拍数にそれほど依存していない。

適切な血流の分布は，特定臓器へ血液を供給する血管内径によって決まる。この特性は「血管抵抗」と呼ばれる。血管が太いと血管抵抗は低く，細いと高くなる。血管抵抗は組織によって調節され，代謝需要に見合うように局所的に血流が制御される。血管抵抗の異常な増大（血管収縮），または異常な低下（血管拡張）が生じると，心拍出量が十分でも，血流の分布に影響する。

図 39. 酸素供給に影響する因子。

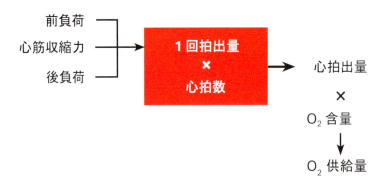

1 回拍出量

「1 回拍出量」は，1 回の収縮で心室から駆出される血液量であり，以下に示す 3 つの因子で決まる。

- 前負荷：収縮前に心室に存在する血液量
- 心筋収縮力：収縮の強さ
- 後負荷：心室が血液を駆出したときに受ける抵抗

不十分な前負荷は，1 回拍出量低下と，結果として起こる心拍出量低下の原因で最も多くみられる。さまざまな病態（出血，重症の脱水，血管拡張など）により前負荷が不十分となり，循環血液量減少性ショックに陥ることがある。

前負荷は，中心静脈圧の測定によって間接的に評価することができるが，中心静脈圧と前負荷との関係は複雑である。心室に対する前負荷とは，心室線維を伸長させる収縮前の心室内「血液量」（拡張末期容積）である。ただし，臨床的に使用される測定値は，圧力である。心室容積の変化と心室拡張末期圧の変化の関係は，心室コンプライアンス（逆に言えば心室の硬さ）の影響を受ける。

一般に右室の前負荷の評価は，上大静脈または右房で測定された中心静脈圧の測定によって行う。通常は，中心静脈圧の上昇は，右室や拡張末期容積と前負荷の増加に対応している。ただし，緊張性気胸または心タンポナーデによって右房および右室周辺の圧が上昇している場合，先天性心疾患または肺高血圧症により右室が硬くなっている（コンプライアンスが低い）場合には，右室の拡張末期容積と前負荷が増加していない（あるいは低下している）にかかわらず，心室拡張末期圧は上昇する。

前負荷は総循環血液量と同じではない。定常状態では，多くの血液（約70％）は静脈内にある。総循環血液量が維持されている場合に静脈が拡張すると，駆動圧の低下によって心臓に戻る血液量が不十分になる場合がある（前負荷の低下）。これは敗血症に伴う問題の1つであり，敗血症ではしばしば重度の静脈拡張を呈するため，前負荷が不十分となる可能性がある。さらに，血流の分布異常により，組織低酸素症が引き起こされることもある。

心筋収縮力低下（「心筋機能障害」ともいう）により，1回拍出量および心拍出量が低下し，心原性ショックにつながる可能性がある。心筋収縮力低下の原因には，内因性のポンプ機能障害や，心筋の炎症（心筋炎）などの後天性の異常が挙げられる。心筋収縮力低下は，低血糖などの代謝障害，または中毒性物質の摂取（カルシウム拮抗薬など）によっても発生することがある。

小児では，「後負荷の増加」が1回拍出量低下や心拍出量の障害の一次的な原因となることはまれである。心拍出量が低下すると，身体は血圧と重要臓器への血流を維持するため，血管を収縮させて対応する。逆説的に，血管収縮により心室駆出に対する抵抗が上昇し，さらに1回拍出量と心拍出量が低下する。重度の肺高血圧や全身性高血圧，先天性大動脈奇形といった特定の病態では，後負荷が著しく増加して心原性ショックにいたる可能性がある。

代償機序

ショック状態に陥ると，代償機序により重要臓器への酸素供給を維持しようとする。この機序としては，以下のものが挙げられる。

- 頻拍
- 体血管抵抗（systemic vascular resistance, SVR）の増加（血管収縮）
- 心収縮力の増加（心筋収縮力）
- 静脈平滑筋の緊張の増加

心拍出量維持のために最初に生じる身体反応は，心拍数の増加（頻拍）であり，これによってある程度まで心拍出量を高めることができる。

組織への酸素供給量が減少すると，非重要臓器や組織（皮膚，骨格筋，腸管，腎臓など）から重要臓器（脳，心臓など）へ血流が再分配されたり，シャントされたりする。この再分配は，「SVRの選択的上昇（血管収縮）」によって生じる。このため，臨床的には末梢循環の低下（毛細血管再充満時間の遅延，四肢冷感，末梢の脈拍が微弱），腸管や腎臓への灌流減少（尿量低下）が認められる。

1回拍出量と心拍出量を維持するもう1つの代償機序は，「心臓の収縮力（心筋収縮力）の増加」で，心室を空にしようと収縮させる。1回拍出量は，「静脈平滑筋の緊張の増加」により心臓への静脈還流および前負荷が改善されることでも代償される。

血圧への影響

血圧は，心拍出量とSVRによって決まる。心拍出量が低下しても，SVRが増加すれば血圧を維持できる。ショック状態の小児では，この代償機序が非常に効果的に作用するため，収縮期血圧が初期には正常か，やや高めに維持されることがある。SVRが高いと拡張期血圧が上昇するため，収縮期血圧と拡張期血圧の差である脈圧は減少することが多い。これに対し，SVRが低いと（敗血症の場合など），拡張期血圧が低下し，脈圧が増大する。

心拍出量が不十分であれば，血圧が正常であっても組織灌流は損なわれる。乳酸アシドーシスや終末臓器の機能不全などの組織低灌流の徴候は，血圧が正常でも発現する。

SVRが高くなって限界に達すると，血圧の低下が始まる。その後，重要臓器への酸素供給が大きく損なわれる。臨床的徴候としては，代謝性アシドーシス，および終末臓器機能不全のエビデンス（意識障害や尿量低下など）が認められる。最終的に心筋への酸素供給が不十分になれば，心筋機能障害，1回拍出量低下，低血圧が引き起こされる。これらの障害は，急速に心血管虚脱，心停止，不可逆的な終末臓器障害につながりうる。

重症度別のショックの判定（血圧への影響）

ショックの重症度は，収縮期血圧への影響によって表されることが多い。代償機序によって収縮期血圧が正常範囲内（年齢相応の収縮期血圧の 5 パーセンタイル超）に維持されている場合は，「代償性」ショックと呼ばれる。代償機序が破綻して収縮期血圧が低下した場合は，「低血圧性」ショック（以前は「非代償性」ショックと呼ばれていた）として分類される。小児の血圧が正常な場合であってもショックが存在する場合があることを覚えておかなければならない。

低血圧性ショックは，血圧測定で容易に判定できるが，代償性ショックの診断は，低血圧性ショックより難しいといえる。ショックの重症度は軽度から重度まで，さまざまな場合があり，その症状は，ショックのタイプと小児の代償反応に左右される。ショックの重症度の決定には血圧を使用する。ただし，小児においては，代償性ショックと低血圧性ショックのどちらも，悪化するリスクが高い。心拍出量が低下している（循環血液量減少性ショック）が，重度の血管収縮により平均血圧が正常な小児は，心拍出量が正常または増加していて（敗血症性ショック），拡張期血圧が低い小児よりも，終末臓器障害が強い可能性がある。

血圧はショックの重症度を分類する方法の 1 つであるため，自動血圧計の測定値は末梢循環が十分な場合のみ正確であることを認識することが重要である。末梢の脈拍が触知できず，四肢が冷たく循環不良の場合は，自動血圧計の測定値が信頼できないことがある。臨床評価全体に基づいて小児を治療する必要がある。血圧の測定が不可能な場合は，組織灌流の臨床評価を行って治療の指針とする。

代償性ショック

「代償性ショック」とは，不十分な組織灌流を示す臨床的徴候はあるが，患者の血圧が正常範囲内に収まっている臨床状態を指す。この段階のショックでは，重要臓器への酸素と栄養の供給が損なわれていても，血圧の維持は可能である。臨床的所見としては，頻拍，毛細血管再充満時間の遅延，意識状態の変化，尿量減少などが挙げられる。

「重要な概念：
ショックの判定における収縮期血圧」

「代償性ショック」とは，小児に循環不良の徴候がみられるが，収縮期血圧が正常である（血圧が代償されている）状態を指す。収縮期血圧は，医学集会の合意の下で，ショックに伴う低血圧の有無の判定に用いられている。代償性ショックに陥った乳児や小児は，収縮期血圧が正常でも重篤な状態である可能性がある。

酸素供給が制限されると，脳や心臓への血流を正常に維持しようとする代償機序が働き，ショックの存在を知る手掛かりとなるが，ショックのタイプにより異なる。ショックの一般的な代償機序およびこれらの機序に伴う心血管系の徴候を表 39 に示す。

ショックのタイプに特有な徴候については，本パートで後述する「タイプ別のショックの判定」において考察する。

表 39. 心血管系の代償機序による一般的なショックの徴候

代償機序	領域	徴候
心拍数増加	心臓	頻拍
SVR 上昇	皮膚	冷感, 蒼白, まだら模様, 発汗
	末梢循環	毛細血管再充満時間の遅延
	脈拍	末梢脈拍が微弱, 脈圧減少（拡張期血圧上昇）
腎臓および腸管の血管抵抗上昇（これらの領域以外への血流再分布）	腎臓	乏尿（尿量低下）
	腸管	嘔吐, イレウス
大脳自己調節能	脳	意識変容, 不安／情動不安, 見当識障害, 意識レベルの低下, 場合によっては昏睡

低血圧性ショック

低血圧性（非代償性）ショックは, さまざまな原因によって発現する可能性があるが, 灌流障害のエビデンスによって特徴付けられ, 是正しなかった場合は急速に心停止に進行する。徴候としては, 異常な臨床的外観および重度の灌流障害のエビデンス（末梢脈拍が弱い, または触れない, 中枢脈拍が弱い, 四肢の冷感, まだら模様の皮膚, 意識レベルの変容）などが挙げられる。ショックの重症度は連続的に進行するため, ショックの自他覚症状が見られる場合は, 直接的血圧測定によって低血圧が証明されるのを待たずに, 即座に対処すべきである。

低血圧は, ほとんどのタイプのショックで晩期にみられる所見であり, 心停止が差し迫っていることを示している可能性がある。敗血症メディエーターにより血管拡張が誘発され, SVR が低下するため, 敗血症性ショック初期から低血圧になることがある。このような状況にある小児は, 低血圧であるにもかかわらず, 最初は四肢が温かく, 毛細血管再充満時間が正常で, 末梢の脈拍も十分にみえる場合がある。

「重要な概念：
敗血症性ショックにおける低血圧」

低血圧の計算式：1～10 歳の小児では, 収縮期血圧が以下の式で求められる値を下回る場合が低血圧である。70 mmHg ＋ ［小児の年齢 × 2］ mmHg

詳細については,「表 17：収縮期血圧と年齢による低血圧の定義」（パート 4）を参照のこと。

収縮期血圧は, 患者の心拍出量, 循環血液量, および SVR が複雑に組み合わさったものである。敗血症性ショックは動的過程であり, 常に特異的な臨床所見に従うとは限らない。臨床所見は時間の経過とともに進行する可能性が高いため, 連続的な評価が必須である。低血圧は早期または晩期に現れる敗血症性ショックの徴候である可能性があるため, 即時に認識し, 積極的に治療しなければならない。

「加速度的進行過程」

ショックの進行は予測できない。代償性ショックから低血圧性ショックへの進行には数時間を要するが,低血圧性ショックから心肺機能不全,さらに心停止へはたった数分で進行することがある。この進行は一般に,「加速度的進行過程」と呼ばれる(図40)。

図40. ショックの加速度的進行過程。

代償性ショック

⬇

低血圧性ショック　　数時間と考えられる

⬇

心停止　　数分の可能性がある

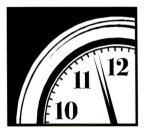

> **「重要な概念：進行の阻止」**
>
> 代償性ショックから低血圧性ショック,さらには心肺機能不全や心停止にいたる進行をくい止めるためには,ショックを早期に認識し,迅速に介入することが不可欠である。

これらの症状およびその他の臨床症状の詳細については,本パートで後述する。

タイプ別のショックの判定

ショックは，以下の基本的な4タイプに分類できる（このパートで後述する表48を参照）。

- 循環血液量減少性：胃腸炎，熱傷，出血，不十分な水分摂取，体液喪失量の増加，敗血症，浸透圧利尿に起因する
- 心原性：先天性心疾患，心筋炎，心筋症，不整脈に起因する
- 血液分布異常性：敗血症，アナフィラキシー，脊髄損傷に起因する
- 閉塞性：緊張性気胸，心タンポナーデ，肺塞栓症，動脈管依存性先天性心疾患（大動脈縮窄，左室低形成など）の乳児における動脈管の収縮に起因する

循環血液量減少性ショック

「循環血液量減少性ショック」とは，循環血液量が低下した臨床状態を指す。小児患者のショックとしては最も多くみられるタイプであり，血管外の水分喪失（下痢，脱水など）または循環血液量減少（出血など）を原因として，前負荷および心拍出量が低下する。循環血液量減少性ショックにつながる循環血液喪失の原因として，以下のものが考えられる。

- 下痢
- 嘔吐
- 出血（内出血および外出血）
- 不十分な水分摂取
- 浸透圧利尿（糖尿病性ケトアシドーシス（Diabetic Ketoacidosis, DKA）など）
- サードスペースへの水分喪失（組織への水分漏出，敗血症の場合など）
- 広範囲熱傷

循環血液量減少性ショックは血管内血液量の絶対的な不足の結果であるが，実際には血管内と血管外の両方の水分喪失を示すことが多い。その結果，十分な輸液蘇生を行うには，推定される血管内不足量以上の輸液のボーラス投与がしばしば必要となる。

循環血液量減少性ショックでは，頻呼吸，すなわち酸塩基平衡を維持するための呼吸性代償がよくみられる。過換気から呼吸性アルカローシスになることで，ショックに伴う代謝性アシドーシス（乳酸アシドーシス）が部分的に代償される。

「循環血液量減少性ショックの病態生理」

循環血液量減少性ショックは，1回拍出量と心拍出量の低下をもたらす前負荷の減少を特徴とする。頻拍，SVR上昇，心筋収縮力増加が主要な代償機序である。

- 前負荷：減少
- 心筋収縮力：初期は正常または増加
- 後負荷：増加

「循環血液量減少性ショックの徴候」

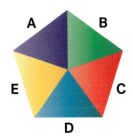

初期評価（第一印象）と一次評価で判明する循環血液量減少性ショックの典型的な徴候を表40にまとめている。

敗血症性，アナフィラキシー性，神経原性，およびその他の血液分布異常性ショックは，循環血液量減少性ショックには分類されないが，「相対的な」循環血液量減少を特徴とする。この相対的な循環血液量減少は，動脈および静脈の血管拡張，毛細血管透過性の亢進，間質への血漿の喪失（「サードスペーシング」または毛細血管漏出）によって引き起こされる。

表40. 循環血液量減少性ショックに一致する所見

一次評価	所見
気道（Airway）	意識レベルが著しく低下しない限り，通常，気道は開通している
呼吸（Breathing）	呼吸努力の増加を伴わない頻呼吸（quiet tachypnea）
循環（Circulation）	• 頻拍 • **正常収縮期血圧，脈圧減少，または脈圧減少を伴う収縮期低血圧*** • 末梢脈拍が微弱または消失 • 中枢脈拍が正常または微弱 • 毛細血管再充満時間の遅延 • 皮膚冷感，蒼白，まだら模様，発汗 • 四肢遠位部の黒ずみ／蒼白 • 意識レベルの変化 • 乏尿
神経学的評価（Disability）	ショックの進行に伴い意識レベル低下
全身観察（Exposure）	しばしば四肢が体幹より冷たい

*循環血液量減少性ショックと血液分布異常性ショックを区別する徴候。

血液分布異常性ショック

「血液分布異常性ショック」とは，SVRの低下により，血液量と血流の分布異常をきたした臨床状態である。これに分類されるものとして以下が含まれる。

- 敗血症性ショック
- アナフィラキシーショック
- 神経原性ショック（脊髄損傷など）

敗血症性ショックとアナフィラキシーショックでは，毛細血管透過性亢進により，血管内腔からの循環血液量喪失（つまり前負荷減少）を伴う場合もある。神経原性ショックでは交感神経系の緊張が消失し，血管拡張と代償機序（頻拍および末梢血管収縮）の喪失をきたす。

敗血症による血液分布異常性ショックは，通常，SVRの低下による血流の分布異常が特徴である。動脈拡張および静脈拡張により，静脈系での血液貯留および相対的循環血液量減少が発生する。さらに，敗血症性ショックでは毛細血管透過性が亢進するため，血管腔から血漿が漏出する。これにより循環血液量減少がより顕著となる。敗血症性ショックでは，心筋収縮力が低下することもある。

アナフィラキシーでのショックは，動脈および静脈の拡張，毛細血管透過性の亢進に起因し，血圧が低下する。心係数の代償的上昇が見られる場合もあるが，最終的には相対的循環血液量減少によって血圧が低下する。

神経原性ショックは全身性の血管緊張喪失を特徴とし，高位頸髄損傷の後に発生する場合が多く，重症の血管拡張と低血圧にいたる。通常であれば，交感神経系により低血圧に反応して心拍数が増加するが，神経原性ショックに陥った小児は，低血圧に反応して心拍数を増加させることができない。その結果，心拍出量および組織への血流が激減する。

「血液分布異常性ショックの病態生理」

血液分布異常性ショックでは，心拍出量は増加，正常，低下のいずれの場合もありうる。心筋機能障害がみられることもあるが，特に積極的に輸液蘇生が実施されたりSVRが低下したりしている場合は，1回拍出量が適切に保たれる可能性がある。頻拍や（輸液蘇生による）心室の拡張末期容積の増加は，心拍出量の維持に役立つ。組織灌流は血流の分布異常により損なわれる。十分な灌流がみられない組織床（内蔵循環，腎循環など）もあれば，代謝需要を超える灌流がみられる組織（骨格筋や皮膚など）もある。低酸素組織は乳酸を生成し，代謝性アシドーシスにつながる。血液分布異常性ショックに陥った小児では，臨床経過の早期にSVRの低下と皮膚への血流増加が認められる場合があり，四肢が温かくなり，末梢に反跳脈が生じる（「温ショック」）。

通常，血液分布異常性ショックでよくみられる心拍出量上昇およびSVR低下は，心原性ショックおよび閉塞性ショックでみられる心拍出量低下およびSVR上昇と異なっている。血液分布異常性ショックの進行に伴って，付随する循環血液量減少または心筋機能障害，あるいはその両方によって心拍出量が低下する。その後，SVRが上昇して，皮膚への血流不良，四肢冷感，および脈拍微弱の原因となることがある（「冷ショック」）。したがって，血液分布異常性ショックの晩期は，心原性ショックと同様な臨床像となる可能性がある。

血液分布異常性ショックは，ほとんどの場合，以下を含む多数の心血管機能の変化を特徴とする。

- 通常，拡張期血圧の低下の原因となるSVR低下は，脈圧増大の病因であり，血液分布異常性ショックの初期に多くみられるが，必ずしも現れるとは限らない
- 一部の末梢組織床への血流増加
- 内蔵や腎臓の血管床の循環不良
- 炎症性メディエーターや他のメディエーターおよび血管作動性物質の放出
- 毛細血管からの漏出による血管内容量の喪失
- 循環不良な組織床における乳酸蓄積

「重要な概念：相対的循環血液量減少」

ほとんどのタイプの血液分布異常性ショックは，一般的に循環血液量減少性ショックとして分類されないが，適切な輸液蘇生が行われない限り，すべて，相対的循環血液量減少を特徴とする。

「血液分布異常性ショックの徴候」

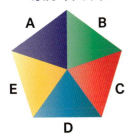

初期評価（第一印象）と一次評価で判明する血液分布異常性ショックの典型的な徴候を表41にまとめている。

表41. 血液分布異常性ショックに一致する所見

一次評価	所見
気道（Airway）	意識レベルが著しく低下しない限り、通常、気道は開通している
呼吸（Breathing）	肺炎、ARDS、肺水腫、気管支けいれんなど新たな障害がない限り、通常は呼吸仕事量の増加を伴わない（「quiet tachypnea」）
循環（Circulation）	・頻拍（大半）、徐脈（非常にまれ）（通常は重篤な高位頸髄損傷による神経原性ショックなど）、末梢脈拍の反跳（早期）*または減弱（晩期） ・毛細血管再充填迅速（早期）*または遅延（晩期） ・温かく、紅潮した末梢皮膚（四肢の温感、早期）* または 血管収縮を伴う蒼白でまだら模様の皮膚（四肢の冷感、晩期） ・脈圧増大を伴う低血圧（四肢の温感がみられる場合、早期）* または 脈圧減少を伴う低血圧（四肢の冷感がみられる場合、晩期） または 血圧が正常な場合もある ・意識レベルの変化 ・乏尿
神経学的評価（Disability）	意識レベルの変化
全身観察（Exposure）	・発熱または低体温症 ・四肢温感（早期）または四肢冷感（晩期）がみられることがある ・点状出血あるいは紫斑様の発疹（敗血症性ショックでみられることがある）または蕁麻疹（アナフィラキシー）*

*血液分布異常性ショックとその他のショックのタイプを区別する徴候。

「敗血症性ショック」

敗血症は、乳児や小児のショックの重要な原因である。「敗血症」および「敗血症性ショック」は、感染病原体または炎症性の刺激を原因とするショックを表す用語として使用されている。

敗血症性ショックは血液分布異常性ショックの中で最もよくみられるタイプである。感染性微生物やその副産物（エンドトキシンなど）に対する異常な宿主免疫反応が原因であり、細い血管が拡張して水分が組織に漏出する原因となる。

感染とは、病原性または潜在的に病原性のある微生物が、通常は無菌状態の組織、体液、体腔に侵入することで発生する病理過程である。感染は、培養、組織染色、またはポリメラーゼ連鎖反応試験の陽性結果によって疑われるか実証される。このような試験を実施できない場合の感染のエビデンスとしては、診察、画像診断、または検体検査での陽性所見が、宿主反応（通常は無菌状態の体液中の白血球、内臓穿孔、肺炎と一致する胸部X線像、点状出血または紫斑、電撃性紫斑など）を引き起こしている病原微生物による組織侵入と一致していることなどが挙げられる。

敗血症性ショックの病態生理

小児の敗血症性ショックは一般的に，早期の全身性炎症反応から晩期の敗血症性ショックにいたるまで，連続して進行する。臨床症状や増悪の様式はさまざまであるため，この連続性は数日かかる場合もあれば，わずか数時間で進展する場合もある。

- 前負荷：減少
- 心拍出量：正常または増加（早期），減少（晩期）
- 後負荷（SVRなど）：さまざま

敗血症に対する炎症カスケード反応

敗血症性カスケードの病態生理学は以下のとおりで，「全身性炎症反応」と呼ばれることが多い。

- 感染性微生物やその副産物（エンドトキシンなど）によって，好中球，単球，マクロファージなどの免疫系が活性化される。
- これらの細胞自体，またはこれらの細胞と感染性微生物との相互作用によって，炎症反応を持続させる炎症性メディエーター（サイトカイン）の放出や活性化が刺激される。
- サイトカインは，血管拡張や血管内膜（内皮細胞）への損傷を引き起こし，毛細血管透過性亢進をもたらす。
- また，凝固系カスケードを活性化し，微小血管血栓症および播種性血管内凝固症候群（disseminated intravascular coagulation, DIC）を引き起こす場合がある。
- 特定の炎症性メディエーターは，心筋収縮力を低下させ，心筋機能障害を引き起こす場合がある。

敗血症性ショック治療の課題

敗血症性ショックでは，循環不良と，微少血管血栓症を併発する可能性から虚血をもたらす。この虚血はびまん性で斑状であるため，低酸素症と虚血の程度は各臓器によってさまざまである。体中の循環が一様でないことが，敗血症の治療をこれほど困難にしている理由である。

敗血症性ショックにおける副腎不全

副腎は敗血症性ショックにおいて，特に微少血管血栓症や出血を生じやすい。副腎は，身体のストレス反応に重要なホルモンであるコルチゾールを生成するため，敗血症の小児は絶対的または相対的な副腎不全を発症する可能性がある。敗血症性ショックでは，副腎不全がSVRの低下と心筋機能障害の一因となる。

敗血症性ショックの徴候

早期の敗血症性ショックの徴候は軽微であることが多く，初期は末梢の灌流が十分に見えるため，認識が困難な場合がある。敗血症性ショックは感染またはその副産物をきっかけとして発生するため，小児に発熱または低体温症がみられることがあり，白血球（WBC）数は減少，正常，増加のいずれの場合もありうる。

敗血症ショックに陥った小児では，「タイプ別のショックの判定」の項に示す所見に加えて，診断的検査でその他の異常が判定される場合がある。例えば，代謝性アシドーシス，呼吸性アルカローシス，白血球増加（WBC数高値），白血球減少（WBC数低値），左方移動（桿状核球または未成熟白血球の割合の上昇）などが挙げられる。また感染症の種類によっては，小児が点状出血または紫斑を発症する場合もある。

敗血症性ショックにおける $ScvO_2$

循環血液量減少性ショックや心原性ショックとは対照的に，敗血症性ショックでは $ScvO_2$ が正常，増加，または低下することがある。不十分な心拍出量／心係数を呈しているにもかかわらず，$ScvO_2$ が正常あるいは上昇する理由は，次の2つの機序によって説明できる。敗血性ショックではこのような状況が起こりうるため，十分な酸素供給のマーカーとしては $ScvO_2$ よりも乳酸が有用である。

- SVR が低く，心拍出量が多い小児では，一部の組織が必要とするより多くの血流を受けているため，血液からの酸素取り込みが比較的少ない。他の組織は十分な血流を受けていないため，酸素を取り込む機会がない。
- 敗血症の小児は，細胞レベルで酸素を利用できない場合がある。

敗血症で毒物や炎症性メディエーターが循環すると，酸素が十分に供給されている状況でも好気性代謝が妨げられる可能性がある。その結果，$ScvO_2$ が正常または高い場合でも，乳酸アシドーシスと終末臓器の機能障害が起こりうる。

判定と介入：敗血症性ショック

敗血症性ショックの早期の認識と治療は，転帰の決定因子として非常に重要である。重度の臓器不全にいたる前に敗血症および敗血症性ショックを判定するには，体温，心拍数，全身循環，血圧，終末臓器機能の臨床的徴候を評価する。敗血症が疑われ，特にショックに陥っている場合は，適切な輸液蘇生と血行動態の補助を行う（詳細については，「パート 10：ショックの管理」を参照のこと）。基礎原因の究明と治療を行う。

アナフィラキシーショックの生理学

アナフィラキシーショックは，薬物，ワクチン，食物，毒物，植物，毒液，またはその他の抗原に対する重度の反応に起因する急性の多臓器系反応であり，静脈拡張，動脈拡張，毛細血管透過性亢進を特徴とする。また，原因アレルゲンへの暴露後，数秒から数分以内に発症する場合がある。

アナフィラキシーショックの徴候

自他覚症状は，表 42 に示すとおりである。

表 42. アナフィラキシーショックに一致する所見

一次評価	所見	原因
気道（Airway）	血管性浮腫（顔面，口唇，舌の腫脹）*	血管からの水分漏出に関連する舌と組織の腫脹
呼吸（Breathing）	吸気性喘鳴や呼気性喘鳴（あるいはその両方）を伴う呼吸窮迫*	炎症反応による気道狭窄
循環（Circulation）	低血圧	血管拡張，循環血液量減少，および心拍出量減少
循環（Circulation）	頻拍	組織への血流不十分
神経学的評価（Disability）	不安および興奮	低酸素濃度および脳灌流の低下
全身観察（Exposure）	蕁麻疹（じんましん）*	ヒスタミン放出
その他	悪心と嘔吐	ヒスタミンなどのメディエーター放出

*アナフィラキシーショックとその他のショックのタイプを区別する徴候。

血管性浮腫は，上気道を部分的または完全に閉塞することがある。低血圧は，血管拡張，循環血液量減少，および心拍出量減少により生じる。相対的循環血液量減少は血管拡張が原因で，絶対的循環血液量減少は毛細血管性漏出が原因である。

「神経原性ショック」

神経原性ショックは，「脊髄ショック」としても知られるが，頸髄（頸部）または上部胸髄（T6 より高位）の損傷によって引き起こされ，血管や心臓の交感神経支配が遮断される。

神経原性ショックの生理学

血管壁の血管平滑筋への交感神経信号が突然途絶すると，調節不能な血管拡張が生じる。同様の破綻により，代償機序として頻拍の発生が抑制される。

- 前負荷：減少
- 心筋収縮力：正常
- 後負荷：減少

神経原性ショックの徴候

神経原性ショックの初期徴候を以下に示す。

- 脈圧増大を伴う低血圧
- 心拍数は正常か徐脈
- 低体温症

その他の徴候として，呼吸数増加，横隔膜呼吸（胸郭ではなく横隔筋を使用），上部胸髄または頸髄の損傷を示すその他のエビデンス（運動または感覚障害）などが挙げられる。

神経原性ショックは循環血液量減少性ショックと区別しなければならない。循環血液量減少性ショックは，一般的に低血圧，代償性の血管収縮による脈圧減少，および代償性頻脈を伴う。神経原性ショックでは，心臓や血管の交感神経支配が遮断されるため，これらの代償機序は明らかではない。

心原性ショック

「心原性ショック」とは，心機能の異常またはポンプ不全に続発して心拍出量が減少した状態を指し，これにより，左室駆出機能および心拍出量が低下する。心原性ショックの一般的な原因には以下のものがある。

- 先天性心疾患
- 心筋炎（心筋の炎症）
- 心筋症（遺伝性または後天性のポンプ機能異常）
- 不整脈
- 敗血症
- 中毒や薬物中毒
- 心筋傷害（外傷など）

「心原性ショックの生理学」

心原性ショックは，著しい頻拍，SVR の上昇，心拍出量の減少を特徴とする。左室と右室の拡張末期容積が増加し，肺静脈系や体静脈系にうっ血を引き起こす。この肺静脈うっ血は肺水腫や呼吸仕事量の増加の原因となる。通常は，循環血液量減少の原因となる併存症（嘔吐，発熱，経口摂取の低下が最近みられたウイルス性心筋炎の小児の場合など）がない限り，循環血液量は正常または増加する。

- 前負荷：さまざま
- 心筋収縮力：減少
- 後負荷：増加

心原性ショックは，しばしば以下のような連続した代償機序と病理学的機序を特徴とする。
- 心拍数と左室の後負荷が増加し，これにより左室の仕事量と心筋の酸素消費量が増加する
- 末梢組織や内臓組織から心臓や脳へと血液を再分配するために代償性に SVR が増加する
- 心筋収縮力低下と後負荷増大により，1 回拍出量が減少する
- 静脈緊張が増加し，これにより中心静脈圧（右房圧）と肺毛細血管圧（左房圧）が上昇する
- 腎血流量の減少により体液貯留が生じる
- 心筋機能障害，左室拡張末期圧上昇，左房圧上昇，肺静脈圧上昇，静脈緊張の増大，体液貯留が原因となって肺水腫となる

循環血液量減少性ショックで脳や心臓への灌流を維持するような同様の代償機序が，心原性ショックではしばしば有害となる。例えば，循環血液量減少性ショックでは，代償性の末梢血管収縮によって，血圧が維持されることがあるが，心原性ショックでは左室の後負荷は増加する（一般的には左室の駆出抵抗が増大すると考えられる）。

また，心筋には酸素が必要なため，重度または持続的なショックに陥った小児は，ほぼすべてが最終的に心筋への酸素供給量が酸素需要量に対して不足することになる。したがって，重度または持続的なショックはタイプにかかわらず，最終的に心筋の機能障害を引き起こす（つまり，このような小児はショックの一次的な要因に加えて，心原性ショックも発症することになる）。いったん心筋機能が低下してしまうと，小児の臨床状態はたいてい急速に悪化する。

「心原性ショックの徴候」

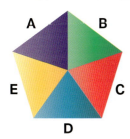

小児の初期評価（第一印象）と一次評価で一般的に判明する心原性ショックの徴候を表 43 にまとめている。

表 43. 心原性ショックに一致する所見

一次評価	所見
気道（Airway）	意識レベルが著しく低下しない限り，通常，気道は開通している
呼吸（Breathing）	• 頻呼吸 • 肺水腫に起因する呼吸努力の増加（陥没呼吸，鼻翼呼吸，呻吟）*
循環（Circulation）	• 頻拍 • 正常，または脈圧減少を伴う低血圧 • 末梢脈拍が微弱または消失 • 中枢の脈拍が正常から微弱に変化 • 四肢の冷感を伴う毛細血管再充満時間の遅延 • うっ血性心不全の徴候（肺水腫，肝腫大，頸静脈怒張，ギャロップ，心雑音など）* • チアノーゼ（チアノーゼ性先天性心疾患または肺水腫により引き起こされる）* • 皮膚の冷感，蒼白，まだら模様，発汗 • 意識レベルの変化 • 乏尿
神経学的評価（Disability）	意識レベルの変化
全身観察（Exposure）	しばしば四肢が体幹より冷たい

*心原性ショックとその他のショックのタイプを区別する徴候。

「重要な概念：心原性ショックの徴候の区別」

呼吸努力の増加によって，心原性ショックと循環血液量減少性ショックが区別できることが多い。循環血液量減少性ショックは，quiet tachypnea（努力呼吸の増加を伴わない頻呼吸）を特徴とするが，心原性ショックの小児では，陥没呼吸，呻吟，呼吸補助筋の使用が明らかな場合がある。

「心原性ショックでは，肺水腫に続発して動脈血酸素飽和度の低下が認められることがある。」

心筋機能不良の状況にある「心原性」ショックに対する急速な輸液蘇生により，肺水腫が悪化し，心筋機能がさらに損なわれ，さらに酸素化や換気が困難になり，心拍出量が低下する場合がある。心原性ショックに対する輸液蘇生は緩徐に行う。等張晶質液のボーラス投与を比較的少量（5～10 mL/kg）かつ緩徐（10～20分間かけて）に行う。輸注時は血行動態指標を慎重にモニターし，必要であれば輸注を繰り返す。

心原性ショックに陥った乳児や小児では，心拍出量の増加や血液分布の適正化，心筋機能の改善，SVRの低減のために，投薬が必要になることが多い。その他の治療として，呼吸仕事量の軽減や発熱の管理など，代謝需要を下げる治療を行うことにより，限られた心拍出量で組織の代謝需要をより適切に満たすことができる。詳細については，「パート10：ショックの管理」を参照のこと。

閉塞性ショック

「閉塞性ショック」とは，心臓への静脈還流量の制限により血流が物理的に阻害された状態，または心臓からの血液の駆出が制限された状態を指し，心拍出量の低下をもたらす。閉塞性ショックの原因には，以下のものがある。

- 心タンポナーデ
- 緊張性気胸
- 動脈管依存性の先天性心疾患（大動脈縮窄症，左室低形成など）
- 広範肺塞栓症

血流の物理的障害により，心拍出量の低下，不十分な組織灌流，SVR の代償的上昇が引き起こされる。閉塞性ショックの初期の臨床所見は，循環血液量減少性ショックと区別できないことがある。ただし，全身観察を慎重に行うことで，循環血液量減少ではみられない体静脈や肺静脈のうっ血の徴候が明らかになるだろう。広範肺塞栓症，緊張性気胸，およびタンポナーデの場合，発症は一般に急であり，対照的に循環血液量減少はショックへの進行がより緩徐である。病態が悪化するにつれて，呼吸努力の増加，チアノーゼ，およびうっ血の徴候がさらに明らかになる。

- 前負荷：さまざま
- 心筋収縮力：正常
- 後負荷：増加

「閉塞性ショックの病態生理と臨床的徴候」

閉塞性ショックの病態生理と臨床的徴候は，その原因によってさまざまである。

心タンポナーデ

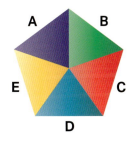

心タンポナーデは，心膜腔に体液，血液，空気などが貯留することにより発生する。心膜内腔圧が上昇し心臓を圧迫することで，体静脈や肺静脈の還流が妨げられる。これにより，心室の血液充満量が減少し，1 回拍出量と心拍出量が低下する。心タンポナーデを治療しなければ，無脈性電気活動を伴う心停止にいたる。

小児の場合は，穿通性外傷や心臓手術の後に心タンポナーデが発生することが最も多い。また，炎症性疾患，心膜の感染，腫瘍，または白血球数の異常上昇などに合併した心嚢液貯留の結果として発生することもある。初期評価（第一印象）と一次評価で判明する心タンポナーデの典型的な徴候を表 44 にまとめている。

表 44. 心タンポナーデに一致する所見

一次評価	所見
気道（Airway）	意識レベルが著しく低下しない限り，通常，気道は開通している
呼吸（Breathing）	呼吸数および呼吸努力の増加を伴う呼吸窮迫
循環（Circulation）	• 頻拍 • 末梢循環不良（末梢の脈拍が弱い，四肢の冷感，毛細血管再充満時間の遅延） • こもった，または減弱した心音* • 脈圧の減少 • 奇脈（自発吸気時の収縮期血圧低下が 10 mmHg を超える）* • 頸静脈怒張（乳児，特に重度の低血圧がある場合では判明しにくいことがある）
神経学的評価 （Disability）	意識レベルの変化
全身観察（Exposure）	しばしば四肢が体幹より冷たい

*心タンポナーデに特異的な徴候。

心血管手術後の小児では，心タンポナーデの徴候が心原性ショックの徴候と区別できない場合がある。良好な転帰は迅速な診断と緊急治療によって決まる。心囊液が大量に貯留している小児では，一般的に心電図の QRS の波高が低い（低電圧）が，心エコーにより確定診断が可能である。「奇脈」とは，自発呼吸における 1 回拍出量の正常変動が誇張された状態である。1 回拍出量は吸気時にわずかに減少し，呼気時にわずかに増加する。奇脈の場合，吸気時の収縮期血圧は呼気時より 10 mmHg を超えて低下する。奇脈を正しく評価するには，手動血圧カフを用いた血圧測定が必要である。脈音が聞こえなくなるまでカフを膨らませる（通常どおり）。カフ圧を徐々に低下させ，最初のコロトコフ音が聞こえ始めた時点を記録する。これが，小児の呼気時となる。引き続きカフ圧を徐々に低下させ，呼吸サイクル全体を通して一貫してコロトコフ音が聞こえる時点を記録する。これら 2 つの時点の差が 10 mmHg を超えていれば，その小児は臨床的に有意な奇脈である。

小児の呼気時と吸気時に脈の大きさに明確な変化がないか注意すると，脈拍の触診によっても奇脈を検出できる場合がある。動脈波形またはパルスオキシメトリ波形上に奇脈が現れることもあるが，波形を保存してモニター画面で見るか，詳しく調べるため印刷することができなければ，定量化は容易ではない。

緊張性気胸

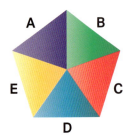

緊張性気胸は，胸腔内に空気が入り，貯留して圧力が高まることにより生じる。この場合の空気は，内部の裂傷により損傷した肺組織から，または穿通性胸部外傷から侵入する。胸腔内に侵入するが，その後自然に停止する空気の漏れは，「単純性気胸」と呼ばれる。陽圧換気，または損傷した肺から胸腔内へと強制的に空気が押し出される胸部外傷により，漏れが持続することがある。胸腔内に空気が漏れ続けると，貯留して圧力が高まり，緊張性気胸を引き起こす。この圧力の上昇に伴って，その中にある肺が圧迫され，縦隔が反対側に押される。肺が圧迫されると，急速に呼吸不全をきたす。胸腔内圧の上昇と縦隔構造（心臓や大血管）への直接圧迫により，静脈還流が阻害され，心拍出量の急速な低下と低血圧が生じる。緊張性気胸を治療しなければ，無脈性電気活動を特徴とする心停止をきたす。

胸部外傷患者や，または挿管された小児が陽圧換気（バッグマスク換気や非侵襲的換気を含む）中に急変した場合には，緊張性気胸を疑わなくてはならない。初期評価（第一印象）と一次評価で判明する緊張性気胸の典型的な徴候を表45にまとめている。

表45. 緊張性気胸に一致する所見

一次評価	所見
気道（Airway）	・呼吸窮迫の状況および原因によりさまざま ・高度な気道確保器具がすでに挿入されている場合がある ・対側（気胸が発現している側の反対側）への気管偏位。この偏位は，乳児では認めにくいことがある。*
呼吸（Breathing）	・呼吸数および呼吸努力の増加を伴う呼吸窮迫 ・患側の鼓音，患側の過膨張* ・患側の呼吸音の減弱または消失*
循環（Circulation）	・頸静脈怒張（乳児や重度の低血圧の小児では認めにくいことがある） ・奇脈（自発吸気時の収縮期血圧低下が10 mmHgを超える） ・循環の急速な悪化。通常，心拍出量の低下に伴い，頻拍から徐脈，さらには低血圧へ急速に進展する
神経学的評価（Disability）	意識レベルの変化
全身観察（Exposure）	しばしば四肢が体幹より冷たい

*緊張性気胸に特異的な徴候。
良好な転帰は迅速な診断と治療によって決まる。

動脈管依存性病変

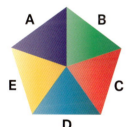

動脈管依存性の先天性心臓奇形は通常，生後数日から数週間のうちに症状を呈する。動脈管依存性病変には以下のものがある。

- チアノーゼ性先天性心臓病変（肺血流を動脈管に依存）
- 左室流出路の閉塞性病変（体血流を動脈管に依存）

肺血流を動脈管に依存する先天性心臓病変は，ショックの徴候ではなく，チアノーゼを呈する。一方，左室流出路の閉塞性病変は，生後数日から数週間で動脈管が閉鎖するときに閉塞性ショックの徴候を呈することが多い。このような左心および大動脈の病変には，大動脈縮窄症，大動脈弓離断症，重症大動脈弁狭窄症，左心低形成症候群などがある。動脈管が閉塞をバイパスする体血流へ導管としての役割を果たすため，外科的治療が可能になるまでの間は動脈管開存の維持が生存に不可欠である。乳児の生存には，動脈管依存性病変の存在を迅速に認識し，動脈管を開存させて維持するための治療を速やかに開始しなければならない。

小児の評価中に判明することがある左室流出路閉塞性病変に一致する所見を表46にまとめている。

表46. 左室流出路の閉塞性病変に一致する所見

一次評価	所見
気道（Airway）	意識レベルが著しく低下しない限り、通常、気道は開通している
呼吸（Breathing）	肺水腫の徴候や不十分な呼吸努力を伴う呼吸不全
循環（Circulation）	・全身循環の急激な進行性悪化 ・うっ血性心不全（心肥大、肝腫大） ・動脈管前後の圧較差の拡大（大動脈縮窄症、大動脈弓離断症）* ・動脈管前後の動脈血酸素飽和度の較差の拡大（3〜4％を超える）（大動脈縮窄症、大動脈弓離断症）* ・大腿動脈の拍動消失または微弱化（大動脈縮窄症、大動脈弓離断症）* ・代謝性アシドーシス（乳酸の増加）
神経学的評価（Disability）	意識レベルの急速な低下
全身観察（Exposure）	皮膚が冷たい

*左室流出路閉塞性病変に特異的な徴候。

広範肺塞栓症

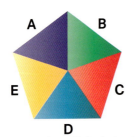

肺塞栓症は、血栓、脂肪、空気、羊水、カテーテルの断片、体内への注入物などによる肺動脈やその分枝の完全または不全閉塞である。肺塞栓で最も多い原因は、肺循環へ移動した血栓である。肺塞栓症は小児ではまれであるが、血管内に血栓が形成されやすい基礎疾患のある小児に発生する可能性がある。例えば、不動状態、中心静脈カテーテル留置、鎌状赤血球症、悪性疾患、結合組織疾患、遺伝性凝固障害（アンチトロンビンIII、プロテインS、プロテインCの欠乏症など）といったものがある。

肺塞栓症は、換気血流不均衡、低酸素血症、肺血管抵抗の上昇とそれによる右心不全、左室充満の減少、心拍出量の低下を引き起こす。肺塞栓症は徴候が軽微で、非特異的な徴候（チアノーゼ、頻拍、低血圧）を示すことがあるため、診断が難しい場合があり、特に小児の場合はなおさらである。しかし、体静脈うっ血と右心不全の徴候や、に急性発症の徴候であることは、循環血液量減少性ショックとの区別に役立つ。肺塞栓症では胸痛を訴える場合もあり、これは肺組織自体への酸素化血液の供給不足を表している。

小児の評価中に判明する可能性がある肺塞栓症に一致する所見を表47にまとめている。

表 47. 肺塞栓症に一致する所見

一次評価	所見
気道（Airway）	意識レベルが著しく低下しない限り，通常，気道は開通している
呼吸（Breathing）	呼吸数および呼吸努力の増加を伴う呼吸窮迫
循環（Circulation）	• 頻拍 • チアノーゼ • 低血圧 • 体静脈うっ血と右心不全 • 胸痛
神経学的評価（Disability）	意識レベルの変化
全身観察（Exposure）	四肢に冷感やまだら模様が発現する場合がある

「まとめ」

閉塞性ショックの治療は原因により異なる。閉塞の根本的な基礎原因を迅速に認識して改善することで救命につながる可能性がある。PALS プロバイダーにとって最も重要なことは，閉塞性ショックを迅速に認識，診断し，治療することである。さもないと，閉塞性ショックに陥った小児は，しばしば心肺機能不全や心停止へ急速に進行する。

ショックの認識フローチャート

ショックの基本的な4タイプの認識を表48にまとめている。

表48. ショックの認識フローチャート

臨床的徴候		循環血液量減少性ショック	血液分布異常性ショック	心原性ショック	閉塞性ショック
気道（Airway）	開通性	気道は開通しており，維持できる／維持できない			
呼吸（Breathing）	呼吸数	増加			
	呼吸努力	正常〜増加		非常に強い	
	呼吸音	正常	正常（±ラ音）	ラ音，呻吟	
循環（Circulation）	収縮期血圧	治療を行わないと，代償性ショックは低血圧性ショックへ進行する可能性がある			
	脈圧	減少	さまざま	減少	
	心拍数	増加			
	末梢の脈拍の質	微弱	反跳または微弱	微弱	
	皮膚	蒼白で冷たい	温かい，または冷たい	蒼白で冷たい	
	毛細血管再充満時間	遅延	さまざま	遅延	
	尿量	減少			
神経学的評価（Disability）	意識レベル	早期は易刺激性，晩期は嗜眠			
全身観察（Exposure）	体温	状況によって異なる			

パート10

ショックの管理

重病または重傷の小児では，ショックが判定された時点で早期に介入することで，合併症発現率と死亡率を低減できる。本パートでは，ショック管理の目標と優先順位，治療の基本，一般的な管理と高度な管理，病因に応じた特異的管理について考察している。

学習目標

このパートの終了時に，ショックの治療のため早期介入ができるようになる。

コースの受講中は，ショック状態にある小児を管理することが要求される。これを行うには，ショックのタイプに基づく一般的な治療と特異的な治療を理解していなければならない。

ショックの管理の目標

ショックの治療の目標は以下のものである。

- 酸素供給の改善
- 組織灌流と代謝需要のバランス
- 臓器機能の維持
- 心停止への進行の予防

ショック状態の小児への迅速な介入が救命につながる。ショックの徴候が発現してから十分な酸素供給と臓器循環の回復までの時間が長ければ長いほど，転帰は不良になる。ショック状態の小児が心停止にいたると，転帰は悪い。

警告徴候

重症の疾患や外傷のある小児では，代償機序の低下を示す徴候に注意する。小児の状態が悪化していることを認識したら，決断力をもって蘇生チームと協力し，効果的な蘇生治療を実施する。効果的な治療と良好な転帰のためには，代償性ショックの早期判定が重要である。代償性ショックから低血圧性ショックへの進行を示す警告徴候には，以下のものがある。

- 頻拍の増悪
- 末梢の脈拍が減弱または消失
- 中枢脈拍の微弱化
- 脈圧の減少
- 毛細血管再充満時間の延長を伴う四肢末梢の冷感
- 意識レベルの低下
- 低血圧（晩期の所見）

いったん小児が低血圧性ショックになると，一般に臓器灌流に重度の悪化がみられ，心停止に進行しないまでも，臓器不全にいたることがある。

ショックの管理の基本

ショックの急性期治療では，組織への酸素供給を回復させ，組織灌流と代謝需要のバランスを改善することを重点にして治療を行う。この治療は以下の処置で構成される。

- 血液酸素含量の最適化
- 心拍出量と血流分布の改善
- 酸素需要の抑制
- 代謝障害の補正

迅速な介入を行いながら，ショックの基礎原因の判定と改善に努める。

血液酸素含量の最適化

血中酸素含量は，ヘモグロビン濃度とヘモグロビンの酸素飽和度によって決まる。酸素含量の最適化のためには以下のことを行う。

- 高濃度の酸素を供給する（100％酸素供給には非再呼吸式マスクを使用）。
- 侵襲的または非侵襲的な機械的換気を使用して，換気／血流（V/Q）不均衡または他の呼吸障害を是正することで酸素化を改善する。
- ヘモグロビン濃度が低い場合は，濃厚赤血球（packed red blood cell, PRBC）の輸血を検討する。

心拍出量と血流分布の改善

ほとんどのタイプのショックでは，心拍出量と血流分布の改善を目的として輸液ボーラス投与が使用される。非侵襲的または侵襲的な陽圧人工呼吸による呼吸仕事量の軽減と酸素化の改善を考慮できる。ショック状態にある小児は，血管収縮薬や血管弛緩薬，強心性血管拡張薬，変力作用薬などの血管作動薬が有用な場合もある。

酸素需要の抑制

ショックのタイプにかかわらず，酸素需要の抑制によって，酸素の供給と需要のバランスを改善するようにする。酸素需要の増加に関与する最も一般的な因子は以下のとおりである。

- 呼吸仕事量の増加
- 疼痛と不安
- 発熱

呼吸は，非侵襲的または侵襲的な換気と補助換気によって補助する。気管挿管や機械的換気を容易にするため，鎮静薬または鎮痛薬に加えて，神経筋遮断薬を投与することができる。また，疼痛と不安は鎮痛薬と鎮静薬によるコントロールが必要になることがある。鎮静薬と鎮痛薬は細心の注意を払って使用すること。これらの薬剤は，小児の内因性ストレス反応を抑制したり，頻拍などの代償機序を阻害したり，血圧を低下させたりする場合があるためである。また，このような薬剤の鎮静効果によって，小児の意識レベルや治療に対する反応の評価が困難になる場合もある。発熱のコントロールには，解熱薬や他の冷却方法を用いる。

代謝障害の是正

ショックの原因となる病態の多くが，以下のような代謝障害を引き起こしたり，その合併症となったりすることがある。

- 低血糖
- 低カルシウム血症
- 高カリウム血症
- 代謝性（乳酸）アシドーシス

これらの病態はいずれも心筋収縮力に有害な作用を及ぼす可能性がある。代謝性アシドーシスは，すべてのタイプのショックの特徴である。

「低血糖」とは，血清グルコース濃度が低い病態であり，治療を行わないと，けいれん発作や脳損傷を引き起こす可能性がある。グルコースは，心臓や脳が正常に機能するために不可欠であり，乳児や慢性疾患の小児では，グルコースの備蓄量が少ない場合がある。

「低カルシウム血症」とは，血清イオン化カルシウム濃度が低い病態である。カルシウムは，効果的な心機能と血管運動神経の緊張に欠かせない。低カルシウム血症は，血液製剤やコロイド，炭酸水素ナトリウムなどの緩衝薬剤の投与を原因として発症する場合がある。

「高カリウム血症」とは，血清カリウム濃度が高い病態で，腎機能不全，細胞死，カリウムの過量投与，アシドーシスなどが原因となって発生することがある。アシドーシスでは，細胞内から血管内腔などの細胞外へカリウムが移行する。その結果，アシドーシスまたは血清 pH の低下によって血清カリウム値が上昇する。血清カリウム値は，アシドーシスが是正された場合，またはアルカローシスが発現した場合に低下する。

「代謝性アシドーシス」は，組織灌流が不十分な場合に，乳酸などの酸の産生によって生じる。また，腎臓や消化管の機能不全によって代謝性アシドーシスとなることもある。腎機能不全になると，有機酸の貯留または重炭酸イオンの喪失が生じる可能性があるが，下痢などの消化管機能不全の場合は，重炭酸イオンの喪失が生じる可能性がある。重度の代謝性アシドーシスでは，心筋収縮力が抑制され，血管収縮薬の効果が低下することもある。代謝性アシドーシスが単に重炭酸塩の喪失によるものでなければ，緩衝薬には良好な反応を示さない。輸液蘇生と血管作動薬によって組織灌流の回復に努めることで，アシドーシスの治療を行う。治療の効果が現れた場合，代謝性アシドーシスは消失する。場合によっては，重要臓器の機能を低下させている重度の代謝性アシドーシスを速やかに是正するために，緩衝薬（炭酸水素ナトリウムなど）が必要なことがある。

炭酸水素ナトリウムは，水素イオン（酸）と結合して二酸化炭素と水を生成する働きがあり，生成された二酸化炭素は，肺胞換気の増加により排泄される。重症の小児では換気の補助が常に重要であるが，代謝性アシドーシスを炭酸水素ナトリウムにより治療する場合に特に重要となる。炭酸水素ナトリウムを避ける必要がある 1 つのシナリオは DKA である。DKA では HCO_3 が非常に低くなりうるが，HCO_3 の投与が転帰の不良につながる可能性がある。

代謝障害の是正は臓器機能の最適化に不可欠である。イオン化カルシウム（体内でのカルシウムの活性体）濃度およびグルコース濃度を測定し，適応があれば，それらを補充する。蘇生処置の実施中は血糖を複数回測定することが重要であり，特に境界域である場合，または患者が過去に低血糖でブドウ糖の投与を受けたことがある場合に当てはまる。心拍出量を増加させたり，重要臓器へ血流を再分布させたりする処置に抵抗性を示す代謝性アシドーシスの治療には，炭酸水素ナトリウムの投与を検討する。

ショックの一般的な管理

一般的な管理の要素

ショックの一般的な管理は以下のものがある。

- 体位を整える
- 気道, 酸素化, 換気を補助する
- 血管確保
- 輸液蘇生を実施する
- モニタリング
- 頻回の再評価を実施する
- 臨床検査を実施する
- 薬物療法を実施する
- 適切な専門医に相談する

これらの介入のいくつかはチームで同時に実施してもよいことに注意する。

「体位を整える」

ショックの最初の管理には, 重病または重傷の小児の体位の取り方が含まれる。小児が反応を示し血行動態が安定している場合は, 不安を和らげ, 動きを抑えるために最も快適と感じる体位(保護者の腕に抱かれて座っているなど)をとらせて, その間に初期評価を確定し, 一次評価を実施する。小児が低血圧で, 呼吸に障害がなければ, 小児に仰臥位を取らせる。

「気道, 酸素化, 換気を補助する」

患者の気道の広がり/開通性を確保して, 酸素化と換気を補助する。ショック状態にある小児には必ず高濃度の酸素を投与するが, 通常は高流量の酸素供給システムを使用する。呼吸不良, 意識障害, または呼吸仕事量の著しい増加がみられるときは, 酸素供給を換気補助と組み合わせることが必要な場合もある。適切な介入として, 非侵襲的な陽圧換気, あるいは気管挿管後の機械的換気を実施する場合もある。

「血管確保」

気道の広がり/開通性を確保して, 酸素化と換気を補助したら, 輸液蘇生や投薬のために血管確保を行う。代償性ショックでは, 最初に末梢静脈へのカニューレ挿入を試みることが適切である。低血圧性ショックで容易に末梢静脈路を確保できない場合には, 骨髄路(IO)によって迅速に血管を確保することが重要かつ最適である。プロバイダーの経験や専門知識, 臨床環境にもよるが, 中心静脈路が有用な場合がある。ただし, 中心静脈路の確保は, 骨髄路の確保より時間がかかる。

「重要な概念: 骨髄路確保」

代償性ショックや低血圧性ショックの小児で容易に末梢静脈路を確保できない場合には, 骨髄路を確保できるよう準備しておく。

骨髄路確保の詳細については, 本マニュアルのパート10に示す「循環器系緊急事態の管理に関するリソース」の「骨髄路確保」を参照のこと。

輸液蘇生

血管確保後, ただちに輸液蘇生を開始する。

「重要な概念：輸液蘇生」

一般的に，等張晶質液を 5〜20 分かけて以下の量をボーラス投与する必要がある。敗血症性ショックが疑われる小児には 10〜20 mL/kg，その他すべてのショックの病因に対しては 20 mL/kg を投与する（別途指定されていない限り）。重度の低血圧性循環血液量減少性ショックの小児の場合，輸液は 5〜10 分かけて投与する必要がある。心原性ショックが疑われる場合は，輸液の量を 5〜10 mL/kg に減らし，10〜20 分かけてボーラス投与する。肺水腫または組織灌流悪化の徴候がないか注意深くモニターする。そのような徴候を認めた場合は，輸液の投与を中止する。必要に応じて酸素化や換気による補助の準備をしておく。

再評価*し，血圧と組織灌流を回復させるためにボーラス投与を繰り返す。

*心拍数，毛細血管再充満，意識レベル，尿量など，終末臓器への灌流状態を示す臨床的徴候に基づいて輸液のボーラス投与を繰り返す。

「モニタリング」

十分な組織灌流と細胞恒常性を示す一貫した指標として，単一の蘇生のエンドポイントはこれまでに判定されていない。ただし，頻回あるいは継続的なモニタリングを行い輸液蘇生および薬物療法の効果を評価することができる（表 49）。

表 49. 循環器系緊急事態におけるモニタリング

頻回または継続的なモニタリングの対象	ショックの治療に対する良好な反応を示す指標
パルスオキシメトリによる酸素飽和度	室内気で 94 % 以上
心拍数	年齢および臨床状態に対して適切である。通常は頻拍から正常値の範囲に収まる（「表 14：正常心拍数」（パート 4）を参照）
末梢脈拍	弱い脈拍が強くなり，反跳脈は反跳が低下するものの引き続き強い状態を保つ
毛細血管再充満時間	2 秒以内に短縮される
皮膚色および皮膚温	正常な皮膚色および粘膜，四肢の温感
血圧	年齢に応じた正常範囲に上昇し（「表 16：正常血圧」（パート 4）を参照），正常な脈圧になる
意識レベル	小児がより適切な反応を示すようになる（意識状態が改善する）
持続的な体液喪失	出血や下痢が制御されている
尿量	乳児および年少児 1 時間あたり約 1.5〜2 mL/kg 年長児および青少年 1 時間あたり約 1 mL/kg

可能な限り早く非侵襲的モニタリングを開始し（SpO_2，心拍数，血圧），意識状態を評価し，体温を測定するとともに，膀胱留置カテーテルで尿量を測定する。また，プロバイダーの経験や使用可能なリソースに応じて，侵襲的なモニタリング（動脈カテーテル検査や中心静脈カテーテル検査など）を検討する。血行動態が正常化に向かって臨床的に改善していることを示す徴候としては，血清乳酸値の低下，塩基欠乏の縮小，中心静脈血酸素飽和度（$ScvO_2$）が 70 % を超えることなどが挙げられる。

「重要な概念：組織灌流の正確な評価」

血圧は容易に測定できるが，組織灌流を把握するには，他の臨床的指標を評価することが重要である。重度のショックに陥った小児でも血圧は正常な場合があり，循環不良であれば，非侵襲的血圧測定では不正確な可能性があることに留意する。

「頻回の再評価」

以下を目的として，小児の呼吸系，心血管系，神経系の状態を頻回に再評価する。

- 小児の状態の傾向を評価する
- 治療に対する反応を判断する
- 次の介入を計画する

ショック状態にある小児では，臨床状態が動的に変化していて，いつでも悪化する可能性があり，気管挿管などの救命処置が必要になる場合もある。小児の状態が安定するか，高度な治療のできる施設に搬送されるまで，頻回に再評価を行う。

「重要な概念：モニターして傾向を評価する」

ショック状態にある小児の状況は刻々と変化する。継続的モニタリングと頻回の再評価により，小児の状態の傾向を評価し，治療に対する反応を判断する。

「臨床検査」

臨床検査では，以下のことに役立つ重要な情報が得られる。

- ショックの病因と重症度を判定する
- ショックに続発する臓器機能障害を評価する
- 代謝障害を判定する
- 治療に対する反応を評価する

終末臓器機能の評価の詳細については，「パート13：心拍再開後の治療」を参照のこと。また，終末臓器不全の診断と管理では専門医への相談も検討する。

ショックの病因と重症度を判定し，治療指針とするために役立ついくつかの臨床検査を表50にまとめている。

表 50. ショックの評価と治療指針のための臨床検査

臨床検査	所見	可能性のある病因	考えられる介入
全血球算定	ヘモグロビン／ヘマトクリット低下	• 出血 • 輸液蘇生（希釈） • 溶血	• 100％酸素投与 • 止血 • 輸血 • 輸液量の調節
	白血球数の増加または減少	• 敗血症	• 適切な培養検査 • 抗生物質投与
	血小板減少	• 播種性血管内凝固症候群 • 血小板産生低下	• 重篤な出血がある場合は血小板を輸血 • プロトロンビン時間／部分トロンボプラスチン時間，フィブリノゲン，Dダイマーの検査
血糖値	上昇または低下	• ストレス（通常は上昇するが，乳児では低下する場合もある） • 敗血症 • 産生低下（肝不全など） • 副腎不全	• 低血糖がある場合，ブドウ糖をボーラス投与し，必要であればブドウ糖含有溶液の輸注を開始する • 重度の高血糖の場合は治療を要することがある（医療機関のプロトコールに従う，または専門医に相談する）
カリウム	上昇または低下	• 腎機能不全 • アシドーシス（血清カリウム濃度上昇） • 利尿（低下） • 副腎不全（上昇）	• 著明または症候性の高カリウム血症または低カリウム血症の治療 • アシドーシスの是正
カルシウム	低下（イオン化カルシウム濃度）	• 敗血症 • クエン酸塩リン酸塩デキストランで保持された血液の輸血 • コロイド投与 • 緩衝物質（炭酸水素ナトリウムなど）	• カルシウム投与
乳酸	組織低灌流による嫌気性代謝産生物として上昇	• 組織の低酸素状態 • グルコースの産生増加（糖新生） • 代謝低下（肝不全，先天性代謝異常，中毒性物質の摂取など）	• 組織灌流の改善 • 終末臓器機能が低下している場合はアシドーシスを治療 • 全身酸素供給の改善に乳酸の改善が伴わない場合は，乳酸アシドーシスのその他の通常ではない病因を考慮 • 特定の状況においては，アシドーシスの緩和を考慮

（続く）

臨床検査	所見	可能性のある病因	考えられる介入
動脈血ガス	アシドーシスではpH低下、アルカローシスではpH上昇	• 組織低灌流による乳酸蓄積 • 腎不全 • 先天性代謝異常 • 糖尿病性ケトアシドーシス • 中毒／薬物過量 • 下痢または人工肛門からの喪失 • 過換気／低換気（敗血症、中毒） • 嘔吐	• 輸液投与 • 換気補助 • ショックの是正 • 緩衝薬を検討 • アニオンギャップ*を評価して、アシドーシスが検知不能のイオン増加（アニオンギャップ増加）によるものか、重炭酸塩の喪失（アニオンギャップは正常）による可能性が高いかを判断する
$ScvO_2$	状況によって異なる	• 中心静脈血酸素飽和度が低値－酸素の供給不足または消費増加 • 中心静脈血酸素飽和度が高値－血流の分布異常または酸素利用の減少	• 酸素供給が最大に、酸素需要が最小になるよう努める

*アニオンギャップ＝［血清 Na^+］－（［血清 Cl^-］＋［血清 HCO_3^-］）、正常値＝およそ 8〜12 mEq/L

「薬物療法」

ショックの管理では、心筋収縮力、心拍数、血管抵抗に影響を与えるために薬物療法を用いる。小児の生理的状態によって薬物を選択する。

血管作動薬は、前負荷の最適化のために十分な輸液蘇生を行ったにもかかわらずショックが継続する場合に適応となる。例えば、輸液ボーラス投与にもかかわらず血管拡張徴候を示す低血圧状態が続いている敗血症性ショックの小児では、血管収縮薬が有効な場合がある。小児に対して最初に適切な輸液蘇生を実施していない場合、血管作動薬の投与は有害となる可能性がある。ただし心原性ショックに陥った小児では、血管作動薬を早期に使用する。これは、心筋の機能改善において輸液蘇生は重要ではなく、肺水腫や呼吸不全を引き起こす原因となる可能性があるためである。血管拡張薬は、（血圧が適切であれば）体血管抵抗（systemic vascular resistance, SVR）を低下させ、心拍出量と組織灌流を増加させるため、心原性ショックの小児のほとんどに有用である。

陽性変力作用薬、ホスホジエステラーゼ阻害薬（強心性血管拡張薬ミルリノンなど）、血管拡張薬、血管収縮薬は、ショックで一般的に使用される薬物である。表 51 に血管作動性薬の種類と薬理作用を示す。

表 51. ショックの治療に使用される血管作動薬療法

種類	薬物	効果
陽性変力作用薬	• アドレナリン • ドブタミン • ドパミン	• 心筋収縮力増加 • 心拍数増加 • SVRにさまざまな作用を及ぼす 注意：αアドレナリン作動薬とβアドレナリン作動薬の両方の作用を持つ薬物を含む
ホスホジエステラーゼ阻害薬 （陽性変力性血管拡張薬）	• ミルリノン	• SVRの低下 • 冠動脈血流量の改善 • 心筋収縮力改善 • 拡張期弛緩の改善（充満）
血管拡張薬	• ニトログリセリン • ニトロプルシド	• SVRと静脈緊張の低下
血管収縮薬 （昇圧薬）	• アドレナリン 　（用量＞ 0.1 µg/kg/分） • ノルアドレナリン • ドパミン 　（用量＞ 10 µg/kg/分） • バソプレシン	• SVRの上昇 • 心筋収縮力増加（バソプレシンを除く）

「重要な概念：
身長別カラーコード化蘇生テープ」

蘇生器具の正しいサイズを選択するため，また薬物用量算出のための小児の体重（不明の場合）を決めるため，身長別カラーコード化蘇生テープを用いる。例については本マニュアルのパート 10 に示す「循環器系緊急事態の管理に関するリソース」を参照のこと。

「専門医への相談」

ショックの特定のカテゴリーでは，救命のため必要になる診断的評価と治療的介入の中に，多くのPALS プロバイダーの職務範囲を超えるものがある。例えば，プロバイダーは心エコーを判読したり，胸腔内チューブ挿入や心膜穿刺を実施したりする訓練を受けていない場合がある。自身の職務範囲の限界を認識し，必要な場合は支援を求める必要がある。ショック管理では，専門医（小児集中治療，小児心臓病，小児外科など）への早期の相談が不可欠であり，小児の転帰に影響を与える可能性がある。

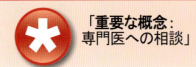

「重要な概念：
専門医への相談」

プロバイダーは，ショック状態にある小児を治療する際に，できるだけ早く適切な専門医に相談しなければならない。

「まとめ：初期管理の原則」

このまとめでは，本項で考察しているショックの初期管理の原則を確認する。

- 小児の体位を整える
  - 安定している−楽な体位で介護者と一緒にいる状態にしておく
  - 安定していない−低血圧であれば，呼吸障害がない限り仰臥位にする
- 動脈血酸素含量の最適化
  - 非再呼吸マスクを使用して高濃度酸素を供給する，著しい失血または他の原因による重度の貧血の場合は輸血を検討する，持続的陽圧換気法，非侵襲的な陽圧換気法，または呼気終末陽圧を用いた機械的換気を検討する
- 適応があれば換気を補助する（侵襲的または非侵襲的）
- 血管を確保する
  - 骨髄路確保を早期に検討する
- 輸液蘇生を開始する
  - 等張晶質液 20 mL/kg を 5〜20 分（重度の低血圧性循環血液量減少性ショックの場合は 5〜10 分）かけてボーラス投与。血圧と組織／臓器灌流を回復させるために 20 mL/kg のボーラス投与を必要に応じて繰り返す。敗血症性によるものと疑われるショック状態の小児には，10〜20 mL/kg の投与が推奨され，10〜20 mL/kg のボーラス投与も繰り返す。各ボーラス投与後に小児を再評価する。外傷および出血に対して等張晶質液を投与しても反応がない場合は，PRBC を輸血する。心原性ショックまたは重度の心筋機能不全が疑われる場合は，輸液ボーラス投与の量と速度を 5〜10 mL/kg を 10〜20 分に調整する
- モニタリングする
  - SpO_2，心拍数，呼吸数と呼吸努力，血圧，意識レベル，体温，および尿量
- 頻回の再評価を実施する
  - 傾向を評価し，治療に対する反応を判断する
- 臨床検査を実施する
  - ショックの病因と重症度の判定，ショックに続発する臓器機能障害の評価，代謝障害の特定，および治療に対する反応の評価
- 薬物療法を行う。「表 51：ショックの治療に使用される血管作動薬療法」を参照
  - 心拍数を増加するため，心筋機能の改善または心拍出量の再分布（心筋収縮力の増加，SVR の減少または増加，臓器灌流の改善），代謝障害の是正，および疼痛や不安の管理を行う
  - 専門医への相談

輸液療法

ショックにおける輸液療法の第一の目標は，循環血液量と組織灌流を回復させることである。循環血液量減少性ショックと敗血症性ショックを含む血液分布異常性ショックでは，迅速な輸液蘇生が必要である。心原性ショックと閉塞性ショックでは，重度の中毒やDKAに伴う脱水などの特殊な状態と同様に，代替の輸液蘇生法が必要となる。

一般的に等張晶質液のボーラス投与は，循環血液量を増大させる。ショック状態の小児に対しては，出血によるショックでない限り，循環血液量を増やすために輸血や血液製剤は一般に使用されない。また，血液製剤は一部の凝固障害の是正目的で適応となる場合がある。

等張晶質液

ショックに陥ったほとんどの小児に対して，ショックの管理における血液量補充のための初期輸液としては，生理食塩水または乳酸リンゲル液のような等張晶質液が望ましい。これらは安価かつ入手が容易で，過敏反応を引き起こさない。

「重要な概念：ショック蘇生における晶質液の量」

等張晶質液は細胞外領域全体に分布するため，ショック状態にある小児の循環血液量を回復させるには大量の晶質液が必要になる可能性がある。健常な小児では大量輸液の急速注入に十分耐えられる可能性があるが，重症の小児では，肺水腫や末梢浮腫の原因となることがある。輸液ボーラス投与ごとに再評価する。

膠質液

膠質液（5％アルブミン液や新鮮凍結血漿など）は，等張晶質液の代替として使用できる。ただし，膠質液にはショック状態の小児の緊急蘇生に不利な面がある。つまり，膠質液は晶質液ほど広く流通しておらず，準備に時間がかかる可能性がある。また，血液由来の膠質液は，過敏反応を引き起こす可能性もある。合成膠質液では，凝固障害を引き起こすことがあるため，通常の使用では20〜40 mL/kg以内に制限される。特に心疾患や腎疾患のある小児では，晶質液と同様に，膠質液の過量投与により肺水腫になることがある。このような制約があるものの，大量出血時や輸血時など，特殊な状況では新鮮凍結血漿を使用することがある（このパートで後述する「血液製剤投与の適応」を参照）。

輸液投与の速度と量

ショックに対する輸液蘇生は，20 mL/kgの等張晶質液を5〜20分かけてボーラス投与することから開始する。敗血症性によるものと疑われるショック状態の小児には，10〜20 mL/kgをボーラス投与する。血圧と灌流を回復させるために，必要に応じてボーラス投与を繰り返す。小児の既往歴から体液欠乏量を予測するのは困難なことが多いため，臨床所見やそれを裏付ける検体検査によって輸液必要量を特定する。推定欠乏量より多量の投与が必要な場合もある。頻回に，および各ボーラス投与後に再評価する。

低血圧性ショックや敗血症性ショックに対しては，輸液ボーラス投与を迅速に行う。敗血症性ショックに陥った小児の治療では，最初の1時間に60 mL/kg以上の等張晶質液の投与が必要で，最初の8時間に少なくとも200 mL/kgの投与が必要である。

「重要な概念：
輸液の投与」

心筋機能障害または閉塞性ショックが認められるか疑われる場合は，より少量の輸液をよりゆっくりと投与する。5～10 mL/kg の輸液を 10～20 分かけてボーラス投与し，各ボーラス投与後に再評価する。小児に呼吸状態の悪化，ラ音あるいは他の肺水腫の徴候または肝腫大が見られるようになった場合はボーラス投与を中止する。さらに診断的評価（心エコー法など）を行って専門家へ相談し，疑いを確認して次の介入の指針とする。肺水腫を発症している場合は，必要に応じて気道の補助，酸素化，呼気終末陽圧による換気を実施する準備を行う。

DKA に伴ってショック状態となった小児に対しては，「輸液蘇生の調整」が望ましい。DKA の小児では重度の脱水がみられることがあるが，（高血糖により）血清浸透圧が上昇していることが多い。晶質液の急速投与と血清浸透圧の急激な低下は，脳浮腫の一因となる可能性がある。そのため，DKA における輸液管理は複雑である。等張晶質液の初期のボーラス投与量としては，10～20 mL/kg を 1～2 時間で投与することを検討する。これは輸液ボーラス投与でありながら，通常の輸液ボーラス投与とは異なり，投与時間が長くとられており，一般的とはいえない。ただし DKA の患者が低血圧性ショック状態の場合は，他の病因のショックに対処する方法に従い，ショックに対する治療アプローチを初期の段階からより積極的なボーラス輸液に設定する必要がある。多くの施設では，DKA とそれに関連する代謝，電解質，体液に関する障害に対する特異的な管理について，その施設独自のプロトコールを定めている。可能であれば，専門家に相談する。また輸液をボーラス投与したら，患者を再評価すること。

同様に，カルシウム拮抗薬またはβアドレナリン遮断薬を服用している小児では，心筋機能障害の可能性があり，循環血液量の急速な増加に対する忍容性が不良である。救命医療リソース（機械的換気や変力作用薬など）へのアクセスが限られた環境で高熱を伴う病気の小児を治療する場合は，有害となる可能性があるため，細心の注意を払って静注のボーラス投与を実施する。またこの場合も，輸液ボーラス投与ごとに患者を再評価すること。

表 52 に，ショックの基礎原因に基づいた輸液ボーラス投与の量と速度をまとめたものである。

表 52. ショックの基礎原因に基づいた輸液ボーラス投与の量と速度の指標

ショックのタイプ	輸液量	適切な投与速度
循環血液量減少性ショック 血液分布異常性ショック（アナフィラキシー，神経原性など）	20 mL/kg をボーラス投与（必要に応じて繰り返す）	5～20 分かけて投与。重度または低血圧性の場合は 5～10 分かけて投与
心原性ショック（非中毒性）	5～10 mL/kg をボーラス投与（必要に応じて繰り返す）	10～20 分かけて投与
中毒（カルシウム拮抗薬や β 遮断薬など）	5～10 mL/kg（必要に応じて繰り返す）	10～20 分かけて投与
敗血症性ショック	10～20 mL/kg（必要に応じて繰り返す）	5～20 分かけて投与
DKA（糖尿病性ケトアシドーシス）		
代償性ショックを伴う DKA	10～20 mL/kg	施設のプロトコールに従う。実施する場合は，1～2 時間以上かけて投与*

*詳細については，輸液蘇生の調整に関する段落を参照のこと。

輸液急速投与

小児の輸液療法で一般的に使用される静脈内輸液投与セットでは，ショックのタイプによっては，管理に必要な速度で輸液をボーラス投与できない。急速輸液投与を容易にするには，以下を行う。

- 特に輸血または膠質液が必要な場合は，可能な限り太い静脈カテーテルを使用し，理想的には 2 本のカテーテルを挿入する。
- 点滴ラインにインライン三方活栓を取り付ける。
- 30～60 mL のシリンジを使用して三方活栓から輸液を投与するか，加圧バッグ（空気塞栓の危険性に注意）または急速輸液装置を使用する。
- 静脈路を確保できない場合は，骨髄路を確保する。

注意：標準的な注入ポンプでは，最大注入速度に設定しても，特に体格の大きな小児における輸液投与速度は十分ではない。例えば，体重 50 kg の敗血症性ショック患者では，理想的には 1 L の晶質液を 5～10 分で投与する必要があるが，標準的な注入ポンプの最大速度は 1 時間で 999 mL 程度である可能性がある。

輸液蘇生中の頻回の再評価

ショックを効果的に管理するには，輸液蘇生中は頻回に再評価する。以下の目的でモニタリングする。

- 輸液をボーラス投与するごとに，治療に対する生理的反応を評価する。
- 輸液の追加ボーラス投与が必要かどうかを判断する。
- 輸液蘇生中および輸液蘇生後に，有害な影響（肺水腫など）の徴候がないか評価する。

生理学的な改善の徴候には，灌流の改善，血圧の上昇，心拍数の低下（正常に向かっている），呼吸数の減少（正常に向かっている），尿量の増加，意識状態の改善などがある。小児の状態が改善しない場合，または輸液のボーラス投与によって悪化している場合は，ショックの原因を判定して次の介入の判断に役立てる。例えば，初期輸液の投与を行ったにもかかわらず，毛細血管再充満時間の遅延が継続している場合は，持続的な出血またはその他の体液喪失を起こしている可能性がある。輸液療法を行っても小児の状態が悪化している場合は，心原性ショックまたは閉塞性ショックを起こしている可能性がある。呼吸仕事量の増加が肺水腫を示すこともある。

血液製剤投与の適応

20 mL/kg の等張晶質液を 2, 3 回ボーラス投与したにもかかわらず灌流が不十分な場合には, 外傷性血液喪失の補充として濃厚赤血球 (PRBC) の輸血が推奨される。このような状況下では, 10 mL/kg の濃厚赤血球を準備ができ次第投与する。

ほとんど血液バンクでは交差適合試験に約 1 時間を要するため, 通常は交差適合試験を完了した血液を緊急時に入手することはできない。晶質液投与により安定しているが失血が続いている小児であれば, 使用できるようになる可能性がある。使用する血液型または血液製剤の優先順位を望ましい順に以下に示す。

- 交差適合試験済み
- 血液型が一致
- O 型 Rh 陰性 (女性患者では O 型陰性が望ましく, 男性患者では O 型陽性または O 型陰性のどちらでもよい)

晶質液を投与したにもかかわらず失血が続いていて低血圧に陥った場合は, 交差適合試験が未実施で, 型が一致する血液を使用してもよい。ほとんどの血液バンクは 10 分以内に型が一致する血液を供給可能である。型が一致する血液は, ABO 型と Rh 型は一致しているものの, 交差適合試験を完了した血液とは異なり, 患者の血液に適合しない他の抗体が存在する可能性がある。

O 型の血液は, どの血液型の小児にも投与できるため, 循環虚脱または心肺停止を防ぐために緊急に輸血が必要な場合は, O 型の血液を使用する。出産可能年齢の女性患者では, Rh 感作を避けるために, O 型陰性の血液が望ましい。男性患者では O 型陰性または O 型陽性のいずれでも投与可能である。

血液製剤急速投与の合併症

冷たい血液または血液製剤を急速注入すると, 特に大量に投与した場合は, 以下のような合併症がいくつかみられることがある。

- 低体温症
- 心筋機能障害
- 低カルシウムイオン血症

低体温症になると, 心血管機能および凝固に悪影響を及ぼす可能性があり, 保存血に含まれるクエン酸の代謝など, いくつかの代謝機能が損なわれることもある。それによりクエン酸のクリアランスが不十分になると, 低カルシウムイオン血症を引き起こす。低体温症と低カルシウムイオン血症の複合的な影響により, 著しい心筋機能障害や低血圧につながる可能性がある。これらの問題を最小限に抑えるには, 可能であれば, 承認されている市販の血液加温装置を使用して, 急速投与前や投与中に血液や血液製剤を加温する。

急速輸血中に小児が低血圧になった場合のためにカルシウム製剤を準備しておく。症例によっては, 低カルシウム血症を防ぐために, 経験則の下でカルシウム製剤を投与することが有益な場合がある。

血糖値

ショックの管理の一項目として，血糖値をモニターする。重病の小児によくみられる所見である低血糖は，判定が遅れ，効果的な治療を行わなければ，脳損傷をきたす可能性がある。ある小児研究によると，意識レベルの低下，てんかん重積状態，呼吸不全，心肺機能不全，または心停止により，救急部で蘇生処置を受けた小児の 18 ％に低血糖が認められた。

血糖モニタリング

すべての重篤な乳児および小児（意識障害，呼吸困難，ショックなど）については，できるだけ早く，ベッドサイド装置や検査室解析によって毛細血管，静脈，または動脈の血液サンプルから血清グルコース濃度を測定する。小さい乳児や慢性疾患の小児では，グルコース利用率が高くなっており，グリコーゲンの貯蔵量が制限される。このような制限がある状況で生理的ストレスが加わると，供給量が急速に低下し，低血糖を引き起こすことがある。グルコースを含まない輸液を静脈内投与された乳児は，低血糖に陥るリスクが高まる。

「重要な概念：
低血糖の判定」

重病または重傷のすべての小児を対象に迅速グルコース測定を実施して，ショックや意識レベルの低下の原因または要因が低血糖ではないことを確認する。

高血糖も，重症の疾患や外傷のある小児で頻繁にみられ，高濃度の内因性カテコラミンやコルチゾールによる相対的インスリン抵抗性状態から高血糖が生じることもある。インスリン注入により血清グルコース濃度を狭い範囲に抑えることで重篤な成人および小児患者の生存率は改善しているが，血糖値の厳密な管理は同時に，低血糖の症状が頻発する状態にも関連付けられている。重篤な小児のグルコース濃度の厳密な管理については，ルーチンで実施することを支持する十分なデータは揃っていない。脳損傷がある小児のような高リスク群では，高血糖の治療を検討すると同時に，モニタリングを密に行って低血糖にならないようにする。

低血糖の診断

低血糖を，小児の外観から臨床的に認識するのは難しいといえる。小児によっては，表面上の自他覚症状が認められないことがあり（無症候性低血糖），他にも，以下のような非特異的な臨床的徴候を示す小児がいる。

- 循環不良
- 発汗
- 頻拍
- 低体温症
- 易刺激性または嗜眠
- 低血圧

これらの臨床徴候は，低酸素血症，虚血，ショックなど，他の多くの病態にも共通してみられる。

単一の閾値がすべての患者に当てはまるわけではないが，次に示すグルコース濃度の最低許容値を用いて低血糖を定義することができる。

- 早産および満期産の新生児：40 mg/dL 未満
- 乳児，幼児，青少年：60 mg/dL 未満

ここで報告されている正常血糖範囲の下限値は，一般的にストレスがかかっていない空腹状態の乳児や小児から採取したサンプルの測定値から求められている。これらの閾値から，ストレスがかかっている重病または重傷の小児に必要なグルコース濃度を推定することは困難である。

低血糖の管理

血糖値は低いが症状がきわめて軽く，意識状態が正常な小児の場合は，ブドウ糖の経口投与（オレンジジュースや他のブドウ糖を含んだ飲料水など）が可能である。血糖値がかなり低いか，症状がある小児の場合は，0.5〜1 g/kg のブドウ糖を静脈内投与する。ブドウ糖は，一般的に 25％グルコース（$D_{25}W$, 2〜4 mL/kg）または 10％グルコース（$D_{10}W$, 5〜10 mL/kg）で静脈内投与する。ブドウ糖はグルコースと同一の物質である。ブドウ糖の投与後は，血清グルコース濃度を再評価する。ブドウ糖を含んだ輸液を静脈内に持続投与し，低血糖の再発を防止する。

ショックの輸液蘇生では，ブドウ糖含有輸液をルーチンで投与してはならない。これを行うと高血糖を引き起こすことがあり，血清浸透圧が上昇して浸透圧利尿が生じ，循環血液量減少とショックをさらに悪化させる。また，電解質平衡異常（低ナトリウム血症など）が発生することもある。

ショックのタイプによる管理

ショックの治療を効果的に実施するためには，ショックの病因に対して治療を明確にする必要がある。PALSプロバイダーコースの到達目標では，ショックをその発生原因に基づいて4つの基本的なタイプに分類している。ただし，この分類法は，個々の患者にみられる生理学的病態をかなり単純化して整理している。ショック状態に陥った小児のなかには，1つの主要なタイプが前面に出ているが，循環血液量減少性ショック，血液分布異常性ショック，また心原性ショックの各要素を同時に発症している場合もある。また，重度のショック状態に陥った小児では，心筋機能障害や血流分布異常の特徴も同時に合併している可能性について検討することも必要である。病因（タイプ）別ショックに関するさらに包括的な考察については，「パート9：ショックの認識」を参照のこと。

本項では，以下のタイプのショックの管理について考察する。

- 循環血液量減少性
- 血液分布異常性
- 心原性
- 閉塞性

循環血液量減少性ショックの管理

循環血液量減少性ショックでは，等張晶質液の急速投与が一次治療となる。循環血液量減少性ショックの小児では，蘇生後1時間以内に適切な量の輸液を投与すると，生存と回復の可能性は最も高くなる。代償性期の循環血液量減少性ショックの状態から，低血圧難治性ショックへの悪化を阻止するためには，適切な時期に適切な輸液の実施が重要なポイントとなる。

「重要な概念：
循環血液量減少性ショックにおける適切な輸液療法の実施」

循環血液量減少性ショックに対しては，迅速に十分な輸液療法を実施することが重要である。輸液療法では，投与量が不十分であったり，投与のタイミングが遅れたりするよくある誤りは，避けなければならない。

循環血液量減少性ショックを効果的に管理するための他の要素を以下に示す。

- 体液喪失のタイプ（非出血性か出血性か）の判定
- 欠乏量の補充
- 持続的な体液喪失（出血や消化管からの喪失など）の阻止と補充
- 酸塩基平衡の回復
- 代謝障害の補正

「適切な輸液療法の判断」

「脱水」とは，さまざまな程度の電解質喪失を伴う水分の喪失であり，高張性の状態（高ナトリウム血症），等張性の状態，または低張性の状態（低ナトリウム血症）を引き起こす。このような喪失は，細胞間質区画，細胞内区画，血管内区画の複数の組み合わせを原因として発生する場合があり，各要素からの相対的な喪失量が臨床症状の判定に役立つ。脱水の重症度は一般的に全身の水分喪失量の割合（脱水の割合）に関連するが，この割合はすべての年齢グループで同じではない。これは，体重に基づく相対的な体液喪失量の比率が，体格に依存するためである。

循環血液量減少性ショックにおける適切な輸液療法は，以下のように決定する。

- 体液喪失の程度
- 体液喪失のタイプ（血液，電解質を含む体液，電解質と蛋白を含む体液など）

体液喪失の程度を過小評価したり，治療不足にならないように注意する。多くの場合，体液喪失の病状は，水分補給が十分でないために増悪する。バイタルサインと身体診察から，急速投与に対する小児の反応を評価する。脱水の程度を判断するのに役立つ臨床的指標として，以下のものがある。

- 全身状態
- 涙の有無と目の様子（正常か，陥没しているか）
- 粘膜の湿り具合
- 皮膚の弾性（皮膚のツルゴール）
- 呼吸の速さと深さ
- 心拍数
- 血圧
- 毛細血管再充満時間
- 尿量
- 意識状態

小児領域で臨床的に有意な脱水は，一般に 50 mL/kg 以上の水分不足に相当する 5％以上の体液喪失（体重の 5％以上）をきたした場合に現れる。したがって，臨床的には，脱水が明らかな小児の治療としては，20 mL/kg の等張晶質液による単回ボーラス投与では十分でない可能性がある。これに対して，通常は，推定不足分を，輸液開始から 1 時間以内で，完全に是正する必要はない。循環状態が回復した後に，小児がショック状態を脱した状態で，それから 24〜48 時間かけて体液不足分を是正すればよい。

循環血液量減少性ショックでは，いずれのタイプでも，まず等張晶質液の急速投与で治療を開始するが，早期に体液喪失のタイプを判定することにより，その後の治療を最適にすることもできる。体液喪失を，非出血性と出血性に分類することがある。非出血性の体液喪失としては，電解質を含む体液喪失（下痢，嘔吐，DKA に合併した浸透圧利尿など），また，蛋白と電解質を含む体液喪失（熱傷や腹膜炎に合併した喪失など）がある。

「非出血性循環血液量減少性ショック」

一般的な非出血性の体液喪失の原因として，消化管（嘔吐や下痢）や尿路（尿崩症［diabetes insipidus, DI］など），毛細血管からの漏出（熱傷など）がある。非出血性の体液喪失による循環血液量減少状態では，一般的には体重減少の割合によって分類する（表 53）。血圧と体液欠乏との相関関係は明らかではない。原則として，小児では，50〜100 mL/kg の体液が不足した場合にショックとして観察されることがあるが（特にナトリウム欠乏性の脱水の場合），100 mL/kg 以上不足すれば，より確実にショックとして観察される。

表 53. 脱水の程度と徴候

脱水の重症度	乳児期推定体重減少 (mL/kg)*	青年期推定体重減少 (mL/kg)*	臨床徴候	評価時の注意点
軽度	5％（50）	3％（30）	・粘膜の乾燥 ・乏尿	・慢性的に口呼吸している患者は口腔粘膜が乾燥する場合がある ・下痢の際は，尿の回数と量が評価しにくい（特におむつをしている乳児の場合）

（続く）

脱水の重症度	乳児期推定体重減少 (mL/kg)*	青年期推定体重減少 (mL/kg)*	臨床徴候	評価時の注意点
中等度	10%（100）	5〜6%（50〜60）	• 皮膚のツルゴール低下 • 大泉門の陥没 • 著明な乏尿 • 頻拍 • Quiet tachypnea（呼吸努力の増加を伴わない頻呼吸）	• ナトリウム濃度に影響される。ナトリウム濃度の上昇により，循環血液量はより適切に維持される • 大泉門は乳児しか開いていない • 乏尿は発熱，ナトリウム濃度，基礎疾患に影響される
重度	15%（150）	7〜9%（70〜90）	• 著しい頻拍 • 末梢の脈拍が弱いか，触れない • 脈圧の減少 • 呼吸数増加 • 無尿 • 低血圧と意識障害（晩期の所見）	• 臨床徴候は，発熱，ナトリウム濃度，基礎疾患に影響される。ナトリウム濃度の上昇により，循環血液量がより適切に維持される

*mL/kgは，体重に対応する体液不足量を正規化した推定値を表している。
許可を得たうえで，次の文献を一部改変：Roberts KB. Fluid and electrolytes: parenteral fluid therapy. Pediatr Rev. 2001;22(11):380-387.

脱水に続発して，小児が循環血液量減少性ショックに陥った場合，効果的に治療するために20 mL/kgの等張晶質液を急速にボーラス投与する。等張晶質液を少なくとも3回（60 mL/kg）ボーラス投与して改善しない場合は，以下のことを考慮する。

- 体液喪失の程度を過小評価している可能性がある。
- 輸液の種類を（膠質液や輸血の実施に）変更する必要がある。
- （潜在的に出血が続き）体液喪失が続いている可能性がある。
- ショックの病因に関しての最初の推定が正しくない可能性がある（別のタイプのショックや合併しているショックを考慮する）。

（下痢，熱傷などにより）体液喪失が持続する場合には，当初の体液欠乏の補正に持続喪失分を加えた輸液量を補充する必要がある。循環血液量減少性ショックを初期治療として開始する場合には，膠質液投与を盲目的に実施することは推奨されない。ただし，「サードスペース」への大量の喪失やアルブミン不足の小児では，循環血液量補充のためにアルブミンや他の膠質液を使用することで，治療に成功する場合もある。奏功することがある。

「出血性の循環血液量減少性ショック」

出血性の循環血液量減少性ショックは，総循環血液量の推定何%を喪失したかを評価して分類する（表54）。

小児では，軽度および代償性ショック，また，中等度・重度の低血圧性出血性ショックとの境界は，約30%の急性失血が相関すると考えられている。小児の総循環血液量は75〜80 mL/kgと推定されるために，30%の失血は，約25 mL/kgの失血量と推定される。

表54. 小児患者の失血に対する全身性反応

システム	軽度の失血 (< 30 %)	中度の失血 (30〜45 %)	重度の失血 (> 45 %)
心血管系	心拍数の増加, 末梢脈拍が微弱, 正常収縮期血圧 (80〜90 + 2 × 年齢), 正常脈圧	心拍数の著しい増加, 中枢の脈拍が微弱, 正常収縮期血圧が低い (70〜80 + 2 × 年齢), 脈圧が低下	頻脈とそれに続く徐脈, 中枢脈拍が非常に微弱または消失, 末梢の脈拍が消失, 低血圧 (< [70 + 2 × 年齢]), 脈圧が低下 (または拡張期血圧が検知不能)
中枢神経系	不安, 易刺激性, 混迷	嗜眠, 痛みに対する反応が鈍化*	昏睡
皮膚	冷感, まだら模様, 毛細血管再充満時間の延長	チアノーゼ, 毛細血管再充満時間の著名な延長	蒼白で冷たい
尿量†	減少〜著名な減少	乏尿	無尿

*この失血量 (30〜45 %) での小児の痛みに対する反応の鈍化は, 静脈留置カテーテルの挿入に対する反応の低下として現れることがある。

†尿道カテーテルによる減圧を行った後で測定する。標準下限値は, 2 mL/kg/時 (乳児), 1.5 mL/kg/時 (年少児), 1 mL/kg/時 (年長児), 0.5 mL/kg/時 (青少年)。

次の文献に基づいて再作成 : American College of Surgeons Committee on Trauma.: Pediatric trauma. In: Advanced Trauma Life Support for Doctors: ATLS Student Course Manual. 9th ed. American College of Surgeons; 2012:257.

出血性ショックに対する輸液療法は, 等張晶質液 20 mL/kg を急速にボーラス投与することから始める。等張晶質液は細胞外間隙全域にわたって分布し, 循環血液量の 25 %の喪失分を補っているため, 20 mL/kg の輸液を最大 3 回 (60 mL/kg) ボーラス投与する必要がある。すなわち, 1 mL の失血に対して約 3 mL の晶質液が必要となる。20 mL/kg の等張晶質液のボーラス投与を 2, 3 回行っても不安定な血行動態が続く場合は, 濃厚赤血球を投与する必要がある。濃厚赤血球の継続投与が必要な場合は, 複数回の濃厚赤血球輸血に関わる血液凝固障害を避けるため, 血小板および新鮮凍結血漿も強くに検討する必要がある。

「重要な概念:
1 mL に対して 3 mL の法則」

出血性ショックにおける輸液療法では, 1 mL の失血に対して約 3 mL の等張晶質液を投与する。

血液の補充には, 10 mL/kg の濃厚赤血球をボーラス投与する。濃厚赤血球の代わりに全血 (20 mL/kg) を投与することもできるが, 入手は通常, 困難で時間もかかる。また, 交差適合試験が実施されていない血液では, 輸血副作用のリスクが著しく増加する。副作用を最小限に抑えるために, 特に急速に輸血する場合などに, 血液加温装置を利用できる環境であれば血液を加温する。

出血性ショックに対する輸血の適応には以下のようなものがある。

- 晶質液投与に応性が乏しい低血圧または循環不良
- 既知の著しい失血

晶質液不応性の出血性ショックとは，晶質液を 40〜60 mL/kg 投与しても低血圧が持続する場合と定義される。小児で出血が急速に生じた場合には，初期のヘモグロビン濃度が正常もしくは低値を示すこともある。ヘモグロビン濃度が低い場合は，貧血により動脈血酸素含量と酸素供給量が不十分になる組織低酸素のリスクが高まるために，輸血を実施する。

「薬物療法」
循環血液量減少性ショックの治療に際して，血管作動薬を盲目的に使用することは推奨されない。循環血液量減少性ショックが重篤で，血圧が低下した瀕死の状態にある小児では，適切な輸液療法を実施した後に，心筋収縮力と血管収縮を目的として，アドレナリンなどの血管作動薬を短期間投与する必要が生じる場合がある。

「酸塩基平衡」
小児では，循環血液量減少性ショックの進行初期に，頻呼吸や呼吸性アルカローシスを認める場合がある。しかしながら，このアルカローシスによる代償によって，循環血液量減少性ショックのために生じた代謝性（乳酸）アシドーシスは，必ずしも完全に補正できない場合もある。ショックの状態が長期に及んだり，重篤なショックに陥った小児では，最終的に疲弊し心肺機能不全をきたすため，アシドーシスが重度となる可能性がある。頭部あるいは胸部に外傷を受けた小児では，頻呼吸による代償機序を示さない場合がある。

アシドーシスと循環不全が持続することは，蘇生処置が十分でないことが危惧され，出血性ショックでは失血が持続している可能性も危惧される。循環血液量減少性ショックに続発する代謝性アシドーシスを治療する際に，炭酸水素ナトリウムの使用は推奨されない。輸液療法によって灌流血液と末端臓器障害が改善されれば，代謝性アシドーシスに十分耐えられるようになり，徐々に補正されていく。代謝性アシドーシスが腎臓または消化管からの著しい重炭酸塩の喪失によって生じている場合（非アニオンギャップ性の代謝性アシドーシス），輸液治療だけでは持続的な重炭酸塩の喪失を代償することは困難であり，炭酸水素ナトリウムの投与も検討が必要となる。

輸液治療に関する確認事項
「まとめ：初期治療の原則」に示した初期輸液治療の原則を遵守するとともに，循環血液量減少性ショックに特有な以下の注意事項に留意する。

- 輸液療法をは可能な限り迅速に開始する。
    - すべての患者に 20 mL/kg の等張晶質液（生理食塩液または乳酸リンゲル液）を急速ボーラス投与し，必要であれば投与を繰り返す。
    - 晶質液不応性の出血性ショックの場合，10 mL/kg の濃厚赤血球の輸血を考慮する。
    - 蛋白を含む体液の喪失が明らかであるか，（アルブミン濃度が低いことで）疑われる場合，小児が晶質液蘇生に反応しない場合には，膠質を含む補液の投与を検討する。
- 代謝障害を是正する。
- 最善の輸液治療を決定するために体液喪失のタイプ（出血性か非出血性か）を判定する。
- 外出血があれば直接圧迫による止血を試み，（下痢が続くなど非出血性の）持続的な体液喪失があれば，喪失量を推定して補充する。
- その他に以下の臨床検査を検討する。
    - 全血球算定
    - 血液型判定と交差適合試験
    - 動脈血ガス分析（特に塩基欠乏に注意）
    - 電解質（アニオンギャップ，グルコース，イオン化カルシウムの計算のため）
    - 血清または血漿の乳酸濃度
    - 画像診断的検査（出血や体液喪失にいたる原因判定のため）

血液分布異常性ショックの管理

血液分布異常性ショックの初期輸液治療では，循環血液量減少を補正して，血管拡張によって広がった血管腔が満たされるように，循環血液量を増加させることに重点を置く．急速な輸液ボーラス投与を実施しても低血圧や循環不全が続く場合，または拡張期血圧が低いままで脈圧増大を伴う場合には，血管作動薬を投与する．

本項では，以下のタイプの血液分布異常性ショックの輸液治療について考察する．

- 敗血症性ショック
- アナフィラキシーショック
- 神経原性ショック

敗血症性ショックの管理

敗血症性ショックにみられる臨床像，血行動態，代謝などの変化は，炎症性メディエーターの放出や活性化など，感染に対する宿主反応によって生じる．敗血症性ショックの初期輸液治療における主要な目標は以下のとおりである．

- 血行動態の安定化
- 臓器機能の補助
- 感染の同定とコントロール

輸液治療の基本原則には，心拍出量と動脈血酸素含量を最適化し，酸素消費量を最小限にすることによって，組織への酸素供給を増加させることも含まれる．

敗血症性ショックの早期判定は，蘇生開始と多臓器不全および心停止発症の予防の鍵となる．血行動態的サポートにより酸素供給を維持することで，敗血症性ショックによる小児の合併症と死亡を減らすことができる．

「小児の敗血症性ショックアルゴリズムの概要」

小児の敗血症性ショック認識に対して血行動態を安定化させるために推奨される治療アプローチは，小児の敗血症性ショックアルゴリズム（図 41）に示している．このアルゴリズムでは，迅速な認識，安定化／蘇生，集中治療が必要な 3 つの段階を以下のようにまとめている．

- **敗血症性ショックの徴候の早期発見**：意識状態，心拍数，体温，灌流の変化などが挙げられる．収縮期圧または拡張期圧の低血圧は，現れる場合も現れない場合もある点に注意する．
- **初期の安定化／輸液治療**：
    - ショックの徴候を認識してから 10〜15 分以内に気道，酸素化，循環のモニターと補助，心拍数およびパルスオキシメトリのモニター，血管確保（IV/O）を行う．輸液蘇生を開始し，10〜20 mL/kg の等張晶質液を 5〜20 分かけてボーラス投与する．
    - 輸液ボーラス投与の実施中および実施後に小児を再評価する．ラ音，呼吸窮迫，または肝腫大を発症した場合は，急速な輸液ボーラス投与を中止する．ショック治療のために追加のボーラス投与が必要な場合は，少量のボーラス投与を長めの時間をかけて行う必要になることもある．
    - ショックの発現後 1 時間以内に抗菌薬の投与と輸液ボーラス投与（ショックを是正するため，必要に応じて繰り返す）を行い，輸液ボーラス投与を実施してもショックが持続する場合は血管作動薬を開始する．
    - 集中治療：ショックの徴候が持続する場合は，血行動態モニタリングを確保し，開始された血管作動薬治療を継続するために専門的な集中治療が必要となる．また，ショックを治療するため，必要に応じて薬剤療法を調整する．

ショックを効果的に治療したら，継続的なモニタリングや臓器機能の補助，感染源の治療，小児の臨床経過および治療方法の評価など，その後の管理を進める．

ショックの管理

図41. 小児の敗血症性ショックアルゴリズム。

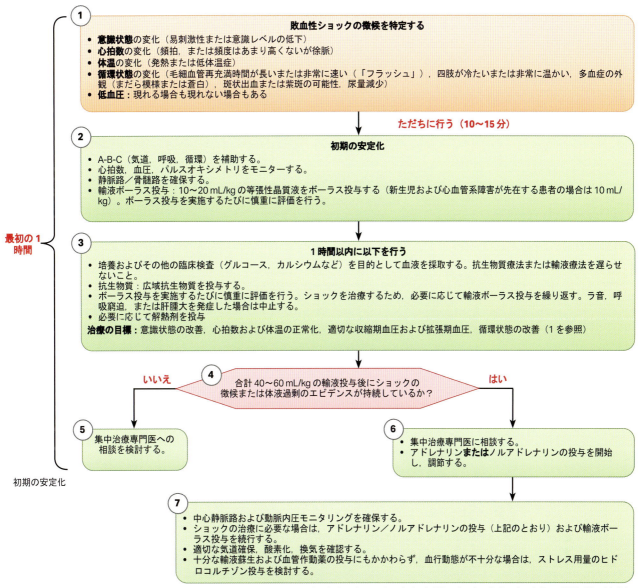

敗血症性ショックの徴候の特定（手順 1）

- 意識障害
- 心拍数の変化
- 体温の変化
- 血液灌流の変化
- 低血圧

敗血症性ショックに対する初期の安定化／輸液治療（手順 2）

敗血症性ショックに陥った小児を救命するためには，発症後の最初の1時間で適切な治療を施すことが不可欠である。敗血症性ショックの管理において，まず迅速に行うこと（10〜15分）は以下のとおりである。

- 十分な気道，呼吸，循環を補助する。
- 心拍数，血圧，パルスオキシメトリをモニターする。
  - 静脈路／骨髄路を確保する。
  - 10〜20 mL/kg（新生児および心疾患を持つ患者の場合は10 mL/kg）の等張晶質液をボーラス投与する。

1時間以内（手順 3）

- 検体を採取する（可能であれば，抗菌薬の投与前に血液培養を採取するが，抗菌薬の投与を遅らせないこと）。
- 最初のヘルスケアプロバイダーとの接触から1時間以内に抗菌薬を投与する。
- 各輸液ボーラス投与後に慎重に評価する。ラ音，呼吸窮迫，または肝腫大を発症した場合は，輸液ボーラス投与を中止する。
- 必要に応じて解熱剤を投与する。

ショックの徴候が持続しているか？（手順 4）

ショックの徴候が持続しない場合は，集中治療専門医への相談を検討する（手順 5）。

ショックの徴候が持続する場合は，手順 6 に進む。

- 集中治療専門医に相談する。
- アドレナリンまたはノルアドレナリンを投与開始して調節する。

集中治療（手順 7）

- 中心静脈路および動脈圧モニタリングを確保する。
- ショックの治療に必要な場合は，アドレナリン／ノルアドレナリンの投与および輸液ボーラス投与を続行する。
- 適切な気道確保，酸素化，換気を確認する。
- 十分な輸液治療また血管作動薬治療の使用を実施しても血行動態が改善しない場合，ストレス用量相当のヒドロコルチゾン投与を検討する。

急速かつ適切な輸液ボーラス投与が最優先である。循環血液量が不十分になると，急速に1回拍出量の低下および低血圧に陥る。敗血症性ショックの小児では，循環を回復させるために大量の輸液が必要になることが多い。10～20 mL/kgの等張晶質液（合計で最大40～60 mL/kg）の急速投与が必要な場合がある。輸液投与の量と速度は，小児の意識状態，心拍数，体温，血圧，臓器灌流（末梢脈拍の有無と触知初見，毛細血管再充満，皮膚の温度と色，尿量など）を評価して，各ボーラス投与の実施中および実施後に調整する。

敗血症性ショックの治療で実施する輸液療法に関する推奨事項は，代償性（身体診察によって判定）および非代償性（低血圧性）のどちらの敗血症性ショックであっても，継続的な輸液治療の実施に重点を置いている。また，輸液の静脈内ボーラス投与を実施する前に，個々の患者ごとに適切に評価することにも重点を置いている。例えば，医師による身体診察や頻回の再評価によって輸液治療の適切な投与量を判断することなどである。さらに，臨床的徴候は，生じやすい疾患や脆弱性（重度の貧血や栄養障害など）といった患者に特有な情報ならびに使用可能な集中治療リソースといった施設に特有な情報と組み合わせて考える必要がある。

集中治療リソース（機械的換気や血管作動薬など）へのアクセスが限られた環境下で，高熱を伴う疾患（FEAST試験に含まれているものなど）をきたした小児を治療する際には，有害となる可能性もあるため，細心の注意を払って静注注射によるボーラス投与を実施する必要がある（詳細については，Maitland et al. N Engl J Med. 2011;364[26]:2483-2495 を参照）。

輸液ボーラス投与を慎重に実施するべきもうひとつのシナリオは，体液過剰の所見がある患者である。体液過剰の徴候および症状には，肝腫大，およびラ音などの呼吸窮迫の増悪や肺水腫がある。これには，血管透過性の上昇が原因である場合がある。このような徴候が現れた場合は，急速な輸液ボーラス投与を中止する。このような小児には酸素投与が必要であり，気管挿管と呼気終末陽圧を用いた機械的換気が必要になる場合がある。追加の輸液ボーラス投与が必要な場合は，より少量の輸液をゆっくりと投与する（10～20分かけて5～10 mL/kgなど）。

心原性ショックでは肺水腫を発症する場合もあり，肝腫大，心拡大，心筋収縮力の低下によって明らかになることが多い。どちらの場合も，必要に応じて輸液投与の量と速度を低下させる。

血液培養を採取する。最初のヘルスケアプロバイダーとの接触から1時間以内に初回の広域抗菌薬を投与する。血液培養の結果を待つため，または腰椎穿刺などの他の診断的検査の実施のために，抗生物質療法を遅らせてはならない。

血管作動薬やストレス用量のヒドロコルチゾンが必要になる事態を予測する。これらの薬剤をベッドサイドに用意しておくために，早目に薬剤部門にオーダーしておく。ショックに輸液療法が無効な場合または副腎不全が疑われる場合，これらの薬剤をただちに使用できるようにしておく必要がある。

昇圧薬は末梢静脈路または骨髄路を介して投与できるため，昇圧薬による治療の開始は，集中治療室への搬送を待っていてはならない。循環作動薬によりサポートの開始を遅延させることは，小児の敗血症性ショックにおける入院期間の長期化や死亡率の上昇に関連が示されているため，輸液ボーラス投与を実施してもショックが持続する場合は，最初の 1 時間以内に血管作動薬投与を開始することが重要である。

代謝障害は迅速に同定して補正する。敗血症性ショックでは，低血糖と低カルシウムイオン血症がみられることが多く，心筋機能障害の原因となる場合がある。

診断的検査（乳酸濃度，塩基欠乏，$ScvO_2$，心エコー法，ベッドサイド超音波検査（POC-US）など）を行って，ショックの重症度を判定するとともに，輸液療法に対する反応をモニターする。

「輸液抵抗性敗血症性ショックの管理」

血管作動薬の投与は，40〜60 mL/kg の輸液投与後，患者の循環が障害されている症状／徴候が続いている場合に開始するのが適切である。この輸液閾値より先に血管作動薬の投与が適切となるのは，体液過剰の所見または懸念がある場合である（ラ音，肝腫大）。

- 組織灌流と血圧を改善するために血管作動薬を投与する。
- 初回血管作動薬を開始している場合は，アドレナリンまたはノルアドレナリンが適している末梢冷感を呈するショック（Cold Shock）と末梢血管拡張を伴うショック（Warm shock）に陥っている患者に関して，いずれか一方が他方よりも有効であることを支持するエビデンスはない。
- エビデンスはないが，2020 年度版『Surviving Sepsis Campaign International Guidelines』に寄稿した専門家の多くは，心拍出量低下，心筋機能障害，またはその両方を呈する患者における初回血管作動薬としてアドレナリンを推奨している。敗血症性ショックに陥り，SVR が低下している患者に対して，この専門家パネルはノルアドレナリンを第一選択の血管作動薬とした。
- 小児の敗血症性ショックでは，ドパミンよりもアドレナリンおよびノルアドレナリンが望ましい。
- 高用量カテコラミン投入にもかかわらず，患者の低血圧，循環不良，またはその両方が続く場合，バソプレシンの注入開始を検討する。
- 通常，輸液抵抗性敗血症性ショックおよび四肢の冷感がみられる小児にはアドレナリンを投与する。
- 患者の臨床評価から臨床上適切とみなされる場合は，10〜20 mL/kg の等張晶質液のボーラス投与を追加する。
- 必要であれば気管挿管および酸素投与と呼気終末陽圧による早期の補助換気を検討する。

抗菌薬の投与や輸液ボーラス投与，血管作動薬療法など，治療の最初の 1 時間以内に実施する初期の安定化／蘇生が完了したら，心拍数，血圧，末梢循環を評価して次の介入を判断する。心拍数，血圧，および灌流が正常に近づいていれば，入院を手配するか，適切な小児医療施設へ搬送する。小児集中治療室の専門医や搬送チームとの相談を開始し，低血圧または循環不良が続いている場合は，アルゴリズムの次のレベルに進む。入院または搬送の準備を進めている間も，輸液および血管作動薬療法は継続する。

「敗血症性ショックの集中治療」

初回の輸液ボーラス投与および血管作動薬投与を実施してもショックが持続する小児に対し，集中治療の専門医が到着したら，追加の血行動態モニタリングを確保したり，追加の血管作動薬投与や輸液ボーラス投与を実施したりできる。

- 中心静脈路および動脈圧モニタリングを確保する。
- 小児の心拍数，血圧，灌流を評価し，観血的動脈血圧モニタリング，中心静脈圧モニタリング，および中心静脈血酸素飽和度をはじめとする高度な血行動態モニタリングを検討する。
- 診断的検査データ（血清グルコース，カルシウム，乳酸）を分析する。
- アドレナリン／ノルアドレナリンの投与を継続し，必要に応じて血管作動薬の投与を追加する。
- 必要に応じてショックを治療するために輸液ボーラス投与を実施し，頻回に，および各輸液ボーラス投与後に小児を再評価する。
- ストレス用量相当のヒドロコルチゾン投与を検討する（小児が慢性的に副腎皮質ステロイドを投与されている場合は特に）。コルチゾール値測定検査をルーチンに実施することは，推奨されない。

身体診察によって小児が血管拡張性か血管収縮性かが常に明らかになるわけではない。例えば，四肢の冷感を伴う小児でも，1 回拍出量の低下と心機能の低下のために，血管は拡張しているが循環不良の場合がある。ショックのタイプによって適切な薬物を選択する理由は，本マニュアルで後述する。

敗血症性ショックの管理中は，臓器機能，血清電解質，酸塩基平衡，乳酸濃度，グルコース濃度，カルシウム濃度を補助することが重要である。また，薬剤や輸液の投与量を調整する場合は，小児の乳酸，血圧，末端臓器灌流の改善を治療の目標とする。

「副腎不全の是正」

輸液抵抗性で，アドレナリン抵抗性またはノルアドレナリン抵抗性の敗血症性ショックの小児は副腎不全になる場合がある。副腎不全が疑われる場合，または副腎不全の危険性が既知の患者（ステロイドの使用歴など）の場合は，1〜2 mg/kg のヒドロコルチゾンを早期に静注ボーラス投与する。可能であれば投与前にベースラインのコルチゾール濃度を取得し，追加の評価および管理について専門家に相談する。

「治療エンドポイント」

敗血症性ショックでは，以下の治療エンドポイントに向けて血管作動薬を調節する。

- 乳酸濃度の改善
- 心拍数の正常化（異常高値の心拍数を正常値に低下させる）
- 適切な血圧
- 毛細血管再充満時間が 2 秒未満で良好な末梢の脈拍と灌流
- 意識レベル／反応性の改善
- 適切な尿量

重要臓器における過度の血管収縮を避けるために，このエンドポイントを厳守することが推奨される。

「安定化後の治療」

ショックの徴候が消失した後も，小児の臓器機能のモニタリングと臓器支持療法が必要である。また，感染源を適切に治療する必要がある。さらに，医療チームは，感染した原因を評価し，それが予防できたかどうか（およびその方法）と敗血症性ショックを認識した迅速さ（改善できたかどうか）を判断し，次に，敗血症性ショックを発症した患者に対して，ショック蘇生の効率と効果を向上させるために実現可能な改善点を明らかにする必要がある。

アナフィラキシーショックの管理

アナフィラキシーショックの管理では，致死的な心肺機能障害の治療，およびコントロール不能な状態に至ったアレルギー反応の 1 つとして放出されたメディエーターの拮抗または阻害を重点に行う。主な治療法は，アドレナリンを投与して，ヒスタミンなどのアレルギーメディエーターの作用を抑制することである。アドレナリンは必要に応じて繰り返し投与する。血管性浮腫（毛細血管浸透性の著しい亢進によって引き起こされる組織の腫脹）により，上気道が完全に閉塞する可能性があるため，プロバイダーは換気補助および挿管による，きわめて早期の気道確保を想定しておく必要がある。アドレナリンによって低血圧の防止あるいは改善ができることがあり，血圧の回復と効果的な灌流の補助においては輸液蘇生も効果的な場合がある。

「特定の治療に関する考慮事項」

「まとめ：初期管理の原則」の項に概要を示した一般的なショックの初期管理を考慮に入れるとともに，以下のアナフィラキシーショックに特異的な治療法も検討に加える。

- 患者を仰臥位にして，酸素を投与し，気道を確保する。
- アドレナリン：第一選択薬
  - 筋注用アドレナリンまたはオートインジェクター（小児の体格に応じて，小児用または成人用）によるアドレナリンは，アナフィラキシーの治療では最も重要な薬剤である。
  - 重度のアナフィラキシーでは，10～15 分後に 2 回目の投与またはアドレナリン持続静脈内投与が必要になる場合があり，頻回の低用量持続静脈内投与（< 0.05 µg/kg/分）が有効である。
- 循環補助に必要であれば，等張晶質液をボーラス投与する。
- サルブタモール
  - 気管支けいれんに対しては，必要に応じて定量噴霧型吸入器，間欠投与型噴霧器，または持続投与型噴霧器によりサルブタモールを投与する。

「補助剤による治療」

- 抗ヒスタミン薬
  - H_1 遮断薬（ジフェンヒドラミン）
  - H_2 遮断薬（ファモチジンなど）を検討する
- 副腎皮質ステロイド薬
  - メチルプレドニゾロンもしくは等価の副腎皮質ステロイド薬

遅発性症状の判定と治療のためには経過観察が必要になる。25～30 ％の小児において，急性期症状から数時間後に遅発性症状が発生することがある。遅発性症状が発生する可能性は，急性期症状の重症度に比例して増加する。

神経原性ショックの管理

神経原性ショックに陥った小児では，一般的に低血圧や徐脈がみられ，ときには低体温症となる場合もある。輸液蘇生への反応はごくわずかであることが多い。血圧は拡張期血圧が低いことが特徴で，血管緊張が失われるため，脈圧が増大する。脊髄ショックに陥った小児は，周囲温度の変化に影響を受けやすい場合があり，加温や冷却による補助が必要になる可能性がある。

「特定の治療に関する考慮事項」

「まとめ：初期管理の原則」の項に概要を示した一般的なショックの初期管理を考慮するとともに，以下の神経原性ショックに特異的な治療法を検討に加えてもよい。

- 静脈還流を改善するために，小児を水平または頭部を下げた状態にする。
- 輸液療法（等張晶質液）を試みて反応を評価する。
- 「輸液抵抗性の低血圧」に対しては，適応があれば血管収縮薬（ノルアドレナリン，アドレナリンなど）を使用する。
- 必要に応じて，加温または冷却による補助を行う。

心原性ショックの管理

心原性ショックとは，心筋機能障害による組織灌流が不十分な状態である。初期の心原性ショックは循環血液量減少性ショックに似ているため，心原性であることを判定するのは困難なことがある。心原性ショックが疑われる場合は，小児の反応を注意深くモニターしながら，比較的少量の輸液（5〜10 mL/kg）をゆっくりと（10〜20分かけて）ボーラス投与することを検討する。小児の状態が改善しない，呼吸機能が悪化した，あるいは肺水腫の徴候が認められるといった場合は，心原性ショックの可能性がある。静脈うっ血（中心静脈圧の上昇，頸静脈怒張，肝腫大など）および心拡大（胸部X線像による）のエビデンスによっても，心原性のショックであることが示唆される。

「主要目標」

心原性ショックの管理における主要目標は，心室の拍出効率を高めることによって，心機能の効率と心拍出量を改善することである。もう1つの主要目標は，代謝需要を最小限にすることである。

心原性ショックの小児の多くは，前負荷が増加しているため，それ以上の輸液療法は必要ない。前負荷を増加させるために，輸液を注意深くボーラス投与する必要が生じる小児もいる。このような患者の1回拍出量を増加させる最も有効な手段は，陽性変力作用薬を投与することではなく，後負荷（SVR）を低減することである。陽性変力作用薬は，心筋収縮力を増加させる可能性があるが，心筋の酸素需要量も増加させる。ただし，すでに低血圧になっている小児では，後負荷の低減に耐えられるようになるまでに，輸液療法と陽性変力作用薬による補助が必要になる場合がある。特定の管理には以下のものがある。

- 慎重な輸液投与とモニタリング
- 臨床検査と他の診断的検査
- 薬物
- 機械的循環補助

できるだけ早い機会に小児集中医療または小児心臓病の専門医に相談する。これは，診断を確定し（心エコー法など），治療継続の指針としたり，根本的治療のための直接搬送を円滑に進めたりするのに有用である。

「慎重な輸液投与とモニタリング」

ショックと心拍出量低下の徴候がある小児において，胸部X線検査で認められる心拡大は，循環血液量が十分な心原性ショックの特徴である。心エコー法により，前負荷と心機能に関してより客観的で正確なデータを得る。

心原性ショックの小児に対して，大量または急速な輸液ボーラス投与は実施しない。大量輸液は心機能を悪化させ肺内水分を増加させうる。客観的データや児の病歴（嘔吐や摂取量低下など）が不十分な前負荷と一致していれば，慎重に少量の輸液ボーラス投与を行ってもよい。以下の点に留意すること。

- 少量の等張液をボーラス投与する（5〜10 mL/kg）
- 比較的緩徐な輸液ボーラス投与を行う（5〜10 分ではなく，10〜20 分など）
- 輸液中は小児を注意深くモニターする
    - 呼吸機能を頻回に評価する
    - 肺水腫の発症や肺機能の悪化に注意を払う

酸素を投与する。補助換気を行う準備をする。非侵襲的陽圧サポートにより，呼吸仕事量を減らして酸素化を改善することで，機械的換気の必要性を減らせる場合がある。

前負荷状態の指標としての中心静脈圧の測定を容易にすること，右室の拡張末期圧を評価すること，および複数回の静脈内投与の経路とすることを目的として，中心静脈路の確保を検討する。中心静脈路により，代謝需要に対する酸素供給の妥当性の客観的指標として，$ScvO_2$ のモニタリングも可能となる。肺動脈カテーテルによる侵襲的モニタリングは，小児集中治療室におけるオプションとなっているが，心原性ショックの診断に必須ではない。

「臨床検査と他の診断的検査」

末端臓器機能へのショックの影響を評価するために，診断的検査を実施する。心原性ショックに対して完璧な感度または特異度をもつ単独の臨床検査は存在しない。以下に示す検査が適していることが多い。

- 動脈血ガス分析（代謝性アシドーシスの程度や酸素化と換気が適切かを判断する）
- ヘモグロビン濃度（酸素運搬能が十分であることを確かめる）
- 乳酸値および $ScvO_2$（代謝需要に対する酸素供給の妥当性の指標として）
- 心筋酵素（クレアチンキナーゼ，心筋，トロポニン）と甲状腺機能検査

その他の有用な検査には以下のものがある。

- 胸部 X 線撮影：心臓の大きさ，肺血管影，肺水腫，共存する肺病変に関する情報を得る
- 心電図：不整脈，心筋傷害，虚血性心疾患，または薬物中毒の根拠が検出されることがある
- 心エコー法：診断に役立ち，先天性心疾患，心室壁の運動消失や運動障害，または弁機能不全が判明することがある。心室容積（前負荷）と心室機能の客観的な測定値も得られる

「薬物」

小児の血圧が正常であれば，薬物療法は利尿薬と血管拡張薬または陽性変力作用薬により行われる。利尿薬は，小児に肺水腫または体静脈うっ血のエビデンスがある場合に適応となる。血管拡張薬および強心性血管拡張薬は，一般に静脈内投与によって投与される。

心原性ショックの小児では，心筋収縮力を改善することによって心拍出量を増加させるために薬物療法が必要になる場合がある。ほとんどの場合，末梢血管抵抗を低下させる薬物も必要である。この中には，血管拡張薬，陽性変力作用薬，ホスホジエステラーゼ阻害薬（強心性血管拡張薬）が含まれる。ミルリノンは多くの施設で推奨されている薬物である。これらの薬物の詳細な考察については，このパートで前述した「薬物療法」を参照のこと。

代謝需要の増加，特に心筋酸素需要の増加は，心原性ショックの悪循環に関与している。代謝需要の抑制は，心原性ショックの管理において重要な要素である。代謝需要の抑制には，換気補助と解熱薬を使用する。鎮痛薬と鎮静薬によって酸素消費量が低下するが，内因性ストレス反応も低下させ，血流を再分布させて低心拍出状態を代償するのに役立つ。これらの薬物を低用量で投与し，呼吸抑制や低血圧が出現していないか，小児を注意深くモニターする。

「機械的循環補助」
医学的管理に反応しない心原性ショックの小児で，ショックの原因を治療できる可能性がある場合は，機械的循環補助が有用となる場合がある。体外生命維持により，心肺機能不全の基礎原因を治療しながら，心拍出量，酸素化，換気を一時的に維持できる。体外生命維持の形態には，体外式膜型人工肺と補助人工心臓がある。体外式膜型人工肺を検討できる心原性ショックの病因の具体例としては，心停止を起こす危険性が高い急性劇症型心筋炎が挙げられる。体外生命維持は，一般に急性心肺機能不全の小児を管理するリソースと専門知識を有する第三次小児医療施設でしか使用できない。

「特定の治療に関する考慮事項」
「まとめ：初期管理の原則」の項に示したショックの初期管理の原則を遵守するとともに，心原性ショックに特異的な以下の考慮事項にも従う。

- 酸素を投与するとともに，非侵襲的陽圧換気または機械的換気の必要性を検討する。
- 等張晶質液 5〜10 mL/kg をゆっくり（10〜20 分かけて）投与し，必要に応じて反復投与する。
- 肺水腫を頻回に評価する。
- 換気補助を準備する。
- 早期に専門医に相談する。
- 基礎原因と心臓および末端臓器の機能障害の程度を判断するために，臨床検査やその他の検査を指示する。
- 薬物療法を行う（血管拡張薬，ホスホジエステラーゼ阻害薬，陽性変力作用薬，鎮痛薬，解熱薬など）。
- 機械的循環補助を検討する。

閉塞性ショックの管理
閉塞性ショックの管理は，閉塞のタイプに特異的である。本項では以下の事項の管理について考察する。

- 心タンポナーデ
- 緊張性気胸
- 動脈管依存性先天性心疾患
- 広範肺塞栓症

「主要目標」
閉塞性ショックの初期の臨床所見は，循環血液量減少性ショックに類似している場合がある。妥当な初期アプローチとしては，輸液負荷（10〜20 mL/kg の等張晶質液）をかけることも含まれると考えられる。閉塞性ショックに陥った小児は，急速に心肺機能不全へと進行し，その後心停止する恐れもあるため，二次評価および診断的検査を使用して閉塞性ショックを迅速に判定することが効果的な治療には重要である。閉塞性ショックの管理の主な目的は，心拍出を障害する原因を是正し，組織循環を回復することにある。

「一般的な管理原則」
閉塞の病因に特異的な考慮事項に加えて，「ショックの管理の基本」の項で概要を示した初期管理の原則に従う。

心タンポナーデに特異的な管理

心タンポナーデは,心膜腔に体液,血液,空気などが貯留することにより発生し,体静脈環流の制限,心室充満の障害,心拍出量の低下が生じる。良好な転帰を得るには,迅速な判定とタンポナーデの即時治療が必要である。心タンポナーデの小児では,心嚢ドレナージが実施できるようになるまで,輸液投与によって心拍出量や組織灌流を増加させることで,一時的に状態が改善する可能性がある。

適切な専門医(小児集中治療,小児循環器,小児外科など)に早期に相談する。選択的心嚢ドレナージ(心嚢穿刺)は,心エコー法またはX線透視法をガイドとして用いることが多く,手技に熟練した経験豊かな専門医が実施する必要がある。心タンポナーデが強く疑われ,心停止が切迫しているか,実際に心停止になった状況では,緊急心嚢穿刺術が実施されることがある。

緊張性気胸に特異的な管理

緊張性気胸は,胸腔内に空気が入って貯留し,内圧が上昇することを特徴とし,病変側の肺が圧迫され,胸の反対側への縦隔偏位が生じる。これにより,肺が適切に拡張できず,心臓と大静脈が圧迫されるため,静脈還流量と心拍出量が低下する。迅速な診断と治療がなされるか否かで転帰が決まる。緊張性気胸は身体初見によって診断され,胸部X線撮影によって確定するまで治療を待っていてはならない。

緊張性気胸の治療は,迅速に胸腔穿刺を行って減圧し,その後可能な限り早く胸腔ドレーンチューブを挿入することである。熟練したプロバイダーは,18～20ゲージの内・外筒構造を有する留置カテーテルを第3肋骨上縁(第2肋間腔)の鎖骨中線上から挿入し,速やかに緊急穿刺減圧を行うことができる。空気の噴出は胸腔穿刺減圧が成功したことを示す証しである。これは,胸腔内圧上昇が緩和されたことを示している。

動脈管依存性疾患に特異的な管理

動脈管依存性疾患は,先天性心疾患群の1つである。これらの異常により,肺血流または体血流が開存している動脈管を通過しなければならなくなる。乳児の状態は,生後数日から数週間の間に動脈管の閉鎖が始まると,急速に悪化する場合がある。

動脈管依存性の肺血流を伴う先天性心疾患では,通常,右室から肺へ向かう血流に重度閉塞があり,そのために全肺血流が大動脈から動脈管を通って肺へ流れる。動脈管の閉鎖が始まると,乳児は初期には低酸素症となりチアノーゼを呈し,早期に認識し介入しなければ,ショックに進行する可能性がある。

動脈管依存性の体血流を伴う先天性心疾患では,通常,左心側から大動脈への流出路の閉塞がみられる。このような患者では,体血流が右室および肺動脈から動脈管を通って大動脈へ流れなければならない。動脈管の閉鎖が始まると,体循環の重度の悪化を伴ってショックの徴候が発現する。

乳児に動脈管依存性の肺血流または体血流がみられる場合は,プロスタグランジンE_1(PGE_1)の持続点滴による緊急治療を行って動脈管の開存を回復させることで,救命可能となるだろう。

動脈管依存性閉塞性疾患のその他の管理行為は以下のとおりである。

- 酸素投与と換気補助
- 専門医への治療相談
- 心エコー法による診断の確定と治療の指針
- 陽性変力作用薬の投与による心筋収縮力の改善
- 適切な輸液投与による心拍出量改善
- 代謝性アシドーシスなど代謝障害の是正

広範肺塞栓症に特異的な管理

広範肺塞栓症とは，主肺動脈や肺動脈主管の突然の閉塞である。この閉塞は通常，身体の他の部位から肺へと運ばれてきた血栓によって引き起こされる。また，脂肪，空気，羊水，カテーテルの断片，注入物などの他の物質によっても引き起こされる可能性がある。左心側への肺循環の血流が閉塞すると，左室充満の減少と不十分な心拍出量が生じる。

初期治療は，酸素投与や換気補助などの対症療法で，循環不全の場合は輸液療法を行う。心エコー法，造影コンピュータ断層撮影（CT）検査，または血管造影を行える専門医に相談して診断を確定する。ショック状態にはない広範肺塞栓症のほとんどの小児に対しては，抗凝固薬（ヘパリン，エノキサパリンなど）が根本的な治療となる。抗凝固薬がただちに作用して閉塞を消失させるわけではないため，重度の心血管系障害がある小児では，血栓溶解剤（全身的または画像誘導下の直接血栓溶解療法による遺伝子組み換え組織プラスミノゲンアクチベータなど）を検討する。

コンピュータ断層血管造影は短時間で結果が得られ，侵襲的な血管造影を必要としないため，第一選択の診断的評価となる。その他に有用と思われる診断検査としては，動脈血ガス分析，全血球算定，Dダイマー，心電図検査，胸部X線撮影，換気血流スキャン，心エコー法が挙げられる。

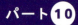

ショック管理フローチャート

表 55 は，ショックの一般的な管理および病因別の特異的な管理をまとめたものである。

表 55. ショック管理フローチャート

ショック管理フローチャート				
<ul><li>酸素</li><li>パルスオキシメトリ</li><li>心電図モニター</li></ul>			<ul><li>静脈路／骨髄路の確保</li><li>適応があれば BLS</li><li>ベッドサイド血糖測定</li></ul>	
循環血液量減少性ショック：主な病態に特異的な管理				
非出血性			**出血性**	
<ul><li>20 mL/kg の生理食塩液 (NS) または乳酸加リンゲル液 (LR) をボーラス投与し，必要であれば投与を繰り返す</li><li>膠質液を検討する</li></ul>			<ul><li>外出血をコントロールする</li><li>20 mL/kg の NS または LR をボーラス投与し，必要であれば 2, 3 回投与を繰り返す</li><li>適応があれば濃厚赤血球を輸血する</li></ul>	
血液分布異常性ショック：主な病態に特異的な管理				
敗血症性	**アナフィラキシー性**			**神経原性**
管理アルゴリズム：<ul><li>敗血症性ショック</li></ul>	<ul><li>アドレナリン筋注（またはオートインジェクターにて投与）</li><li>輸液ボーラス投与（10〜20 mL/kg の NS または LR）</li><li>サルブタモール</li><li>抗ヒスタミン薬，副腎皮質ステロイド薬</li><li>アドレナリン静脈内投与</li></ul>			<ul><li>20 mL/kg の NS または LR をボーラス投与し，必要であれば投与を繰り返す</li><li>血管収縮薬</li></ul>
心原性ショック：主な病態に特異的な管理				
徐脈性不整脈／頻拍性不整脈			**その他（先天性心疾患，心筋炎，心筋症，中毒など）**	
管理アルゴリズム：<ul><li>徐脈</li><li>頻拍</li></ul>			<ul><li>5〜10 mL/kg の NS または LR をボーラス投与し，必要であれば投与を繰り返す</li><li>変力作用薬または血管作動薬投与</li><li>専門医への相談を考慮</li><li>中毒に対する解毒薬</li></ul>	
閉塞性ショック：主な病態に特異的な管理				
動脈管依存性（左室流出路閉塞性疾患）	**緊張性気胸**	**心タンポナーデ**		**肺塞栓症**
<ul><li>プロスタグランジン E1</li><li>専門医への相談</li></ul>	<ul><li>胸腔穿刺減圧</li><li>チューブ挿入による胸腔ドレナージ</li></ul>	<ul><li>心嚢穿刺</li><li>20 mL/kg の NS または LR をボーラス投与</li></ul>		<ul><li>20 mL/kg の NS または LR をボーラス投与し，必要であれば投与を繰り返す</li><li>血栓溶解剤，抗凝固薬を検討する</li><li>専門医への相談</li></ul>

循環の器系緊急事態の管理に関するリソース

骨髄路確保

骨髄路確保（骨髄針挿入）は，救急時に輸液や薬物を投与するための輸液路を迅速に確保できる比較的容易で効果的な方法である。これによって非虚脱骨髄内静脈叢への経路が確保され，蘇生中の薬物，晶質液，膠質液などの投与および輸血のために安全で信頼できる経路として使用できる。骨髄路はあらゆる年齢の小児で確保可能で，約30〜60秒で確保できることが多い。特定の状況下（心停止または激しい血管収縮を伴う重度のショックなど）では，血管確保として最初に試みられる場合がある。静脈内投与が可能な薬剤はすべて，骨髄内投与できる。骨髄針を通じて投与された輸液および薬剤は，数秒以内に中心循環に到達する。代償性ショックや低血圧性ショックの小児で容易に末梢静脈路を確保できない場合には，必要になり次第，ただちに骨髄路を確保できるよう準備しておく。

「骨髄路の確保部位」

脛骨近位端（成長板のすぐ下にある）など，骨髄内投与に適した部位は多い。その他の確保部位としては，内果のすぐ上の脛骨遠位や，大腿遠位，上前腸骨棘などがある。米国ではIOドリルのような新しい器具が，年長児，青少年，成人を対象にした近位上腕骨における使用に対して承認されている。

「禁忌」

骨髄路確保に対する禁忌には以下のものがある。

- 確保部位付近の骨折および挫滅損傷
- 骨がもろい状態（骨形成不全症など）
- 以前にも骨髄路確保を試みている骨

確保部位を覆う組織に感染がみられる場合は，骨髄穿刺を避ける。

「確保手順（脛骨近位）」

以下の手順で骨髄路を確保する。

1. 脛骨近位端で骨髄路を確保するため，脚をわずかに外旋させる。膝関節のすぐ下にある脛骨粗面の位置を特定する。挿入部位は脛骨の平らな部分，つまり，膝関節の約1〜3cm（およそ指1本分の幅）下で，この骨の突出部位の内側である（図42）。必ず標準予防策下で行い，確保部位の上の皮膚や周辺部位は消毒する。穿刺中は，骨や組織で針が詰まるのを防ぐためにスタイレットを針に挿入したままにしておく。

2. 安定した面上で脚を固定する。患者の脚の裏側に手を置かないこと。注意：標準的な骨髄内針または骨髄針が使用できない場合は，標準的な太い（少なくとも18ゲージ）皮下注射針で代用できるが，挿入中に骨や骨髄で針の内腔が詰まることがある。緊急時には，内部スタイレット付きの短くて内径が大きいスパイナル針を使用できるが，これらは曲がりやすい傾向がある。穿刺中に針を安定させるには，止血鉗子を使用する。

3. 脛骨の内側前面の皮膚から，脛骨に対して垂直に針を挿入する。これにより，成長板の損傷を防ぐことができる。軽く，ただししっかりと押しつけながらひねる。骨髄腔に針が入り，急に抵抗が軽減するまで，引き続き皮質骨から針を挿入する。針が正しく挿入されていれば，支えがなくても容易に立ち，軽くつついてもぐらつかないはずである。

4. スタイレットを取り外し，シリンジを取り付ける。骨髄と血液をシリンジに吸引することで，正しく挿入されているかを確認できる。血液は検査のために検査室へ送ることができる。（注意：針を正しく挿入しても，血液や骨髄は吸引されない場合がある。）少量の生理食塩液を注入する。注入は容易なはずである。挿入部位やその後方，または挿入部位の裏側が腫れていないか確認する（深く挿入しすぎて，針が皮質骨を貫通していると腫れが発生する）。

5. 針を固定するには，フランジの上からテープを貼る。針の両側にガーゼを当てて支えてもよい。

6. テープで点滴ラインを皮膚に貼り，チューブが引っ張られて針がずれるのを防ぐ。

7. 三方活栓に接続したシリンジまたは圧力注入によって輸液を注入する。輸液加圧バッグを使用する場合は，システム内に空気が入らないようにすること。

8. 静脈内投与できる薬物は骨髄内投与できる（アドレナリン点滴のような血管作動薬の投与など）。続けて生理食塩液で後押しして，すべての薬物をボーラス投与する。

図 42. 骨髄内挿入位置。A, 乳児の下肢における骨髄針挿入の一般的部位。B, 年長児の脛骨近位および大腿骨遠位における骨髄針挿入位置。C, 腸骨稜における骨髄針挿入位置。D, 脛骨遠位における骨髄針挿入位置。E, 骨髄針挿入中の乳児下肢固定法。

A

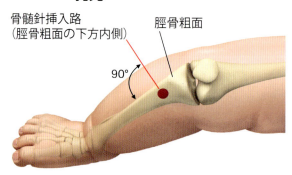

B

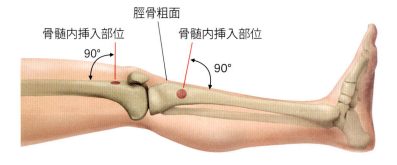

ショックの管理

C
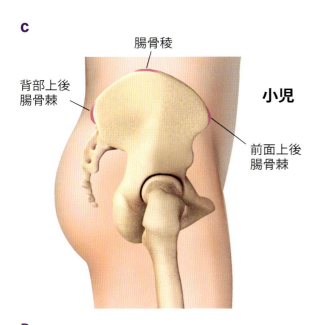

腸骨稜
背部上後腸骨棘
前面上後腸骨棘
小児

D
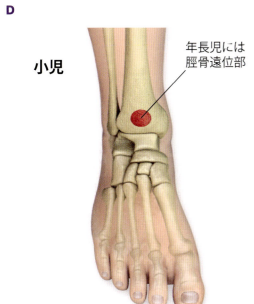

小児
年長児には脛骨遠位部

E
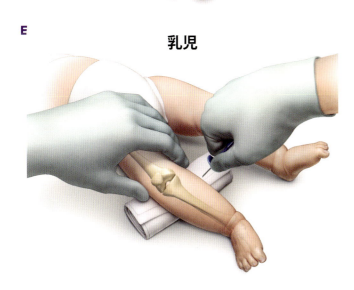

乳児

「骨髄針挿入後」

骨髄針の挿入後は以下を行う。

- 腫れや骨髄針のずれの徴候がないか，挿入部位と脚の裏面を確認する。ずれた針から投与された輸液や薬物は，重度の合併症（組織壊死，コンパートメント症候群など）を引き起こす可能性がある。
- 骨髄針は，短時間（通常は 24 時間以内）の使用を想定しており，蘇生の初期にずれることも多いため，静脈路確保の継続的な試行を優先する。

身長別カラーコード化蘇生テープ

蘇生器具の正しいサイズを選択するため，また薬物用量算出のための小児の体重（不明の場合）を決めるために，身長別カラーコード化蘇生テープ（表 56）を用いる。

ショックの管理

表 56. 身長別カラーコード化蘇生テープ

区分	3 kg <3ヵ月	4 kg <3ヵ月	5 kg <3ヵ月	ピンク 6〜7 kg 3〜5ヵ月	赤 8〜9 kg 6〜11ヵ月	紫 10〜11 kg 12-24ヵ月	黄 12〜14 kg 2歳	白 15〜18 kg 3〜4歳	青 19〜23 kg 5〜6歳	オレンジ 24〜29 kg 7〜9歳	緑 30〜36 kg 10〜11歳
カフなしの気管チューブ (mm)	3.5	3.5	3.5	3.5	3.5	4.0	4.5	5.0	5.5	該当なし	該当なし
カフ付き気管チューブ (mm)	3.0	3.0	3.0	3.0	3.0	3.5	4.0	4.5	5.0	5.5	6.0
口唇-先端長 (cm)	9〜9.5	9.5〜10	10〜10.5	10〜10.5	10.5〜11	11〜12	12.5〜13.5	14〜15	15.5〜16.5	17〜18	18.5〜19.5
吸引 (F)	8	8	8	8	8	8	10	10	10	10	12
喉頭鏡ブレード	1 直型	1 直型	1 直型	1 直型	1 直型	1〜1.5 直型	2 直型／曲型	2 直型／曲型	2 直型／曲型	2〜3 直型／曲型	2〜3 直型／曲型
スタイレット	6 F	6 F	6 F	6 F	6 F	6 F	10 F	10 F	10 F	14 F	14 F
OPA (mm)	50	50	50	50	50	60	60	60	70	80	80
NPA (F)	14	14	14	14	14	18	20	22	24	26	26
バッグマスク (最小 mL)	450	450	450	450	450	450	450	450〜750	750〜1000	750〜1000	1000
$ETCO_2$ 検知器	小児用	小児用	小児用	小児用	小児用	小児用	小児用	成人用	成人用	成人用	成人用
LMA	1	1	1	1.5	1.5	2	2	2	2〜2.5	2.5	3
1 回換気量 (mL)	20〜30	24〜40	30〜50	40〜65	50〜85	65〜105	80〜130	100〜165	125〜210	160〜265	200〜330
換気回数	20〜25 回/分	20〜25 回/分	20〜25 回/分	20〜25 回/分	20〜25 回/分	15〜25 回/分	15〜25 回/分	15〜25 回/分	12〜20 回/分	12〜20 回/分	12〜20 回/分

略語：F：フランス式 (French)，LMA：ラリンゲアルマスクエアウェイ (laryngeal mask airway)，NPA：鼻咽頭エアウェイ (nasopharyngeal airway)，OPA：口咽頭エアウェイ (oropharyngeal airway)。

The Broselow-Luten System Point of Care Guide is © 2020 Vyaire Medical, Inc.；許可を得たうえで使用。

パート 10

パート 11

不整脈の認識

このパートでは，脈拍が触知できる乳児および小児において，循環が良好な場合と不良な場合の徐脈（遅い心拍数）および頻脈（速い心拍数）など，不整脈の認識について説明する。

学習目標

このパートの終了時に，不整脈を発症している安定した患者と不安定な患者を区別することができるようになる。

乳児や小児が心肺機能障害を伴う場合と伴わない場合の徐脈リズムと頻脈リズムを区別することが求められる。

徐脈の定義

「徐脈」とは，小児の年齢，活動レベル，臨床状態に相応の正常な心拍数の範囲と比較して，遅い心拍数のことである。「表 14：正常心拍数」（パート 4）を参照。

「重要な概念：
症候性徐脈と心肺機能障害」

「症候性徐脈」とは，心肺機能障害に伴って心拍数が小児の年齢相応の正常心拍数（通常は 60 回/分未満）よりも低下した状態である。

「心肺機能障害」は，低血圧，急性意識障害（意識レベルの低下），ショックの徴候と定義される。

乳児および小児において，特に低血圧または組織灌流低下を伴う徐脈は，心停止が差し迫っている不穏な徴候である。心肺機能障害の徴候がみられる乳児または小児において，十分な酸素化と換気を実施しても心拍数が 60 回/分に満たない場合は，CPR を開始する。

「重要な概念：心拍数と心リズムの評価」

重篤な疾患や外傷のある小児の心拍数および心リズムを評価する場合は必ず，以下の点に配慮する。

- 小児の通常の心拍数とベースラインの心リズム
- 小児の活動レベルと臨床状態（ベースラインの心機能を含む）

先天性心疾患がある小児は，基礎疾患として伝導障害を有している可能性がある。小児のベースラインの心拍数と心リズムと比較して，現在の心拍数と心リズムを解釈する。ベースラインの心機能が低下している小児では，心機能が正常な小児よりも不整脈の症状が現れる可能性が高い。

組織低酸素症は，小児における症候性徐脈の第一の原因である。したがって，小児の症候性徐脈は，通常は低酸素血症および呼吸不全またはショックが進行した結果であり，その原因ではない。初期の評価と管理で優先されることは，気道の補助を行うこと，および十分な酸素化と換気を行うことである。

徐脈は以下のように分類されることがある。

- 一次性徐脈
- 二次性徐脈

「一次性徐脈」は，先天的または後天的な心臓障害の結果，心臓の正常なペースメーカー細胞の自発的脱分極の速度が遅くなったり，刺激伝導系を介した伝導が遅延したりして発生する。一次性徐脈の原因には以下のものがある。

- 心臓のペースメーカーまたは伝導系の先天性異常
- ペースメーカーまたは伝導系の外科的損傷
- 心筋症
- 心筋炎

「二次性徐脈」は，非心原性障害の結果，正常な心機能が変化（洞結節ペースメーカーの遅延，または房室［atrioventricular, AV］結節を介した伝導の遅延）することによって発生する。二次性徐脈の原因には以下のものがある。

- 低酸素症
- アシドーシス
- 低血圧
- 低体温症
- 薬物の影響
- 迷走神経緊張の亢進（吸引，空嘔吐，嘔吐）

徐脈の認識

徐脈の自他覚症状

心拍出量（心臓から1分間に駆出される血液量）とは，1回拍出量（1回の収縮で心室によって駆出される血液量）と心拍数（心室が1分間に収縮する回数）の積である。

心拍出量 ＝ 1回拍出量 × 心拍数

心拍数が低下した場合，心拍出量を維持するには1回拍出量を増加させるしかない。乳児や幼小児は心臓が1回拍出量を増加させる能力が限られているため，通常，徐脈では心拍出量が低下する。心拍数が極端に少ないと，心拍出量が著しく低下し，致死的な状態となって心肺機能障害にいたる恐れがある。徐脈に伴う心肺機能障害の徴候は以下のとおりである。

- 低血圧
- 意識障害：意識レベルの低下または易刺激性
- ショック：低血圧を伴う，または伴わない終末臓器の循環不良

その他の徴候として，以下のものが挙げられる。

- 呼吸窮迫または呼吸不全
- 年長児に見られる胸痛または漠然とした不快感
- 卒倒

徐脈の心電図の特徴

徐脈の心電図（ECG）の特徴には以下のようなものがある。

- 心拍数：年齢相応の正常な心拍数に比べて少ない
- P波：確認できる場合とできない場合がある
- QRS群：狭いまたは広い（リズム発生部位または伝導系の損傷部位，あるいはその両方によって決まる）
- P波とQRS群：無関係の場合がある（房室解離）

この例については，付録の「リズム認識の復習」を参照のこと。

徐脈性不整脈のタイプ

このパートで先に定義した「徐脈」は，非特異的な用語である。患者の洞結節の脱分極速度が遅いため徐脈が発生している場合は，「洞性徐脈」という用語が使用される。

「徐脈性不整脈」は，心拍数が異常に遅く，かつリズムが異常な場合に使用される用語である。徐脈性不整脈のタイプには，房室ブロック，洞結節停止，接合部補充調律，および心室補充調律がある。ここでは房室ブロックのみを取り上げる。その他の徐脈性不整脈は非常に複雑なため，PALSプロバイダーコースでは考察しない。

「洞性徐脈」

「洞性徐脈」とは，洞結節の脱分極速度が小児の年齢相応の正常値より遅い状態である（「表14：正常心拍数」（パート4）を参照）。洞性徐脈は必ずしも問題となるわけではない。体の代謝需要が比較的低い場合（睡眠中など）は，安静にしている健康な小児にもよくみられる。状態が良好な運動選手では，1回拍出量が多く，迷走神経緊張が増大しているため，洞性徐脈がみられることが多い。しかし，低酸素症，低血圧，アシドーシスなどに反応して洞性徐脈が発現することもある。前述のように，洞性徐脈は呼吸不全またはショックが進行した結果であることが多く，心停止が切迫している徴候を示している。薬物作用によって洞性徐脈が発生することもある。そのため，洞性徐脈の評価では，小児の臨床状態の評価を常に含めなければならない。

まれであるが，一次性徐脈の小児に，洞結節の十分な速度での脱分極が妨げられる内因性の洞結節障害がみられることがある。このような小児では，通常，複雑心奇形に対する手術歴がある。洞結節障害の他の原因には，伝導系の先天性異常，心筋症，心筋炎などがある。

「房室ブロック」

房室ブロックは房室結節を介した電気伝導の障害である。房室ブロックは以下の説明と表57のように分類される。

- 1度房室ブロック：第房室結節を介した伝導の遅延を示すPR時間延長（図43A）
- 第2度房室ブロック：すべてではないが，一部の心房刺激が心室に到達する前に遮断される。この房室ブロックは，さらにMobitz I型またはMobitz II型の第2度房室ブロックに分類できる。
    - Mobitz I型またはWenckebach型第2度房室ブロックでは，非伝導性P波に先立つPR時間延長が持続している。
    - Mobitz II型は，P波が間欠的に伝導されず，伝導された拍動によるPR時間の変化がみられないことによって判定される。
- 第3度房室ブロック：すべての心房刺激が心室に伝導されない。この房室ブロックは，「完全心ブロック」または「完全房室ブロック」と呼ばれることもある（図43D）。

表 57. 房室ブロックの分類

タイプ	原因	特徴	症状
第1度房室ブロック	・「注意」：健康な小児でも見られることがある ・迷走神経緊張亢進 ・心筋炎 ・電解質平衡異常（高カリウム血症など） ・低酸素血症 ・心筋梗塞 ・心臓手術 ・薬物（カルシウム拮抗薬，βアドレナリン遮断薬，ジゴキシンなど） ・急性リウマチ熱 ・内因性房室結節障害	（P：QRS＝1：1）	無症状
Mobitz I型第2度房室ブロック（Wenckebach現象）	・「注意」：健康な小児でも見られることがある ・薬物（カルシウム拮抗薬およびβアドレナリン遮断薬，ジゴキシンなど） ・迷走神経（副交感神経）の緊張を刺激する病態 ・心筋梗塞 ・ライム病	Mobitz I型またはWenckebach型第2度房室ブロックでは，非伝導性P波に先立つPR時間延長が持続している。	場合によっては，失神寸前の状態（立ちくらみ）の原因となる

（続く）

タイプ	原因	特徴	症状
Mobitz II 型第2度房室ブロック	• 一般的には伝導系の内因性異常で生じる。 • まれに副交感神経の緊張亢進や薬物によって引き起こされる。 • 心臓手術 • 心筋梗塞 • ライム病	Mobitz II 型は，P 波が間欠的に伝導されず，伝導された拍動による PR 時間の変化がみられないことによって判定される。	以下の症状が認められることがある。 • 心拍が不規則な感覚（動悸） • 失神前状態（立ちくらみ） • 失神
第 3 度房室ブロック	• 伝導系の広範な疾患や損傷（心筋炎など） • 心臓手術 • 先天性完全心ブロック • 心筋梗塞 • 副交感神経の緊張亢進，薬物中毒，重度の低酸素症／アシドーシスなどにより発生することもある。 • ライム病	• P 波と QRS 群に関連性がみられない。 • 心房刺激は心室に伝導されない。 • 心室調律は遅いペースメーカーによって維持される。	最も多くみられる症状は以下のとおりである。 • 倦怠感 • 立ちくらみ • 失神

図 43. 房室ブロックの例。A, 第 1 度房室ブロックを伴う洞性徐脈。B, Mobitz I 型第 2 度房室ブロック（Wenckebach 現象）。C, Mobitz II 型第 2 度房室ブロック。D, 第 3 度房室ブロック。

A

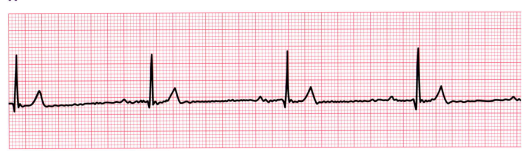

B

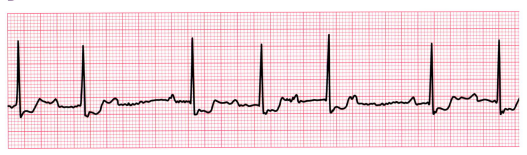

C

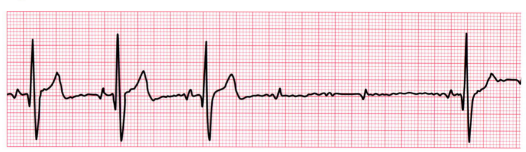

D

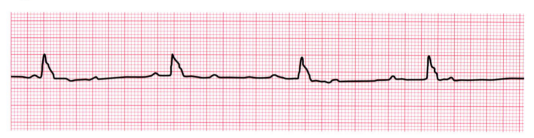

頻脈性不整脈

小児の年齢相応の正常な心拍数に比べて速い心拍数を頻拍という。「表14：正常心拍数」（パート4）を参照。洞性頻脈は不安，疼痛，発熱，またはその他の生理的ストレス要因に対する正常な反応である。

「頻脈性不整脈」は，心房あるいは心室を起源とする，速くて異常なリズムの総称である。特に心機能が良好な場合，症状を現さず頻脈性不整脈に耐えられる時間はさまざまである。しかし頻脈性不整脈により，ショックや心停止にいたる悪化などの急激な血行動態障害が起こることもある。心機能が不良な場合は，不整脈を発症すると急速に悪化する可能性が高くなる。

頻脈性不整脈の認識

「自他覚症状」

頻脈性不整脈は，患者の年齢によって異なる，非特異的な自他覚症状を引き起こすことがある。臨床的所見には，動悸，立ちくらみ，失神などがある。乳児では，頻脈性不整脈はすぐに気付かれることはなく（自宅で数時間または数日間様子を見ていたなど），心拍出量が著しく減少し，過敏，哺乳不良，速い呼吸など，うっ血性心不全（CHF）の徴候が顕在化してはじめて診断されることもある。心拍出量が減少している場合は，極端な頻拍は致死的となりうる。ベースラインの心血管機能が不良の小児が頻脈性不整脈を発症した場合，臨床的徴候が急速に現れ，悪化も速くなる場合がある。

頻脈性不整脈に関連する不安定な血行動態の徴候は以下のとおりである。

- 低血圧
- 意識障害（意識レベルの低下）
- 低血圧を伴う，または伴わないショックの徴候（終末臓器の循環不良）

その他の徴候として，以下のものが挙げられる。

- 速くて微弱な脈拍を伴う卒倒
- 呼吸窮迫／呼吸不全

心拍出量への影響

ある程度までは，心拍数が増加すれば心拍出量も増加する。その程度を超える（心拍数が速くなりすぎる）と，拡張期が短くなり心室が充満される時間が不足するため，1回拍出量が減少する。その場合は心拍出量が大幅に減少する。さらに，冠動脈灌流（心筋への血流）は主に拡張期に起こるため，頻拍に伴って起こる拡張期の短縮により冠動脈灌流が減少する。最終的に，頻拍は心筋酸素需要量を増加させる。乳児で頻拍（上室性頻拍［supraventricular tachycardia, SVT］）が長時間継続する場合，心筋機能障害を引き起こし，CHFにいたる場合がある。いかなる小児でも，著しい頻拍によって心拍出量が不十分となり最終的に心原性ショックが起こる可能性がある。

頻脈と頻脈性不整脈の分類

頻脈と頻脈性不整脈は，QRS幅によって分類され，不整脈は狭いQRS幅（0.09秒以下）と広いQRS幅（0.09秒超）を伴うものに分類される。洞性頻脈，SVT，および心房粗動は狭いQRS幅に分類され，心室頻拍および心室内変行伝導を伴うSVTは広いQRS幅に分類される。

「洞性頻脈」

洞性頻脈（Sinus tachycardia, ST）は患者の年齢の正常値より速く洞結節が脱分極している状態である。洞性頻脈は，通常，生体が心拍出量や酸素供給量の増加を必要とする場合に現れる。洞性頻脈は正常な生理的反応であり，不整脈とはみなされない（図44）。洞性頻脈のときには，心拍数は一定ではなく，体動および酸素需要に影響を与えるその他の要因（小児の睡眠／覚醒状態，体温など）により変動する。

洞性頻脈の一般的原因としては，運動，疼痛，不安，組織低酸素症，循環血液量減少（出血性および非出血性体液喪失），ショック，発熱，代謝ストレス，外傷，毒物／中毒／薬物，貧血などが挙げられる。心タンポナーデ，緊張性気胸，血栓塞栓症は洞性頻脈の原因としてはまれである。

図44．発熱している生後10カ月乳児の洞性頻脈（心拍数180回/分）。

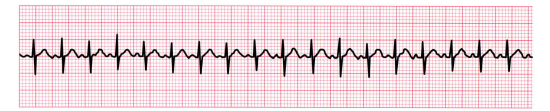

洞性頻脈の心電図の特徴

洞性頻脈の心電図の特徴を以下に示す。

- 心拍数：体動やストレス状態の変化により心拍が変動する
    - 乳児では通常220回/分未満
    - 小児では通常180回/分未満
- P波：存在／正常
- PR時間：一定で正常範囲内
- R-R時間：変動
- QRS幅：狭い（0.09秒以下）

「上室性頻拍」

SVTは心室の上部を起源とする異常に速いリズムである。乳児および小児では，副伝導路経由または房室結節内で発生したリエントリー性が原因であることが最も多い。SVTは，乳児期に心血管障害を起こす最も一般的な頻脈性不整脈である。副伝導路リエントリーまたは房室結節リエントリーの他に，SVTの原因となりうる機序として心房粗動および異所性心房調律が挙げられる。

SVTは以前，発作性心房頻拍および発作性SVTと呼ばれていた。SVTは偶発的に突然起こるため，「発作性」と呼ばれた。頻拍は突然始まって突然止まり，多くの場合前兆はない。

SVTの臨床所見

SVT（図45）は突然，ときに偶発的に発生する速い規則的なリズムである。SVTが起こると，心肺機能は小児の年齢，頻拍の持続時間，ベースラインの心室機能，心室レートによる影響を受ける。正常な心室機能を持つ乳児のSVTは，心拍出量が明らかに低下するまで，長時間（数時間または数日間）気付かれない可能性がある。ただし，心筋機能がベースラインより低下している場合は（先天性心疾患や心筋症の小児など），比較的短時間でもSVTによりショックの徴候が現れる。

乳児のSVTは，うっ血性心不全（CHF）の症状が起こって診断されることが多い。「乳児のSVTで

よく認められる自他覚症状」としては，過敏，哺乳不良，頻呼吸，嗜眠傾向，嘔吐，蒼白，まだら模様，灰白色，チアノーゼを示す皮膚が挙げられる。「年長児の SVT でよく認められる自他覚症状」としては，動悸，息切れ，胸痛や胸部不快感，立ちくらみや失神が挙げられる。

初期のうちは，たいていの乳児や年長児が SVT に対する耐容性を示す。しかし心筋機能がベースラインより低下している場合（先天性心疾患や心筋症の小児など）や，発症から数時間から数日間継続している乳児の場合は，うっ血性心不全や臨床的に明らかなショック症状を引き起こす可能性がある。そして，最終的には心血管の虚脱をきたしうる。

徴候

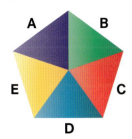

SVT は，全身循環に対する影響の結果として認識できる場合がある。心肺機能障害を伴う SVT は，表 58 に示す自他覚症状を呈する。

表 58. 心肺機能障害を伴う SVT の自他覚症状

評価	自他覚症状
気道（Airway）	意識レベルが著しく低下しない限り，通常，気道は開通している
呼吸（Breathing）	• 頻呼吸 • 呼吸仕事量の増加 • CHF が進行した場合，ラ音の顕在化（乳児なら「呼気性喘鳴」） • CHF が進行した場合，呻吟を認める
循環（Circulation）	• 洞性頻脈としての一般的な範囲を超え，心拍数の変動がなく，突然発症を特徴とする頻拍 • 毛細血管再充満時間の延長 • 末梢の脈拍が微弱 • 四肢の冷感 • 発汗，蒼白，皮膚のまだら模様，灰白色，チアノーゼ • 低血圧 • CHF が進行した場合，頸静脈の怒張（年少児では観察しにくい）または肝腫大
神経学的評価（Disability）	• 意識障害 • 眠気または嗜眠 • 過敏
全身観察（Exposure）	ABC を補助するまで体温の評価は保留する

SVT の心電図の特徴

SVT の心電図の特徴を以下に示す。

- 心拍数：体動による心拍の変動がない
  - 乳児では通常 220 回/分以上
  - 小児では通常 180 回/分以上
- P 波：認められない，または異常（QRS 幅の後に出現）
- PR 時間：P 波が通常認められないため PR 時間を測定できない。異所性心房頻拍では PR 時間短縮がみられる可能性がある。
- RR 時間：多くの場合一定
- QRS 群幅：通常，幅が狭い。幅の広い QRS は一般的ではない

狭い QRS 幅の SVT：SVT を認める小児の 90 % 以上は，QRS 幅は狭く 0.09 秒以下である（図 45）。

図 **45.** 生後 10 カ月乳児の SVT。

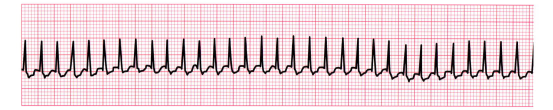

広い QRS 幅の SVT：変行伝導を伴う SVT（小児年齢では非一般的）では幅の広い QRS（0.09 秒超）がみられる。このタイプの SVT は，心室内の心拍関連性の脚ブロックか，もしくはもともとあった脚ブロックの結果として起こる。これらは，房室結節ではなく副伝導路を通じて心房から心室へ電気刺激が伝導する際に，副伝導路によって生じることもある。電気的刺激は房室結節（または他の副伝導路）を介して心房に戻る。

VT と変行伝導を伴う SVT との区別は困難である。そのため通常は少なくとも 1 回，12 誘導心電図を慎重に解析する必要がある。変行伝導を伴う SVT と VT のどちらも同様の不安定な血行動態を引き起こし，同程度の心拍数，広い QRS 幅（0.09 秒超）を示す。小児年齢では，病歴や変行伝導を伴う SVT の可能性を示唆する以前の心電図（もともと存在した脚ブロックなど）がない場合，広い QRS 幅を伴う頻拍は VT によるものと推定すること。

「洞性頻脈と上室性頻拍の比較」

ショックを伴う上室性頻拍（SVT）と，代償性の洞性頻脈を伴う別の病因によるショックを区別することは難しい。表 59 の特徴は，洞性頻脈と SVT の区別に役立つ場合がある。SVT が発症した直後には心不全の徴候や他の低循環の自他覚症状を伴わない場合があるので注意を要する。

表 59. 洞性頻脈と上上室性頻拍の特徴

特徴	洞性頻脈	上室性頻拍
既往	緩徐な発症 洞性頻脈の原因となる症状（発熱，疼痛，脱水，出血の既往など）と一致	突然の発症または中止，もしくはその両方 乳児：CHF の症状 小児：突然の動悸の発症
身体診察	洞性頻脈の基礎原因となる徴候（ラ音，発熱，循環血液量減少，貧血など）	乳児：CHF の徴候（ラ音，肝腫大，浮腫など）
心拍数	乳児：通常＜ 220 回/分 小児：通常＜ 180 回/分	乳児：通常≧ 220 回/分 小児：通常≧ 180 回/分
モニター	活動レベルの変化や刺激により心拍数が変動。安静や基礎原因に対する治療（循環血液量減少に対する輸液静注など）で心拍数が減少	活動レベルの変化や刺激による心拍数の変動が少ない，またはまったくない
ECG	P 波が存在，正常，I／aVF 誘導で陽性	P 波が欠如，異常，II／III／aVF 誘導で陰性（存在する場合，通常は QRS に続く）
胸部 X 線撮影	洞性頻脈の原因が肺炎，心膜炎，基礎心疾患でなければ，通常は心拡大や肺野の異常陰影はない	CHF の徴候（肥大心や肺水腫など）がみられる場合がある

心室レートが 200 回/分を超える場合は，洞性頻脈と上室性頻拍のどちらでも P 波の判定が困難である。

「心房粗動」

心房粗動は狭い QRS 幅の頻脈性不整脈で心臓に異常のない新生児や乳児でみられることがある（図 46）。先天性心疾患のある，特に手術を受けた後の小児にもみられることがある。小児の場合，リエントリー性は肥大した心房や心臓手術により生じた解剖学的隔壁（心房切開後の瘢痕や吻合部など）に生じることが多い。心房内のリエントリー回路により，脱分極波が心房内を旋回するようになる。房室結節がリエントリー回路に含まれていないので，房室伝導が変動しやすい。心房レートは 300 回/分を超える場合があるが，心室レートはそれより遅く，不規則である。心電図上は「鋸歯状」波と呼ばれる特徴的な P 波を呈する。

図 46. 青少年の心房粗動（心房レートが約 270 回/分，心室レートが約 70 回/分）。

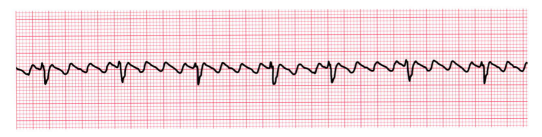

「心室頻拍」

心室頻拍（Ventricular tachycardia, VT）は，心室起源の，広い QRS 幅の頻脈性不整脈である（図 47）。VT は小児では一般的ではない。脈拍のある VT が存在する場合，心室レートは正常に近いレートから 200 回/分を超える場合までさまざまである。心室レートが速い場合，心室充満，1 回拍出量，心拍出量が減少し，無脈性VT や心室細動（ventricular fibrillation, VF）に悪化しやすい。

VT を発症する小児の多くは，基礎心疾患（または心疾患の外科的手術歴），QT 時間延長症候群，心筋炎や心筋症などを有する。また，家族歴として小児または若年成人に発生した原因不明の突然死があり，心筋症や遺伝的な心臓のイオン輸送異常（チャネル病）が示唆される場合がある。小児の VT の原因としては他にも，電解質平衡異常（高カリウム血症，低カルシウム血症，低マグネシウム血症など），薬物中毒（三環系抗うつ薬，コカイン，メタンフェタミンなど），および急性の全身疾患（重度の敗血症など），または心筋虚血の原因となる冠動脈異常（川崎病など）も挙げられる。

VT の心電図の特徴

VT の心電図の特徴を以下に示す。

- 心室レート：少なくとも 120 回/分で規則的
- QRS 群：広い（0.09 秒超）
- P 波：しばしば判定困難。P 波が判定できた場合も QRS とは無関係（房室解離）。心拍数が少ない場合，心房は逆行性伝導で 1 : 1 の心室心房伝導になる場合もある
- T 波：典型的には QRS と逆の極性

VT と変行伝導を伴う SVT との区別は困難である。幸いにも変行伝導が発現するのは，SVT を呈する小児の 10 ％未満である。一般的にヘルスケアプロバイダーは，小児に変行伝導または幅の広い QRS を伴う SVT の既往がなければ，幅の広い QRS のリズムは，まず VT と想定すべきである。

図 47. 心室頻拍：**A**，単形性。**B**，多形性（torsades de pointes）。

A

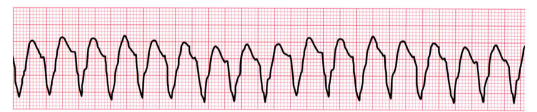

B

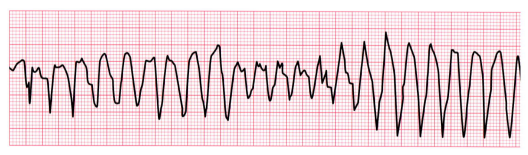

「Torsades de Pointes を含む多形性 VT」

VT には単形性（QRS 群の形状が単一）と多形性（QRS 群の形状が変化）がある。心室レートが十分に遅い場合，単形性 VT を呈する患者は脈拍を維持できる。これに対し多形性 VT は，一般的に発症時または発症から非常に短時間内の脈拍の消失に関連付けられる。Torsades de Pointes（TdP）は多形性 VT に特有の形状である。Torsades de Pointes とは，「棘波のねじれ」を意味するフランス語である。TdP では，QRS 群の極性と振幅が心電図の基線を中心にねじれるように変化する（図 47B）。心室レートは 150〜250 回/分である。TdP は先天性 QT 延長症候群，電解質異常，もしくは薬物による QT 時間の延長を伴う状態でみられる。QT 時間延長は洞調律のときに判定されるが，頻拍時には評価できない。TdP は，発作的に起こり自発的に洞調律に戻る場合があり，心電図記録で小児のベースラインの QT 時間延長が明らかになることがある。

TdP の素因となる病態や薬物は以下のとおりである。

- QT 延長症候群（しばしば先天性かつ遺伝性）
- 低マグネシウム血症
- 低カリウム血症
- 抗不整脈薬中毒（クラス IA：キニジン, プロカインアミド, ジソピラミド, クラス IC：フレカイニド, クラス III：ソタロール, アミオダロン）
- 他の薬物中毒（三環系抗うつ薬, カルシウム拮抗薬, フェノチアジンなど）

VT, 特に多形性 VT（Torsades de Pointes を含む）は急速に VF にいたる可能性があることを認識しておくことが重要である。QT 延長症候群および他の遺伝性不整脈症候群（チャネル病）は, 原発性 VF もしくは Torsades de Pointes による突然死に関連している。洞調律中の QT 時間延長に関係のない多形性 VT は, 一般的な VT として治療する。

パート 11

パート 12

不整脈の管理

このパートでは，脈拍があり，心肺機能障害の場合の徐脈（遅い心拍数）の管理，および触知できる脈拍があり，心肺機能障害の場合の頻拍（速い心拍数）の管理について説明する。症候性不整脈によりショックや心停止が起こる前に，プロバイダーは迅速にその治療を行う。

学習目標

このパートの終了時に，不整脈を発症している患者の不安定性について臨床的な特徴を説明することができるようになる。

また，脈拍があり，心肺機能障害の場合の徐脈のアルゴリズム，および，脈拍があり，心肺機能障害の場合の頻拍のアルゴリズムの説明に従って小児を管理することも求められる。

小児不整脈管理の原則

小児が異常な心拍数または心リズムを呈している場合は，必ずその不整脈が不安定な血行動態の原因になっていないか，あるいはその他の悪化の徴候の原因になっていないかを迅速に判断する必要がある。不整脈を発症した患者の不安定性の徴候としては，以下のものが挙げられる。

- 呼吸窮迫または呼吸不全
- 終末臓器の循環不良によるショック（低血圧を伴う場合と伴わない場合がある）
- 易刺激性または意識レベルの低下
- 年長児に見られる胸痛または漠然とした不快感
- 卒倒

不整脈の初期管理における優先順位は，すべての重病の小児を管理する場合と同じであり，ABC，つまり気道，呼吸，循環を補助し，基礎疾患を治療する。

管理：小児の脈拍のある徐脈

小児の脈拍のある徐脈アルゴリズム（図48）では，症候性徐脈（脈拍のある徐脈）が認められる小児の評価と管理の手順の概要を示している。症候性徐脈と心肺機能障害に関する詳細については，パート11の「重要な概念」ボックス「症候性徐脈と心肺機能障害」を参照のこと。以降の本文中に示す番号は，上記アルゴリズム中の手順番号に対応している。

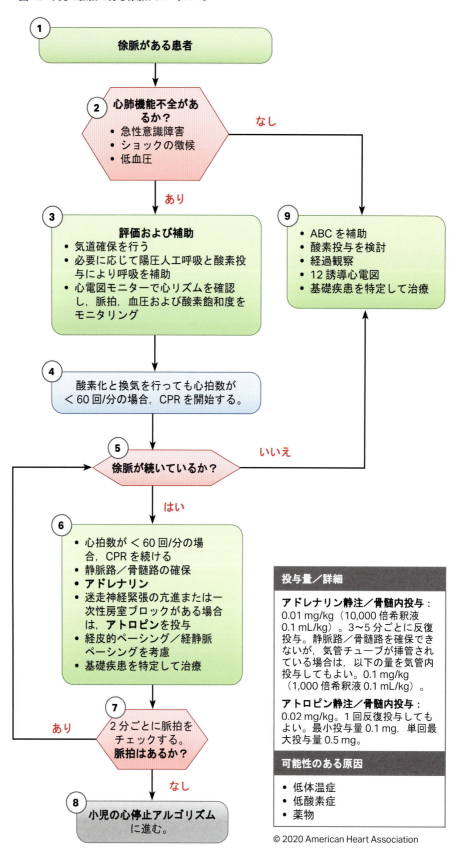

図48. 小児の脈拍のある徐脈アルゴリズム。

徐脈の患者（手順 1）

症候性徐脈を特定したら，心肺機能障害の徴候がないか評価する。

「重要な概念：
心肺機能障害の評価（手順 2）」

以下に示す心肺機能障害の徴候がないか評価する。

- 低血圧
- 急性意識障害：意識レベルの急速な低下
- ショックの徴候

一次性徐脈が認められる小児では，小児心臓病専門医による評価が有用と考えられる。ただし，症状がある場合は，質の高い CPR を含む救急治療の開始を遅らせてはならない。

心肺機能障害の徴候がある場合は，評価および補助に進む（手順 3）：

- 気道確保を行う。
- 必要に応じて陽圧換気と酸素投与により呼吸を補助する。
- 心電図モニターを使用して心リズムを確認し，脈拍，血圧および酸素飽和度をモニタリングする。

心肺機能障害の徴候がみられない場合は，以下を行う（手順 9）。

- 必要に応じて ABC を補助する。
- 酸素投与を検討する。
- 経過観察し，頻回の再評価を実施する。
- 12 誘導心電図を記録する。
- 基礎疾患を特定して治療する。

酸素化と換気を実施したにも関わらず心拍数が 60 回/分に満たない場合は，CPR を開始する（手順 4）。

徐脈が続いているかどうかを判定する（手順 5）。

脈拍，灌流，呼吸が適切であれば，救急治療は必要ない。モニタリングと評価を継続する（手順 9）。

徐脈と心肺機能障害が続いている場合，以下を行う（手順 6）。

- CPR を継続する。
- 静脈路／骨髄路を確保する。
- アドレナリンを投与する。
- 迷走神経緊張の亢進または一次性房室ブロックがある場合は，アトロピンを投与する。
- 経皮ペーシング／経静脈ペーシングを考慮する。
- 基礎疾患を特定して治療する。

心肺機能障害に伴う徐脈（「重要な概念」ボックス「心肺機能障害の再評価」を参照）の場合や，有効な酸素化と換気を実施したにもかかわらず心拍数が 60 回/分に満たない場合は，CPR を継続する。徐脈が継続している場合は，薬物療法に進み，可能であればペーシングを実施する。治療の実施ごとの小児の反応を頻回に再評価する（表 60）。

表60. 心肺機能障害を伴う症候性徐脈の管理

評価	介入
気道（Airway）	気道補助を行う（小児が楽だと思われる体位に変えるか，小児にその体位をとらせる）。また必要であれば，気道を確保する（用手による気道確保を実施する）。
呼吸（Breathing）	・高濃度の酸素を供給する。非再呼吸式マスクがあれば使用する。 ・適応があれば換気補助を行う（バッグマスク換気など）。 ・パルスオキシメータを装着して酸素化を評価する。
循環（Circulation）	・血圧をモニターして循環を評価する。 ・モニター／除細動器（利用可能であれば経皮ペーシング機能付き）を装着する。 ・血管を確保する（静脈路／骨髄路）。 ・アーチファクトがなく，正確な心電図波形が確実に得られるように，電極パッドの位置と皮膚との密着度を確認する。 ・可能であれば12誘導心電図を記録する（ただし，治療を遅らせないようにする）。 ・適切な臨床検査を実施する（カリウム，グルコース，イオン化カルシウム，マグネシウム，血液ガスpH，薬物中毒のスクリーニングなど）。

一次性徐脈が認められる小児では，小児心臓病専門医による評価が有用と考えられる。ただし，症状がある場合は，質の高いCPRを含む救急治療の開始を遅らせてはならない。

脈拍をチェックし，心リズムを再評価する（手順 7）。

2分ごとに脈拍をチェックする。脈拍がない場合は，「パート 5：心停止の認識と管理」の「小児の心停止アルゴリズム」（手順 8）を参照する。

脈拍がある場合，酸素化，換気，CPRを行ったにもかかわらず徐脈と心肺機能障害が持続しているかどうか判断するために再評価を行う（手順5）。徐脈と心肺機能障害が改善された場合は，必要に応じてABCを補助し，酸素投与を検討し，経過観察と頻回の再評価を実施，12誘導心電図を記録し，基礎疾患を特定して治療する（手順9）。小児に心肺機能障害を伴う徐脈が依然として見られる場合は，投薬を行い，経皮ペーシング／経静脈ペーシングを考慮し，基礎疾患を特定して治療する。

薬物

酸素化，換気，CPRを実施したにもかかわらず徐脈と心肺機能障害が持続する場合は，アドレナリンを投与する。迷走神経緊張の亢進または一次性房室ブロックがある場合は，アトロピンを検討する。

「アドレナリン」

有効な酸素化と換気を実施したにもかかわらず，症候性徐脈が持続する場合は，アドレナリンが適応となる。アドレナリンには，αアドレナリンとβアドレナリンの両方の作用がある。β作用では心拍数と心筋収縮力が増加し，α作用では血管収縮が生じる。アドレナリンや他のカテコラミンの効果は，アシドーシスや低酸素症によって減弱する場合がある。このため，気道，換気，酸素化，（胸骨圧迫による）循環の補助が不可欠である。

- 静注／骨髄内投与の場合，0.01 mg/kg（10,000倍希釈液0.1 mL/kg）を投与する
- 気管内投与の場合，0.1 mg/kg（1,000倍希釈液0.1 mL/kg）
- 必要に応じて，3〜5分ごとに反復投与

持続性の徐脈では，アドレナリンの持続投与（0.1〜0.3 μg/kg/分）を検討する。特に小児がアドレナリンのボーラス投与に反応を示した場合は，アドレナリンの持続投与が有用と考えられる。臨床反応に応じて投与量を調節する。

「アトロピン」

硫酸アトロピンは副交感神経遮断（抗コリン性）薬であり，洞結節や心房における刺激発生を加速させ，房室（AV）伝導を促進させる。徐脈が迷走神経緊張の亢進，コリン作動薬の薬物中毒（有機リンなど），もしくは完全房室ブロックに起因する場合には，アドレナリンよりもアトロピンを投与する。一次性徐脈による症候性房室ブロックの治療の第一選択肢としては，アドレナリンよりもアトロピン（およびペーシング）が推奨される。二次性徐脈による房室ブロック（すなわち，低酸素症やアシドーシスなどの治療可能な原因）に対してアトロピンの適応はない。このような状況でアドレナリンではなくアトロピンを使用する場合の理論的根拠は，心筋が慢性的に異常であるか，低酸素症／虚血を起こしている場合，アドレナリンによって心室不整脈が生じる可能性があるためである。小児がアトロピンに反応しない場合は，アドレナリンを使用する。

第2度房室ブロック（Mobitz I 型および II 型）および第3度房室ブロックの治療にアトロピンが使用される場合もある。ただし，ヘルスケアプロバイダーは，症候性房室ブロックがアトロピンに反応せず，ペーシングが必要になる場合があることを認識しておく必要がある。

- 静注／骨髄内投与の場合，0.02 mg/kg（最小投与量 0.1 mg，最大投与量 0.5 mg）
    - 5分後に1回追加投与してもよい。
    - 注意：有機リン中毒の場合は，さらに高用量を必要とする場合がある。
- 気管内投与の場合，0.04〜0.06 mg/kg を投与する。
    - 注意：静注／骨髄内投与の方が望ましいが，静脈路や骨髄路が確保できない場合は，気管チューブを介してアトロピンを投与できる。気管内投与した場合のアトロピンの吸収量は信頼性に乏しいため，高用量（静脈内投与量の2〜3倍）の投与が必要になる可能性がある。

アトロピン投与後に頻拍になることがあるが，一般的に小児患者では忍容性は良好である。

経皮ペーシング／経静脈ペーシングを考慮

完全心ブロックや洞結節機能異常に起因する徐脈の中で，一時的な経皮ペーシング／経静脈ペーシングにより救命できる例もある。例えば，先天性心疾患の外科的治療後に発生した房室ブロックに対しては，ペーシングが適応となる。

基礎疾患を特定して治療

徐脈を引き起こす可能性があり，治療可能と考えられる原因や特定の状況を識別し治療する。治療可能と考えられる徐脈の原因で，最もよくみられる2つは，低酸素症と迷走神経緊張の亢進である。心移植後は交感神経線維が心臓に付着していないため，交感神経刺激薬に対して予測不能な反応が生じる可能性があることに注意する。同じ理由から，アトロピンなどの抗コリン薬も無効である。そのような患者では，早期の心臓ペーシングが適応となる場合がある。

治療可能と考えられる徐脈の原因は表61に示すように治療する。

表 61. 徐脈の原因の治療

治癒可能な原因	治療
低酸素症	高濃度の酸素を投与し，必要に応じて換気補助を行う。
水素イオン（アシドーシス）	高炭酸ガス血症に続発する呼吸性アシドーシスの治療のため，換気を行う。重度の代謝性アシドーシスの場合は，炭酸水素ナトリウムの投与を検討する。
高カリウム血症	カリウム値を正常に回復させる。 • カリウムを含むすべての輸液を中止する • 心筋の安定：カルシウム（塩化カルシウムまたはグルコン酸カルシウム） • 細胞内移行：サルブタモール，炭酸水素ナトリウム，インスリンとグルコースの投与 • 排出：ループ利尿薬，ケイキサレート • 除去：透析
低体温症	必要に応じて小児を温める。ただし，患者が心停止を起こしていた場合は高体温を避ける。
心ブロック	房室ブロックに対しては，アトロピン，陽性変時作用薬，電気的ペーシングを検討し，専門医に相談する。
中毒／毒物／薬物	専用の解毒剤を投与し，対症療法を行う。毒性による徐脈性不整脈の原因として，以下のものがある。 • コリンエステラーゼ阻害薬（有機リン，カーバメイト，神経ガス） • カルシウム拮抗薬 • β アドレナリン遮断薬 • ジゴキシンおよび他の強心配糖体 • クロニジンおよび他の中枢作用性 α2 アドレナリン作動薬 • オピオイド • スキサメトニウム
外傷	頭部外傷：頭部外傷を伴う小児の徐脈は，頭蓋内圧亢進の不穏な徴候である。酸素化と換気を実施すること。切迫した脳ヘルニアの徴候（不規則呼吸または無呼吸，徐脈，高血圧，瞳孔不同または瞳孔散大，対光反射消失，除脳姿勢または除皮質姿勢など）がある場合，一時的な救命処置として軽度の過換気を短期的に用いることもできる。頭蓋内圧亢進を緩和するため，ただちに専門医に相談する。

無脈性心停止

無脈性心停止が発生した場合は，CPR を開始する。小児の心停止アルゴリズムに従う（「パート 5：心停止の認識と管理」を参照）。

頻脈性不整脈の管理

無脈性心停止の初期管理に関する質問
頻拍を示す，重症または外傷の小児の初期管理を行うために以下の質問に答える。

脈拍を触知するか（循環の徴候はあるか）？
- 「なし」の場合は，小児の心停止アルゴリズムを開始する（「パート5：心停止の認識と管理」を参照）。
  - 注意：脈拍チェックは正確性に欠けるため，「循環の徴候がないこと」（反応がなく，呼吸がないか死戦期呼吸しかみられないこと）により，心停止と判断してもよい。侵襲的動脈圧モニターで動脈圧波形が認められない。
- 「あり」の場合は，頻拍アルゴリズムに進む。

初期管理の優先事項
乳児や小児の頻脈性不整脈を認識したら，低血圧，意識障害，ショック（循環不良），または致死的な血行動態不安定の徴候を評価し，その徴候を見つける。初期管理の優先事項は以下のとおりである。

- 気道確保を維持し，必要に応じて呼吸を補助する。
- 心電図モニターを使用して心リズムを確認し，脈拍，血圧および酸素飽和度をモニタリングする。
- 静脈路／骨髄路を確保する。
- 可能であれば12誘導心電図により記録する（ただし緊急介入を遅らせないようにする）。
- 状況に応じた臨床検査（カリウム，グルコース，イオン化カルシウム，マグネシウム，pH測定やpH変化の原因を評価するための血液ガス分析など）を実施する。注意：このような検査のために緊急介入を遅らせないこと。
- 神経症候を評価する。
- 心リズム障害の種類（上室性と心室性）に応じた治療薬を準備する。
- 治療可能な原因の特定および治療を同時に行う。

緊急介入
脈拍のある頻脈性不整脈に対する緊急介入は，小児の重症度により決められる。また治療方法も，認められるQRS幅（狭いか広いか）に基づき異なる。介入には以下が含まれる。

- 迷走神経刺激（QRS幅の狭い頻拍で状態が安定している小児の場合）
- 薬物療法
- 同期電気ショック

「迷走神経刺激」
健常な乳児や小児の場合，迷走神経が刺激されると心拍数は低下する。SVTの患者では，迷走神経刺激により房室結節の刺激伝導が抑制され，頻拍が停止することがある。迷走神経を刺激するいくつかの方法がある。迷走神経刺激により頻脈性不整脈が停止する割合は，患者の年齢や協力の程度，基礎疾患の状態などによって変わる。

「重要な概念：迷走神経刺激」

顔面を氷で冷やす方法は，全年齢の乳児および小児で実施できる迷走神経刺激である（図 49）。小さいポリ袋を氷と水で満たす。この袋を小児の顔の上半分に 15～20 秒間当てる。鼻と口を塞いではならない。

図 49. 迷走神経刺激。氷水の袋が鼻と口を塞いだり換気を妨げないように注意すること。

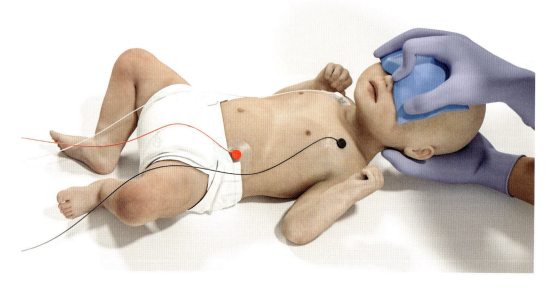

- 「協力が得られる年長児では，細いストローを吹かせて迷走神経刺激を行うことができる」
- 「網膜損傷のおそれがあるため眼球圧迫は行わない」

小児の気道，呼吸，循環を補助する。可能であれば迷走神経刺激前後に 12 誘導心電図を記録し，迷走神経刺激を行っている間も継続的に心電図を記録し，モニタリングする。「患者の状態が安定していて」リズムに変化がない場合，迷走神経刺激を繰り返し試みてもよい。2 回目の迷走神経刺激が成功しない場合には他の方法で迷走神経刺激を行うか，薬物療法を行う。「患者が不安定な場合」には薬物療法や電気ショックの準備を行っている間のみ迷走神経刺激を行ってもよい。ただし迷走神経刺激を行うために根治治療を遅らせないこと。

「薬物療法」

表 62 に頻脈性不整脈の管理に用いる，一般的に使用されている薬物を示す。

不整脈の管理

表62. 小児の脈拍のある頻拍アルゴリズムで使用される薬物療法

薬剤	適応／注意事項	投与量／投与方法
アデノシン	**適応** • SVTの治療における第一選択薬 • 房室結節でのリエントリーを原因とするSVTに有効（副伝導路リエントリー性，房室結節性リエントリー性の両方） • 心房粗動とSVTの区別に有用な場合がある • 心房細動，心房粗動，あるいは房室結節のリエントリー以外の機序で生じる頻拍には無効 **作用機序** • 房室結節伝導を一時的に（約10秒間）ブロックする **注意事項** • アデノシンによる治療電気ショック「不成功」の原因の多くは緩徐な投与，もしくは不適切な静注フラッシュによる。 • 短時間（10〜15秒）の徐脈（心静止または3度心ブロック）がアデノシン投与後に続く可能性がある（図50）。年齢によっては，徐脈が非常に不快である可能性について，介護者と患者に警告することを検討する。	**投与量** • 連続的心電図モニタリング下に0.1 mg/kg（初回最大投与量6 mg）を急速にボーラス静注する。 • 有効であれば投与後15〜30秒以内に洞調律への転換が認められる（図50）。 • 無効であれば，1回に0.2 mg/kg（2回目最大投与量12 mg）を投与してもよい。中心静脈よりも末梢静脈から薬物を投与する際に，0.2 mg/kgの投与量が必要になることが多い。 • カルバマゼピンまたはジピリダモールの投与を受けている患者，もしくは心移植患者では，初回投与量を約75％減量する。 **管理** • アデノシンは半減期が短い（<10秒）ため，できるだけ急速に投与する。 • 血管内皮細胞と赤血球に急速に取り込まれ，赤血球表面の酵素（アデノシンデアミナーゼ）により代謝される。 • 心臓の作用部位への到達を早めるため，急速にフラッシュ投与する（5〜10 mLの生理食塩水使用）。 • アデノシンは骨髄内投与も可能である。

（続く）

薬剤	適応／注意事項	投与量／投与方法
アミオダロン	**適応** • 迷走神経刺激，アデノシン，および電気ショックに不応性で血行動態の不安定なSVTの治療で，専門医への相談ができない場合は検討してもよい。 • さまざまなタイプの小児の心房性，心室性の頻脈性不整脈の治療に使用できる。 • 小児の血行動態が不安定なVTに安全で有効である。 **作用機序** • αおよびβアドレナリン受容体を阻害し，血管拡張，房室結節の抑制を起こす（房室結節を介した伝導を遅らせる）。 • 外向きカリウム電流を抑制して，QT時間を延長させる。 • ナトリウムチャネルを抑制して，心室伝導を抑制し，QRS時間を延長させる。 **注意事項** • 患者によっては有効であるが，QT時間を延長させることにより，多形性VT（TdP）のリスクが増加する場合がある。 • 可能性のある有意のアミオダロンの急性副作用として徐脈，低血圧，多形性VTがある。 • 肝不全がある場合には慎重に投与する。 • アミオダロンには複雑な薬理作用があり，経口吸収が緩徐かつ不完全で，半減期が長く，長期的な副作用の可能性を伴うため，小児心臓病専門医や同等の経験を積んだプロバイダーが長期のアミオダロン治療を監督すべきである。	**投与量** • 循環が不良な上室性不整脈もしくは心室不整脈では，負荷用量として5 mg/kgを20～60分かけて注入することが推奨される（1回の最大投与量：300 mg）。アミオダロンは低血圧，心筋収縮力低下の原因となることがあるので，循環を生み出すリズムが存在する場合の治療では，心停止の場合よりも緩徐に投与することが推奨される。急速に薬効を得る必要性と，低血圧を起こす可能性を比較検討しながら使用しなければならない。 • 5 mg/kgの反復投与により，必要であれば，1日15 mg/kgまで投与可能である（成人に推奨される最大累積用量の24時間で2.2 gを超えないこと）。 **管理** • アミオダロンの急速投与は血管拡張，低血圧の原因となる。また心ブロックや多形性VTの原因となる場合がある。 • 投与中は血圧を頻回にモニタリングする。 • 使用時は専門医に相談すること。 • アミオダロンの使用は，QT時間延長作用のあると他の薬物（プロカインアミドなど）と併用したルーチン投与は推奨されない。

図 50. アデノシン投与による SVT の洞調律への変換。

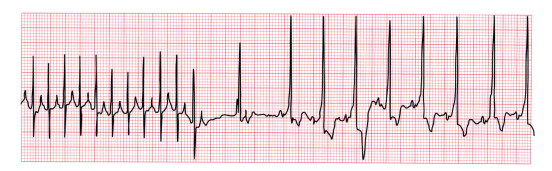

「同期電気ショック」

電気ショックは痛みを伴う処置である。可能であれば血管確保を行い，特に血行動態が安定した乳児または小児の場合は電気ショックを行う前に鎮静処置および鎮痛処置を行う。患者の状態が不安定な場合，血管確保を行うために同期電気ショックを遅らせてはならない。不整脈を認める状況での鎮静処置は，リスクの増大を伴う。このような状況で鎮静処置を行う場合，プロバイダーは血行動態への影響を最小限にするよう慎重に薬剤を選択すること。患者が安定していて電気ショックを検討している場合は，専門医に相談する。

次の項では，同期電気ショックに関する以下のような重要な概念について説明する。

- 同期電気ショックの定義
- 同期電気ショックに伴う潜在的な問題点
- 同期電気ショック使用の適応
- エネルギー量

同期電気ショックの実行

手動式除細動器では非同期電気ショックと同期電気ショックをどちらも実行できる。ショックが「非同期下」の場合，心周期のどの段階でも実行される。同期電気ショックは脈拍のある SVT と VT の電気ショックに用いる。同期下ショックの場合，患者の QRS の R 波と同時に電気ショックが発生する。目標は，T 波の受攻期中のショック施行による VF の発生を予防することである。電気ショックボタンを押して同期電気ショックを実施すると，除細動器／カルジオバーターは次の QRS を待って同期電気ショックを行うため，除細動器／カルジオバーターが一時停止しているように見える場合がある。脈拍のないリズムの場合，ショックが同期しているか否かは臨床的に重要ではない。そのため，非同期電気ショック（除細動など）は VF と 無脈性VT の両方に使用される。手順の詳細については，このパートで後述する「重要な概念」ボックスの「電気ショック（不安定な SVT または脈拍のある VT の場合）」を参照のこと。

重要事項：理論的には，同期は単純である。除細動器の同期ボタンを押し，除細動器の充電を行い，電気ショックを実行する。しかし実際には，以下に示すような潜在的な問題点が存在する。

- 大半の処置室では，同期電気ショックを試行するたびに同期ボタンを作動させなければならない。ほとんどの除細動器では，同期電気ショックを行った後すぐに初期設定の非同期電気ショックモードに戻る。
- 頻拍のR波が区別できない場合や振幅が低い場合は，モニターセンサーがR波を識別できないために同期下ショックを行うことができない。この場合はモニタリングされている心電図誘導のゲインを上げるか，別の心電図誘導を選択する。
- 同期下ショックを行うために余分な時間がかかる場合がある（心電図電極を別に装着する必要がある場合や，オペレータが機器に不慣れな場合など）。

適応：以下の場合は同期電気ショックを使用する。

- 脈が触知できるが頻脈性不整脈（SVT，心房粗動，VT）を伴う血行動態が不安定な患者（循環不良，低血圧，心不全など）
- 血行動態の安定したSVTや心房粗動，脈拍のあるVTの小児に対する，小児心臓病専門医の指示による待機的電気ショック

エネルギー量：一般に，電気ショックに必要なエネルギー量は除細動より少ない。脈拍のあるSVTやVTの電気ショックのエネルギー量は0.5〜1 J/kgで開始する。初回エネルギー量で効果がなかった場合には2 J/kgまでエネルギー量を増やす。経験を積んだプロバイダーの場合はショックエネルギー量をより徐々に上げてもよい（初回は0.5 J/kgで2回目は1 J/kg，以降は2 J/kgなど）。リズムが洞調律に転換しない場合には，SVTかSTかの診断を再評価する。必要であれば鎮静を行うが，電気ショックを遅らせない。

「重要な概念： 電気ショック（不安定な SVT または脈拍のある VT の場合）」

VT が疑われる場合は専門医への相談を検討すること。

1. 除細動器の電源を入れる。
2. リード選択スイッチを「パドル」にする（モニターリードを用いる場合は，I 誘導，II 誘導，または III 誘導に設定する）。
3. 粘着パッドまたはパドルを選択する。互いに接触することなく患者の胸部に当てることができる最大サイズのパッドまたはパドルを使用する。
4. パドルを使用する場合は，電導ジェルまたはペーストを塗布する。ケーブルが除細動器に接続されていることを確認する。
5. 鎮静薬の投与を考慮する。
6. 「同期」モードを選択する。
7. 「同期」モードがオンになっていることを示すマーカーが R 波の上にあることを確認する。各 R 波に同期マーカーがかかるよう，モニターの感度を必要に応じて調節する。
8. エネルギー量を選択する。
   初回エネルギー量：0.5～1 J/kg
   2 回目以降のエネルギー量：2 J/kg
9. 「充電します」と告げ，除細動器コントローラまたは心尖部用パドルの「充電（charge）」ボタンを押す。
10. 除細動器が十分に充電されたら，「3 つ数えたら除細動を行います」とはっきり告げる。3 つ数えてから，「全員離れて」と告げる。
11. 全員が患者から離れたことを確認したら，除細動器の「ショック（shock）」ボタンを押すか，2 つのパドルの「放電（discharge）」ボタンを同時に押す。ショックが施行されるまでパドルを押さえている。
12. モニターを確認する。頻拍が続く場合は，再度電気ショックを試行する準備を行う。
13. 再度「同期」モードに設定して，エネルギー量を上げる。ほとんどの除細動器は同期電気ショックを実施すると初期設定の非同期モードに戻るため，同期電気ショックをかけるたびに「同期」スイッチを入れ直す必要がある。この初期設定により，同期電気ショックによって VF になってもただちに除細動（非同期）を行うことができる。

「注意」：VF が発生した場合は，ただちに CPR を開始し，できるだけ早く非同期電気ショックを行う準備をする。パート 5 の「重要な概念」ボックス「手動による除細動（VF または 無脈性VT に対して）」を参照のこと。

「その他の緊急介入」

SVT の小児に対する介入として，他の多くの治療（ジゴキシン，短時間作用型β遮断薬，オーバードライブペーシングなど）が行われるが，専門医に相談する必要がある。

カルシウム拮抗薬であるベラパミルは，投与後の難治性低血圧と心停止が報告されているため，乳児の SVT の治療にルーチンに使用すべきではない。ベラパミルは低血圧と心筋抑制を引き起こす可能性があるので，小児においては慎重に使用する。1 歳以上の小児に使用する場合，連続的に心電図をモニタリングしながら 0.1 mg/kg（最高 5 mg まで）を少なくとも 2 分かけて投与する。

緊急介入のまとめ

認められる QRS 幅（狭いか広いか）によって分類した，脈拍のある頻脈性不整脈に対する特異的な緊急介入のまとめは，表 63 に示すとおりである。

表 63. 脈拍のある頻脈性不整脈に対する緊急介入

介入	QRS 幅の狭い頻脈性不整脈	QRS 幅の広い頻脈性不整脈
迷走神経刺激	SVT には適応	変行伝導を伴う SVT に使用
薬物療法	SVT には適応： • アデノシン • アミオダロン（専門医に相談） • プロカインアミド（専門医に相談） • ＜1 歳の小児へのベラパミル（専門医に相談） 脈拍のある他の SVT（心房粗動など）には適応：専門医に相談する	脈拍のある VT には適応： • アミオダロン（専門医に相談） • プロカインアミド（専門医に相談） Torsades de Pointes の場合に適応： • マグネシウム 心室内変行伝導を伴う SVT には適応： • アデノシン • アミオダロン（専門医に相談） • プロカインアミド（専門医に相談）
同期電気ショック	以下には適応 • SVT • 心房粗動（専門医に相談）	脈拍のある VT には適応

小児の脈拍のある頻拍アルゴリズム

「小児の脈拍のある頻拍アルゴリズム」（図51）は，心肺機能障害を伴う，または伴わない症候性頻拍の小児の評価および管理の手順を概説したものである。

図 51. 小児の脈拍のある頻拍アルゴリズム

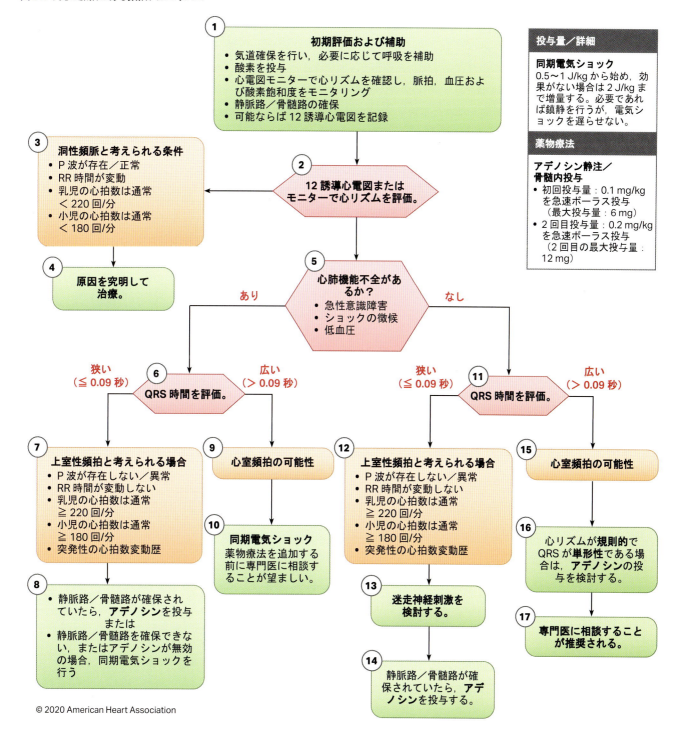

初期評価および補助（手順 1）：

- 気道確保を維持し，必要に応じて呼吸を補助する。
- 酸素を投与する。
- 心電図モニターを使用して心リズムを確認し，脈拍，血圧および酸素飽和度をモニタリングする。
- 静脈路／骨髄路を確保する。
- 可能であれば 12 誘導心電図を記録する。

12 誘導心電図またはモニターで心リズムを評価する（手順 2）：

- 洞性頻脈か頻脈性不整脈かを判定する。

洞性頻脈と考えられる条件（手順 3）：

- P 波が存在／正常
- RR 時間が変動
- 乳児の心拍数は通常 220 回/分未満
- 小児の心拍数は通常 180 回/分未満

原因の究明と治療（手順 4）。

心肺機能障害の評価（手順 5）：

- 急性意識障害
- ショックの徴候
- 低血圧

心肺機能障害の徴候がある場合は，QRS 時間を評価する（手順 6）：

- これは，QRS 幅が狭い（0.09 秒以下）か広い（0.09 秒超）かを特定するために行う。

QRS 幅が狭い（0.09 秒以下）場合は，上室性頻拍として治療する（手順 7）：

- P 波が存在しない／異常。
- 呼吸数の間隔が変動しない。
- 乳児の心拍数は通常 220 回/分以上。
- 小児の心拍数は通常 180 回/分以上。
- 突発性の心拍数変動歴。

アデノシン投与または同期電気ショックを行う（手順 8）。

- 静脈路／骨髄路が確保されていたら，アデノシンを投与する。アデノシンは，房室結節を含むリエントリー回路によって生じる一般的な形態の SVT に用いられる第一選択薬である。静注／骨髄内投与の場合，0.1 mg/kg（初回最大投与量 6 mg）を投与する。初回投与が無効であれば 0.2 mg/kg をもう 1 回投与（2 回目最大投与量：12 mg）してもよい。2 シリンジ法を用いた 5〜10 mL の生理食塩水の急速ボーラス投与（「急速フラッシュ」を伴う）。
- 静脈路／骨髄路を確保できない，またはアデノシンが無効の場合，同期電気ショックを行う。一般に，電気ショックに必要なエネルギー量は除細動より少ない。SVT の電気ショックのエネルギー量は 0.5〜1 J/kg で開始する。初回エネルギー量で効果がなかった場合には 2 J/kg までエネルギー量を増やす。経験を積んだプロバイダーの場合はショックエネルギー量をより徐々に上げてもよい（初回は 0.5 J/kg で 2 回目は 1 J/kg，以降は 2 J/kg など）。リズムが洞調律に転換しない場合には，SVT ではなく洞性頻脈（sinus tachycardia, ST）ではないか，診断を再評価する必要がある。必要であれば鎮静を行うが，電気ショックを遅らせない。

QRS 幅が広い（0.09 秒超）場合，VT の可能性ありとして治療する（手順 9）。

同期電気ショックを行う（手順 10）：

- 広い QRS 幅の頻拍の治療として追加の薬物療法を実施する前に，専門医に相談することが望ましい。

心肺機能障害の徴候がみられない場合は，QRS 時間を評価する（手順 11）：

- これは，QRS 幅が狭い（0.09 秒以下）か広い（0.09 秒超）かを特定するために行う。

QRS 幅が狭い（0.09 秒以下）場合は，上室性頻拍として治療する（手順 12）：

- P 波が存在しない／異常。
- 呼吸数の間隔が変動しない。
- 乳児の心拍数は通常 220 回/分以上。
- 小児の心拍数は通常 180 回/分以上。
- 突発性の心拍数変動歴

迷走神経刺激を検討する（手順 13）。

SVT で安定している患者では以下の方法を試みる。

- 乳児には顔の上半分に氷水の袋を当てる（気道を閉塞しないように）。
- 年長児には，りきませる，細いストローに息を吹き込ませる，10 mL シリンジの先端に息を吹き込ませプランジャーを押し出させる，などを試す。
- 迷走神経刺激の実行前，実行中，実行後は連続的心電図モニタリングを行い記録する。無効であればもう一度試してもよい。眼球圧迫を行ってはいけない。詳細については，このパートで前述した「重要な概念」ボックス「迷走神経刺激」を参照のこと。

静脈路／骨髄路が確保されていたら，アデノシンを投与する（手順 14）：

- 迷走神経刺激に反応しない SVT に対しては，血管を確保してアデノシンを投与する。アデノシンは，房室結節を含むリエントリー回路によって生じる一般的な形態の SVT に用いられる第一選択薬である。静注／骨髄内投与の場合，0.1 mg/kg（初回最大投与量 6 mg）を投与する。初回投与が無効であれば 0.2 mg/kg をもう 1 回投与（2 回目最大投与量：12 mg）してもよい。2 シリンジ法を用いた 5〜10 mL の生理食塩水の急速ボーラス投与（「急速フラッシュ」を伴う）。

QRS 幅が広い（0.09 秒超）場合，VT の可能性ありとして治療する（手順 15）。

心リズムが規則的で QRS が単形性である場合は，アデノシンの投与を検討する（手順 16）：

- 心リズムが不規則な場合は，不安定な心リズムにつながることがあるため，アデノシンの使用は避ける。

専門医に相談することが推奨される。QRS 幅が広い頻拍で血行動態が安定している場合は，小児心臓病専門医や適切な専門性を有するプロバイダーへの早期の相談を強く推奨する（手順 17）。

薬物療法

血管を確保し，以下の薬物から「1 剤」の投与を検討する。

- アミオダロン：静注／骨髄内投与の場合，5 mg/kg を 2060 分間かけて投与する。
- プロカインアミド：静注／骨髄内投与の場合，15 mg/kg を 30〜60 分間かけて投与する。

アミオダロンまたはプロカインアミドを投与する場合は，専門医に相談する。専門医への相談なしに，アミオダロンとプロカインアミドをルーチンに併用投与したり，これらの薬剤を QT 時間を延長させる他の薬物とルーチンに併用してはならない。これらの初期治療で頻拍が改善しない場合は，リズムを再評価する必要がある。

QRS 幅が広い頻拍は，心室内変行伝導を伴う SVT の可能性があるので，アデノシンをまだ投与していない場合は検討する（手順 15）。

パート **12**

パート 13

心拍再開後の治療

心停止あるいは重症ショックや呼吸不全からの蘇生後にROSCが認められた場合は，目標体温管理を含む，呼吸器系，心血管系，および神経系の評価や補助のための体系的アプローチを速やかに開始することが極めて重要である。効果的な蘇生がPALSプロバイダーコースの目指すところだが，最終的な転帰はその後に小児が受けるケアによって決まることが多い。この中には，重症疾患や外傷小児を専門とする医療施設への安全な搬送も含まれる。

最適な心拍再開後の治療の目標の1つは，早期および晩期の合併症や死亡につながる一般的な原因を排除することである。早期死亡は，不安定な血行動態や呼吸器合併症が原因となることがある。晩期合併症や死亡は，脳損傷を含む多臓器不全が原因となることがある。

心拍再開後の評価と管理の範囲は，PALSプロバイダーの職務範囲や利用可能なリソースによって影響を受ける。

学習目標

このパートの終了時に，心拍再開後の治療を実施することができるようになる。

このコースでは，心拍再開後の治療の各段階を学ぶ。すなわち，酸素化，換気，灌流の最適化，心肺機能の安定化，神経学的治療の各段階から構成され，目標体温管理を含む。

治療の目標

最適な心拍再開後の治療の実現には，臓器系の機能不全を特定し，治療する必要がある。そのためには，以下を実施する。

- 適切な酸素化と換気
- 組織灌流と心血管機能のサポート
- 低血圧の回避
- 酸塩基平衡異常と電解質異常の是正
- 適切な血糖値の維持
- 目標体温管理の実施：高体温を避け，低体温療法の必要性を検討する
- 適切な鎮痛と鎮静

心拍再開後の管理は，小児を安定させるためにおおまかに2つの段階から構成される。

最初の段階は心拍再開直後の管理で，生命に危機が及ぶ緊急事態に対して二次救命処置を継続して実施し，ABCに重点を置いて治療する。

- 気道（Airway）と呼吸（Breathing）：気道，酸素化，換気を評価して補助する。この際，通常は呼気 CO_2 モニターによる呼気終末 CO_2 のモニタリング，動脈血ガス分析，胸部X線撮影などの診断器具と評価によって，酸素化と換気の適正化をさらに図り，気管（ET）チューブ先端の位置が気管中央にあることを確認する。
- 循環（Circulation）：血圧と灌流を評価し，適切な値に維持する。不整脈を治療する。乳酸濃度，中心静脈血酸素飽和度，塩基欠乏量などの診断的評価を行うことで，組織灌流が十分か否かの情報が得られる。評価を進めながら，心停止や重症疾患の治療可能な原因を特定し，治療する。

心拍再開後管理の第2段階では，目標体温管理を含め，さらに広範囲にわたって多臓器の対症療法を実施する。小児が安定したら，必要に応じて三次治療施設への転送または搬送を調整する。

主要な目標

心拍再開後の管理の主要な目標は，以下のとおりである。

- 重要臓器（特に脳）の灌流と機能の回復と維持に重点を置きながら，気道，酸素化，換気，心肺機能を最適化し安定させる。
- 二次性臓器障害を防止する。
- 急性期疾患の原因を特定して治療する。
- 神経学的障害のない長期生存を達成できる方法を策定する。
- 高次治療施設への搬送中に小児の症状が悪化するリスクを最小限に抑える。

心拍再開後の治療チェックリスト

このチェックリスト（図52）には，心停止後の小児の評価および治療に対する体系的なアプローチが含まれる。体系的なアプローチを使用して小児を評価する（「パート4：重症の疾患や外傷のある小児に対する体系的なアプローチ」を参照）。一次評価に加えて二次評価や診断的評価を実施することが多い。「二次評価」では，患者の既往歴の確認や焦点を絞った身体診察を実施する。「診断的評価」には，侵襲的モニタリングと非侵襲的モニタリング，および適切な検体検査と非検体検査が含まれる。

このパートでは，心拍再開後に実施する評価と管理を以下の器官系について考察する。

- 呼吸器系
- 心血管系
- 神経系

心拍再開後の治療

図 52. 心拍再開後の治療チェックリスト。

心拍再開後の治療の要素	確認
酸素化と換気	
酸素化を測定する。正常範囲の 94〜99 %（または小児の正常／十分な酸素飽和度）を目標とする。	☐
$Paco_2$ を測定する。患者の基礎疾患に対して適切な濃度を目標とし，重度の高炭酸ガス血症や低炭酸ガス血症を避ける。	☐
血行動態モニタリング	
心拍再開後の治療中における特定の血行動態の目標を設定し，毎日確認する。	☐
心電図モニターでモニタリングする。	☐
動脈内血圧をモニタリングする。	☐
血清乳酸値，尿量，および中心静脈血酸素飽和度をモニタリングして治療の指針に役立てる。	☐
変力作用薬または血管収縮薬の使用の有無にかかわらずの輸液ボーラス投与で，収縮期血圧が年齢および性別の 5 パーセンタイル値を上回るように維持する。	☐
目標体温管理（TTM）	
深部体温を測定して継続的にモニタリングする。	☐
心停止直後および復温中の発熱を回避し，治療する。	☐
患者が昏睡状態の場合，TTM（32〜34 ℃）とそれに続けて 36〜37.5 ℃を適用するか，または TTM（36〜37.5 ℃）のみ適用する。	☐
シバリングを防止する。	☐
復温中は血圧をモニタリングし，低血圧を治療する。	☐
神経機能モニタリング	
患者に脳症があり，リソースを利用できる場合は，継続的な脳電図（EEG）モニタリングを実施する。	☐
けいれん発作を治療する。	☐
痙攣に対する予防的けいれん薬のルーチン使用は避ける。	☐
心停止の治療可能な原因を診断するため，早期の脳画像検査を検討する。	☐
電解質と血糖	
血糖を測定して低血糖を防ぐ。	☐
致死的不整脈になる可能性を回避するため，電解質を正常範囲内に維持する。	☐
鎮静薬の投与	
鎮静薬および抗不安薬による治療を行う。	☐
予後	
単一の予測因子に対して，常に複数の方法（臨床およびその他）を検討する。	☐
評価は TTM または低体温療法により変更される場合があることに留意する。	☐
心停止発症後から 7 日以内に，脳電図と他の因子を組み合せて考慮する。	☐
最初の 7 日間に MRI 検査などの神経画像検査を検討する。	☐

呼吸器系

管理の優先順位

小児の気道確保，酸素化と換気のモニターとサポートを継続する。酸素化と換気が適切かどうか，臨床的徴候と客観的測定値を確認する（呼吸器系の評価に関する詳細は，「パート 7：呼吸窮迫および呼吸不全の認識」を参照）。蘇生中は，高流量酸素供給，吸入薬の投与，気管挿管が必要になることがある。心拍再開後に，コンピュータ断層撮影（CT）スキャンなどの診断的検査を実施する際に，小児の気道を確保してサポートするには，計画的な気管挿管が望ましい。用手換気を行っている場合は，人工呼吸器による換気に変更する。

心拍再開直後の呼吸器系の管理の目標を，表 64 に示す。

表 64. 心拍再開直後の呼吸の管理目標

目標	考慮事項
適切な酸素化（一般に酸素飽和度が 94～99 %）を維持し，再潅流障害のリスクを減らす	ROSC が認められたら，低酸素血症を確実に防ぎながら，正常範囲の酸素化を目標として酸素濃度を調節する。酸素飽和度を 94～99 %に維持し，低酸素血症と酸素過剰を防ぐ（100 %の酸素飽和度は，およそ 80～500 mmHg の PaO_2 に相当する）。 最適な PaO_2 と酸素飽和度を判断するには，小児の動脈血酸素含有量の評価が必要である。これは，組織への酸素供給の重要な決定因子である。小児が貧血の場合は，PaO_2 と酸素飽和度を高くすることで，組織への酸素供給をより良好に維持できる可能性がある。一方，ヘモグロビン濃度と酸素消費量が正常でチアノーゼ性心疾患がみられない小児では，94～100 %の酸素飽和度が一般に適切である。したがって，患者ごとに特有の状態に対して適切な値になるように酸素量を調整する。
十分な換気と患者に対して適切な $PaCO_2$ を維持する	$PaCO_2$（または $PaCO_2$ が利用できない場合は呼気終末 CO_2）は，各小児の状態に応じた適切な目標値を設定し，重度の高炭酸ガス血症や低炭酸ガス血症を避けることが妥当である。例えば，多くの神経障害の患者では，低炭酸ガス血症や高炭酸ガス血症を回避して，$PaCO_2$ を正常範囲にすることが望ましい。しかし，喘息や呼吸不全の小児では，高炭酸ガス血症の急激な正常化は不要である。反対に，先天性心疾患や肺高血圧症の小児の場合は，高炭酸ガス血症は回避すべきである。 喘息の小児では，人工呼吸に $PaCO_2$ を正常範囲に保とうとすると，気胸のような合併症を引き起こす恐れがある。

一般的推奨事項

呼吸器系の評価と管理における一般的推奨事項として，表 65 に示すものが考えられる。

表 65. 呼吸器系の評価と管理における一般的推奨事項

評価	
モニタリング	（最低でも）以下の指標を継続的にモニターする。 • パルスオキシメトリによる SpO_2 と心拍数（パルスオキシメトリの心拍数と心電図の心拍数を比較して，パルスオキシメータの値が正確であることを確認する） • 心拍数と心リズム • 挿管患者では，呼気 CO_2 モニターがあれば，呼気終末 CO_2 をモニターする。あるいは，比色 CO_2 検知器で間欠的に呼気 CO_2 を確認する。院内，施設間のいずれの搬送時も呼気 CO_2 モニターか比色 CO_2 検知器で呼気 CO_2 を常にモニターし，偶発的な抜管を速やかに発見できるようにする。 • 挿管中の小児では，チューブの位置，開存性，固定状態を確認する。 • チューブ位置が正しいことを確認したら，チューブがテープでしっかり固定され，唇か歯茎のチューブ位置（挿入長）が記録されたことを確認する。 「プロバイダーは，挿管直後，搬送中，および小児を移動した際（例えば，ストレッチャーからベッドへ）に，臨床評価と確認用デバイス（呼気 CO_2 モニタリングなど）を用いて，チューブ位置が適切であることを確認しなければならない。」
身体診察	• 十分かつ左右均等な胸の挙上を観察し，異常または非対称性の呼吸音がないか聴診する。 • 呼吸障害（頻呼吸，呼吸仕事量の増加，興奮，反応の鈍化，換気不良，チアノーゼなど）や努力呼吸の所見がないかモニターする。
検体検査	• 可能であれば動脈血サンプルを採取して，動脈血ガス分析を行う。小児を人工呼吸器に接続する場合は，人工呼吸器の初期設定を行ってから 10～15 分後に動脈血ガスを測定する。その際，非侵襲的に換気モニタリングができるように，血液ガスと呼気 CO_2 モニターによる呼気終末 CO_2 との関連性を調べることができれば理想的である。
その他の検査	• 胸部 X 線を撮影して，気管チューブの挿入長とチューブ先端の位置が正しい（気管中央の位置にある）ことを確認し，個別の治療が必要になる可能性がある肺の障害（気胸，誤嚥など）を特定する。
管理	
酸素化	• 挿管していない小児は，SpO_2 が適切であることを確認するまで，部分再呼吸マスクや非再呼吸マスクで酸素を投与する。 • ROSC が認められた後は，吸気酸素濃度を調節して，SpO_2 が 94～99 % になるようにする。 • 100 % の酸素吸入でも，SpO_2 が＜90 % の小児は，非侵襲的換気補助，または気管挿管による人工呼吸と呼気終末陽圧を検討する。 • チアノーゼ性心疾患の小児では，酸素飽和度の目標をその小児のベースラインの SpO_2 や状態に合わせる。
換気	• 肺機能が元来正常であった小児では，正常な $PaCO_2$（または $PaCO_2$ が利用できない場合は $ETCO_2$）（35～45 mmHg）を目標に，必要に応じて換気を補助する。$PaCO_2$ を正常に保つことが，すべての状況で適切とは限らないことに留意する。神経学的障害がある小児では，切迫した脳ヘルニアの徴候が認められない限り，ルーチンの過換気は避ける。極端な高炭酸ガス血症や低炭酸ガス血症を避ける。

（続く）

	管理
呼吸不全	• 酸素吸入などの介入によっても十分な酸素化と換気ができない場合は，気管挿管をする。意識レベルが低下した小児で，気道の開通性と十分な酸素化および換気を維持するために必要な場合も気管挿管する。患者によっては，CPAP や非侵襲的換気で十分な場合がある。 • 人工呼吸器を年齢と体重に適した設定にする。 • 気管チューブの位置や開存性，確実な固定を確認し，必要であれば搬送前にテープで再固定する。 • 声門から多量のエアリークがないか評価する。声門からのエアリークのために，胸が上がらず，酸素化や換気が十分でない場合は，カフ付きチューブや大きいサイズのチューブへの交換を検討する。高度な気道確保器具を抜去するリスクと 1 回換気量や酸素化，換気が改善するメリットとを比較検討する。 • カフ付き気管チューブを挿管してカフを膨らませている場合は，カフ圧（ほとんどの場合，カフ圧の目標は 20〜25 cm H_2O 未満であるが，気管チューブ製造元の推奨に従うこと）をチェックするか，20〜25 cm H_2O 未満の吸気圧で声門かごく少量のエアリークがあることを確認する。 • 胃管を挿入して，胃膨満の緩和と防止を図る。 「人工呼吸器を使用中の患者の急変時は，「DOPE」暗記法に基づいて問題解決にあたる（本マニュアルのパート 8 に示す「呼吸器系緊急事態の管理に関するリソース」の「挿管患者の突然の悪化」の項を参照）。」
鎮痛薬と鎮静薬	• 必要に応じて鎮痛薬（フェンタニルやモルヒネなど）で疼痛を管理し，鎮静薬（ロラゼパムやミダゾラムなど）で鎮静する。 • 反応を示すすべての挿管患者に対して，鎮静薬と鎮痛薬を投与する。 「血行動態が不安定な小児では，より低用量の鎮静薬と鎮痛薬を使用し，血行動態を安定させながら用量を調節する。モルヒネはヒスタミ遊離作用があるため，等力の値のフェンタニルより低血圧を引き起こす可能性が高い。」

神経筋遮断	• 十分に鎮静と鎮痛が得られているにもかかわらず，酸素化や換気が不良な挿管患者では，DOPE 暗記法に基づいて急性期の状態不良の原因を究明する。次に神経筋遮断薬（ベクロニウム，パンクロニウムなど）と鎮静薬の併用を検討する。神経筋遮断薬の投与が適応となるのは，以下。
	  – 高い気道抵抗や低い肺コンプライアンスのために，最大気道内圧や平均気道内圧が高い
	  – 患者と人工呼吸器の同期不良
	  – 気道確保困難
	「神経筋遮断により，気管チューブがずれるリスクが抑えられる可能性がある。神経筋遮断薬では鎮静や鎮痛は得られず，けいれん発作をマスクすることに注意する。酸素化や換気の不良を示唆する興奮による多くの徴候も，神経筋遮断薬により表面化しなくなる。神経筋遮断薬を使用する場合は，頻拍，高血圧，瞳孔散大，流涙といったストレスの徴候の有無を評価して，小児が適切に鎮静されていることを常に確認する。」

心血管系

管理の優先順位

心停止やその後の再灌流に起因する虚血が，循環機能不全を引き起こし，ROSC 後も数時間にわたって遷延することがある。ショックや呼吸不全によって組織灌流と酸素化に障害が生じると，二次的に心血管機能に悪影響を及ぼすことがある。プロバイダーは，適切な血圧，心拍出量，血流分布を維持して，組織への酸素と代謝基質の供給を回復させ維持する必要がある。循環管理の優先事項は以下を含む。

- 循環血液量（前負荷）の回復と維持
- 心筋機能不全の治療
- 不整脈の管理
- 正常血圧と適切な全身循環の維持
- 適切な SpO_2 と PaO_2 の維持
- 適切なヘモグロビン濃度の維持
- 代謝を軽減する治療（換気補助，解熱など）の検討

本項では以下を取り扱う。

- 心血管系の高度な評価と管理における一般的推奨事項
- PALS における ROSC 後のショック管理アルゴリズム
- 維持輸液投与に関する情報

「パート 9：ショックの認識」および「パート 10：ショックの管理」を参照し，ショックの病態生理と輸液療法，および心拍出量と組織灌流を維持するための薬物投与に関する詳細を確認すること。

一般的推奨事項

心血管系の評価と管理に関する一般的推奨事項については，表 66 を参照のこと。

表 66. 心血管系の評価と管理に関する一般的推奨事項

	評価
モニタリング	• 以下を頻回または連続的にモニターする。 　− 心電図モニターによる心拍数と心リズム 　− 血圧と脈圧（非侵襲的または侵襲的） 　− パルスオキシメトリによる SpO_2 　− 尿道カテーテルによる尿量 　− 体温 • 集中治療環境では，以下のモニタリングも検討する。 　− 中心静脈カテーテルによる中心静脈圧 　− 連続的に $ScvO_2$ を得るカテーテルまたは断続的な血液採取による中心静脈血酸素飽和度 　− 近赤外分光法による局所的静脈血酸素化のトレンド 　− 非侵襲的モニタリングによる心機能（心エコーなど）や心拍出量 「循環不良であったり不整脈が頻発する小児では，非侵襲的血圧モニタリング（自動血圧計など）は信頼性に欠けることが多い。そのような小児では，カテーテルの状態が良好で，トランスデューサのゼロバランス調整とレベル調整が適切に行われていれば，動脈留置カテーテルとモニタリング装置による血圧モニタリングの方が信頼性は高い。」

（続く）

	評価	
身体診察		• 小児が安定するまで,身体診察(中枢と末梢の脈拍の質,心拍数,毛細血管再充満,血圧,四肢の温度と皮膚色の評価など)を頻繁に繰り返す。 • 終末臓器機能(神経機能,腎機能,皮膚灌流など)をモニターして,循環機能を評価する。
検体検査		• 動脈血や静脈血の血液ガス分析 • ヘモグロビンとヘマトクリット • 血清グルコース,電解質,血中尿素窒素(BUN),クレアチニン,カルシウム • 乳酸と中心静脈飽和度モニタリングを検討する pHだけでなく,代謝性アシドーシス(塩基欠乏)の程度にも注意する。代謝性(乳酸)アシドーシスの遷延は,心拍出量と酸素供給が不十分なことを示唆する。血清電解質の測定がアシドーシスのアニオンギャップの特定に役立つことがある。アニオンギャップが増加しているが,乳酸が正常な小児では,中毒や尿毒症など,循環不全以外の原因によるアシドーシスを考慮する。 動脈と上大静脈の血液サンプルの酸素飽和度の差 $[S(a-v)O_2]$ から,酸素需給バランスに関する情報が得られる。酸素消費量が一定に保たれていると仮定すると,$S(a-v)O_2$ 較差が大きい(>35~40)場合は,酸素供給量低下を示唆する。これは,心拍出量か動脈血酸素含量の低下に起因する可能性がある。酸素供給量が低下すると,組織の酸素抽出割合が上昇し(血流と酸素供給が低下するために,酸素抽出割合を増加させる必要がある),上大静脈の血液酸素飽和度が低下する。あるいは,安定した心拍出量で酸素消費量が増加した場合も,$a-vO_2$ 較差が広がる可能性がある。 トロポニン濃度は,心停止後,特に除細動を実施した場合に上昇することが多い。
非検体検査		• 胸部X線撮影を実施して,気管チューブ挿入長とチューブ先端が気管中央に位置することを確認し,心臓の大きさを評価するとともに,肺水腫やその他の病変を特定する。 • 12誘導心電図で,不整脈や心筋虚血の所見がないか評価する。 • 心タンポナーデや心筋機能不全が懸念される場合は,心エコーを考慮する。 「心臓が小さい場合は,心臓前負荷が低下していたり,重度の肺過膨張を引き起こしていたりする場合が多い。心臓が大きい場合は,正常または増加した心臓前負荷,心嚢液貯留,CHFや,(重度の腹部膨満などにより)患者が深呼吸できないことに関連付けられる場合がある。」
	管理	
循環血液量		• 確実な血管確保(可能であれば,静脈路か骨髄路のいずれかを2本)。 • 必要に応じて輸液をボーラス投与(10~20 mL/kgの等張晶質液を5~20分かけて)し,十分な循環血液量を確保する。心不全を呈する場合は,これより少ない輸液(5~10 mL/kg)を10~20分かけてボーラス投与する方が適切な場合がある。体液欠乏量を補い,現状の必要量を満たすように,輸液投与速度を調節する。心筋機能不全,心不全,または呼吸不全の場合は,過剰な輸液投与を避ける。 • 膠質輸液製剤の投与や輸血の必要性を考慮する。 • 必要な維持輸液量を計算し,適宜投与する。 **輸液蘇生には,低張輸液製剤やブドウ糖含有輸液製剤をボーラス投与してはならない。** 「本パートで後述する「維持輸液の投与」を参照のこと。」

(続く)

心拍再開後の治療

管理	
血圧	• **低血圧を積極的に治療し**，輸液量や血管作動薬の投与量を適宜調節する。 • 心拍再開後の収縮期血圧は，年齢相応の5パーセンタイルを超える値に維持する必要がある。1～10歳の小児は，70 mmHg ＋（年齢 × 2）という式で推定できる。 • 低血圧の原因が過度の血管拡張（敗血症など）である場合は，血管収縮薬の早期使用が適応となる可能性がある。 • 蘇生中に使用したアドレナリン作動薬によって，体血管抵抗が上昇して，高血圧の原因となることがある。これらの薬剤は半減期が比較的短いため，心拍再開後に高血圧を引き起こす他の原因（疼痛，不安，けいれん）がないか究明する。 「二次性多臓器障害の防止には，低血圧の治療が非常に重要である。低血圧や正常血圧ショックの管理に関する詳細は，「PALSにおける ROSC 後のショック管理アルゴリズム」を参照のこと。」
組織への酸素供給	• 十分な濃度の酸素を投与して，適切な酸素化を確保する。 • 心停止後に ROSC が認められたら，酸素濃度を調節して，適切な SpO_2（94～99 %）を維持する。 • 適切な灌流をサポートする。 • ヘマトクリットが低値で，酸素供給不十分の徴候を認める患者には，濃厚赤血球の輸血を考慮する。
代謝需要	• 呼吸仕事量を軽減するために，気管挿管と人工呼吸を考慮する。 • 鎮痛薬（モルヒネ，フェンタニルなど）で疼痛を管理する。 • 必要に応じて鎮静薬（ロラゼパム，ミダゾラムなど）で興奮を管理する。興奮が低酸素血症，高炭酸ガス血症，または循環不良によって引き起こされていないことを確認する。 • 必要に応じて，解熱剤や冷却用ブランケットで発熱を管理する（震えを制御するには神経筋遮断薬が適切である場合もある）。 「注意：鎮静薬や鎮痛薬が低血圧を引き起こすことがある。計画的に気管挿管を行う際は，専門医への相談を考慮する。心筋機能不全の小児では，鎮静薬や鎮痛薬の使用，気管挿管，陽圧換気の開始は，いずれも循環虚脱を招く恐れがある。」
不整脈	• 頻脈性不整脈や徐脈性不整脈が発生していないかモニタリングし，積極的に治療する。 • 徐脈となった場合は，まず十分な酸素化と換気を確保する。十分な酸素化と換気にもかかわらず心拍数が＜ 60 回/分で，循環不良の徴候を伴う場合は，CPR を開始する。徐脈は低体温の場合にも発現することがある。灌流と血圧が適切かどうかを考慮する。 • 不整脈が収まらない場合は，アルゴリズムに従って薬物投与や電気的治療で治療する。 • 不整脈の管理を専門医に相談する。 「詳細については，「パート 11：不整脈の認識」および「パート 12：不整脈の管理」を参照のこと。」
心拍再開後の心筋機能不全	• ROSC から 24 時間までは，心拍再開後の心筋機能不全を想定しておく。 • 心筋収縮力を改善するためと，血圧が適切であれば後負荷を低減するために，血管作動薬の投与を考慮する。 • 心筋機能不全を引き起こす可能性がある代謝異常（アシドーシス，低カルシウム血症，低血糖症など）を是正する。 • 左心室機能を改善するために陽圧換気（非侵襲的換気か気管チューブ挿管）を考慮する。 「心筋機能不全は心停止から蘇生後の小児に多くみられる。心拍再開後の心筋機能不全は，血行動態の不安定化や二次性の臓器障害をもたらす可能性があるだけでなく，さらなる心停止を誘発することもある。」

ショックの治療

心停止やショックからの蘇生後は,以下の要因の組み合わせで血行動態が悪化する可能性がある。

- 循環血液量の不足
- 心筋収縮力の低下
- 体血管抵抗(Systemic Vascular Resistance, SVR)や肺血管抵抗の増大または減少

心原性ショックの小児では,典型的に心筋機能不全が認められ,血圧を維持しようとして代償的にSVRと肺血管抵抗が増大する。SVRの上昇は左室の後負荷を高めるため,悪影響を及ぼす可能性がある。SVRの著しい低下は,敗血症性ショック早期の小児に最もよくみられる。敗血症性ショックの小児が輸液のボーラス投与に反応しない場合(ショックが輸液不応性)は,SVRが低いというより,SVRが高く,心筋機能不全である可能性があり,心原性ショックと同様と言える。

「全身循環の補助」

全身循環を最適化するための管理対象となる指標を表67に示す。

表67. 全身循環を最適化する指標

最適化する指標	対応(必要な場合)
前負荷	・輸液をボーラス投与する。
心筋収縮力	・陽性変力作用薬や強心性血管拡張薬を投与する。 ・低酸素症,電解質や酸塩基不平衡,および低血糖症/低カルシウム血症を改善する。 ・中毒を治療する(可能であれば,解毒剤を投与)。
後負荷(SVR)	・適宜,血管収縮薬または血管拡張薬を投与する。
心拍数	・徐脈に対して変時作用薬(アドレナリンなど)を投与する。 ・抗不整脈薬を投与する。 ・低酸素症を改善する。 ・ペーシングを考慮する。

前負荷,後負荷,および心筋収縮力の考察は,パート9の「ショックの病態生理」の項を参照。

「ROSC後のショックの管理」

PALSにおけるROSC後のショック管理アルゴリズム(図53)は,心拍再開後の評価と管理の手順を概説したものである。本文で示す番号は,アルゴリズム内の対応する手順を表している。

図 53. PALS における ROSC 後のショック管理アルゴリズム。

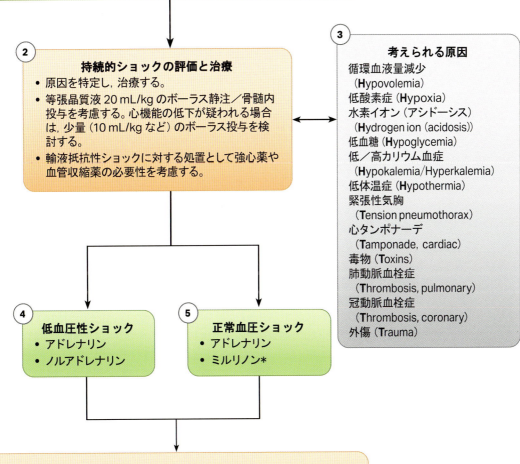

*ミルリノンは低血圧を生じることがあるため，一般的にその使用および開始については，この薬物の使用，開始，および副作用に関して経験のある医師（ICU 専門医など）によってのみ用いられるべきである。

© 2020 American Heart Association

酸素化と換気の最適化（手順 1）

適切な酸素化と換気を実現することが心血管機能の補助には重要である。FIO_2 を調節して酸素飽和度を 94〜99 %に維持する。飽和度が 100 %の場合は，酸素濃度を下げる。まだ実施していない場合は，高度な気道確保器具の挿入と波形表示呼気 CO_2 モニターの使用を考慮する。可能であれば，患者の状態に対して適切な PCO_2 目標値を設定し，極端な高炭酸ガス血症や低炭酸ガス血症を避ける。

輸液療法（手順 2）

ショックの治療で最初に考慮すべき介入は，等張晶質液 20 mL/kg の静注／骨髄内ボーラス投与である。心拍再開後によく発生する心筋機能不全が疑われる場合は，より少量の輸液（5〜10 mL/kg）を 10〜20 分かけてボーラス投与することを考慮し，その後再評価する。心機能低下の徴候（肝腫大，肺水腫，頸静脈怒張，胸部 X 線上の心拡大など）が明らかな小児では，輸液投与の必要性を慎重に評価する。過剰な輸液投与は心肺機能を悪化させる恐れがある。輸液抵抗性ショックに対する処置として強心薬や血管収縮薬の必要性を考慮する。

「頻回かつ輸液ボーラス投与の度に小児を再評価して，治療に対する反応を判定する。」

考えられる要因（手順3）

代謝異常，循環血液量減少や心タンポナーデなどを含む，心拍再開後ショックを引き起こす可能性のある要因（H と T）を考慮する。

低血圧性ショック（手順 4）

輸液ボーラス投与後も小児が低血圧の場合は，以下の薬物の単独あるいは組み合わせた投与を検討する。

- アドレナリン：静注／骨髄内投与の場合，0.03〜0.2 μg/kg/分* および／または
- ノルアドレナリン：静注／骨髄内投与の場合，0.05〜0.5 μg/kg/分*

*投与量上限は非常にばらつきがありうるため，臨床シナリオに基づいて決定する必要がある。

心臓前負荷が適切であることを確認し，低血圧の原因として最も可能性がある病態（不適切な心拍数，心筋収縮不良，過度の血管拡張，またはいくつかの要因の組み合わせ）に基づいて薬物を選択する。心拍数が異常に少ない場合は，カテコラミン投与により心拍数と心拍出量が増加することがある。ただし，カテコラミン投与により極度の頻拍となった場合は，心筋酸素需要量も増加する。

アドレナリン

アドレナリンは，注入量に応じて SVR を低下または上昇させる強力な血管作動薬である。低用量では，一般に β アドレナリン作用（心拍数と心筋収縮力の増加，および血管拡張）が生じるが，高用量では一般に α アドレナリン作用（血管収縮）が生じる。薬物に対する反応は個人差が大きいため，望ましい臨床効果が得られるまで投与量を調節する。循環動態が著しく不安定で低血圧性ショックを呈する小児（特に乳児）においては，ドパミンよりアドレナリンの方が好ましい場合がある。

ノルアドレナリン

ノルアドレナリンは強力な陽性変力作用薬であり末梢血管収縮薬でもある。SVR 低下を伴うショック（敗血症性，アナフィラキシー，脊髄性）で輸液ボーラス投与に反応しない場合に，投与速度を調節して治療する。

正常血圧ショック（手順 5）

輸液ボーラス投与後に，正常血圧であるが循環不良が継続している小児では，以下の薬物単独あるいは組み合わせた投与を検討する。

- 低用量アドレナリン：静注／骨髄内投与の場合，0.03～0.05 μg/kg/分および／または
- ミルリノン：静注／骨髄内投与の場合，50 μg/kg を 10～60 分間かけて投与する。負荷投与により低血圧となる可能性がある。持続投与：0.25～0.75 μg/kg/分

低用量アドレナリン

このパートで前述した「低血圧性ショック（手順 4）」の「アドレナリン」を参照のこと。

ミルリノン

ミルリノンは，心拍出量を増加させる強心血管拡張薬で，心拍数と心筋酸素需要量にはほとんど影響を及ぼさない。体血管抵抗や肺血管抵抗の上昇を伴う心筋機能不全の治療に強心血管拡張薬を使用する。血管拡張作用によって血管容量が拡張し，低血圧を引き起こすおそれがあるため，輸液の追加投与が必要になることがある。

ドパミンやノルアドレナリンのような薬物に比べて，強心血管拡張薬の半減期は長い。さらに，注入速度を変更しても，血行動態が新たな定常状態に達するまでの時間が大幅に遅れる（ミルリノンで 4.5 時間）。副作用は投与中止後も数時間持続することがある。ミルリノンは腎排泄され，腎疾患患者には用量を減らす必要が生じる場合がある。

その他の心拍再開後の考慮事項（手順 6）

ROSC は多数の臓器系に影響する。興奮やけいれんをモニターし，適切な薬物で治療する。低血糖をモニタリングし，治療する。血液ガス，血清，電解質，カルシウムを評価する。代謝障害の補正にあたっては，代謝性アシドーシスの治療は，アシドーシスの背景因子の治療（ショックに対する灌流の改善）が最も効果的であることに留意する。目標体温管理の実施：昏睡状態が続く小児に対しては低体温療法を考慮し，発熱を回避あるいは積極的に治療する。適切な小児集中治療施設への移送を手配する。

維持輸液の投与

「維持輸液の構成」

初期の安定化が得られたら，患者の状態に応じて，輸液の投与速度と組成を調節する。心血管機能が保たれている場合は，循環血液量が回復して体液の欠乏が改善したら，維持輸液の投与を考慮する。輸液投与を計画して維持輸液量を計算するにあたっては，血管作動薬投与に伴う輸液量を計算に含める。

蘇生から数時間は，小児の状態および年齢に基づいた適切な構成の静注輸液は，等張晶質液（0.9％の塩化ナトリウムまたは乳酸加リンゲル液）であり，小児の状態や年齢によってブドウ糖を加えることも加えないこともある。心拍再開後の重症小児への低張輸液の使用は避ける。最近のエビデンスでは，高塩素血症が転帰不良と関連するため，緩衝液（乳酸リンゲル液またはその他の電解質含有等張液）が望ましいことが示唆されている。ただし，これらの溶液のいずれかを使用する場合，低血糖が起こりやすいため，小児が何らかのブドウ糖源の投与を受けていることを確認する必要がある。

臨床状態に応じて，以下のように維持輸液に特定の成分を追加してもよい。

- 低血糖の乳児や小児，または低血糖のリスクがある乳児や小児では，ブドウ糖を静注輸液に追加する。
- 腎機能が十分で尿量が確認された小児に対しては，カリウムの定期モニタリングが可能になった時点で，塩化カリウム（KCl）10～20 mEq/L を追加する。高カリウム血症，腎不全，筋損傷や重度のアシドーシスの小児では，維持輸液に KCl を加えてはならない。

「4-2-1 法による維持輸液量の計算」

小児の維持輸液の 1 時間あたりの必要量を見積もる実用的な手法として，4-2-1 法を使用する（表 68）。

表 68. 維持輸液の推定必要量の計算

体重（kg）	1 時間あたりの推定輸液必要量	計算例
＜ 10	4 mL/kg/時	8 kg の乳児： ＝ 4 mL/kg/時 × 8 kg ＝ 32 mL/時
10～20	40 mL/時＋ 2 mL/kg/時　10～20 kg の範囲の 1 kg ごとに	15 kg の小児： 40 mL/時＋ 2 mL/kg/時 × 5 kg ＝ 50 mL/時
＞ 20	60 mL/時＋ 1 mL/kg/時　20 kg を超える 1 kg ごとに*	30 kg の小児： 60 mL/時＋ 1 mL/kg/時 × 10 kg ＝ 70 mL/時

*体重が 20 kg を超える患者に対する維持輸液の 1 時間あたり投与量の代替計算式は，（体重［kg］＋ 40）mL/時である。

維持輸液の推定必要量を計算したら，小児の状態（脈拍，血圧，全身循環，尿量など）や水分補給の程度に応じて実際の輸液投与速度を調節する。

神経系

管理の優先順位

心拍再開後，プロバイダーは脳機能の保持と二次的な神経損傷の防止を目標にすること。神経系管理の優先事項は以下を含む。

- 十分な脳灌流の維持
- 正常血糖の維持
- 目標体温管理の実施：発熱を回避あるいは積極的に治療し，適応があれば低体温療法を考慮する
- 頭蓋内圧亢進の治療
- けいれん発作の治療（原因の究明と治療）

一般的推奨事項

神経系の評価と管理に関する一般的推奨事項については，表66を参照のこと。

表69. 神経系の評価と管理の一般的推奨事項

	評価
モニタリング	・体温をモニターする。 ・心拍数と体血圧をモニターする。 「末梢循環不良の小児で，信頼性の高い深部体温モニタリングをするには侵襲的なセンサー（直腸，膀胱，食道温）が必要である。」
身体診察	・簡易的な神経学的評価（グラスゴー昏睡スケール（GCS），瞳孔反応，咽頭反射，角膜反射，眼球回頭性反射など）を頻回に実施する。 ・切迫脳ヘルニアの徴候を特定する。 ・けいれんの発作を特定する。 ・異常な体動（姿勢／ミオクローヌス／反射亢進）など，異常な神経学的所見を特定する。 「切迫脳ヘルニアの徴候には，不同あるいは散大した無反応な瞳孔，姿勢，高血圧，徐脈，不規則な呼吸や無呼吸，刺激に対する反応低下などがある。突然の頭蓋内圧（ICP）亢進が（モニタリングを実施していれば），しばしば観察される。その他の中枢神経系機能不全の原因には，低酸素虚血性脳損傷，低血糖，けいれん性または非けいれん性の発作，毒物／薬物，電解質異常，低体温，外傷性脳損傷，脳卒中や頭蓋内出血，中枢神経系感染症などがある。 神経系の評価に関する詳細は，パート4の「神経学的評価」の項を参照。」
検体検査	・ベッドサイドで血糖を測定し，高血糖や低血糖の治療後に測定を繰り返す。 ・けいれん発作を認める場合は，血清電解質，ベッドサイド血糖測定，血清イオン化カルシウム濃度を測定する。小児に抗けいれん薬を投与している場合は，その薬物血中濃度を測定する。 ・中毒や薬物過量が疑われる場合は，毒物学的検査を考慮する。 ・中枢神経系感染症が疑われる場合は，脳脊髄液検査を考慮する。ただし，患者の心肺状態が安定していない場合は，腰椎穿刺は後回しにする。

（続く）

	評価
非検体検査	- 中枢神経系機能不全や神経機能低下が認められる場合は，コンピュータ断層撮影（CT）スキャンを考慮する。 - 非けいれん性てんかん発作重積状態が疑われるか，神経筋弛緩薬投与中または効果の持続中に発作が懸念される場合は，脳波検査（Electroencephalogram, EEG）を考慮する。退院時の神経学的転帰を予測するために，小児の心停止発症後から7日以内にEEG検査を考慮してもよいが，単一の基準として使用すべきではない。
	管理
脳灌流	- 心拍出量と動脈血酸素含有量をサポートして，脳灌流を最適化する。 - 切迫脳ヘルニアの徴候が認められる場合を除いて，過換気を避ける。 「心拍数，前負荷，後負荷，心筋収縮を最適化して，心拍出量をサポートする。詳細情報は，本パートで前述した「全身循環の補助」の項を参照。」
血糖	- 低血糖を治療する。 - 血糖値をモニターする。一般に，高血糖を引き起こしたり，悪化させることは避けるように努める。 - 集中治療環境で，遷延する高血糖の治療を考慮する。低血糖を防止するために慎重なモニタリングが必要である。 「重症小児患者では，高血糖は転帰不良と関連するが，重症小児患者において低血糖のリスクに対して高血糖を積極的に治療する相対的メリットは明らかになっていない。ほとんどの動物実験で，脳虚血時の高血糖は転帰不良をもたらすが，ROSC後に発生する高血糖の影響は明らかになっていない。」
体温管理療法	目標体温管理を実施する。発熱を回避あるいは積極的に治療したり，低体温療法を考慮することが含まれる。 **発熱の回避／治療** - 発熱を回避する。必要に応じて環境温度を調節する（目標体温を維持し，発熱を回避するために，冷却装置を使用してよい）。 - 発熱（体温38℃以上）は，解熱剤，冷却装置（冷却用ブランケットなど）や冷却処置によって積極的に治療する。 - 心拍再開後の患者の体温が32〜37℃の場合，低体温が不安定な血行動態の一因となっていない限り，積極的な復温を行わない。 「発熱は虚血性脳損傷からの回復に悪影響を及ぼし，心停止からの蘇生後の転帰不良とも関連がある。平常時体温から1℃上昇するごとに，代謝による酸素需要は10〜13%増加する。代謝的要求の増加により，神経損傷が悪化する恐れがある。さらに，発熱によって炎症性メディエーター，細胞毒性酵素，および神経伝達物質の放出が増加し，それにより脳損傷も拡大する。」 **低体温療法** - 院外心停止後に昏睡状態が続く乳児や小児では，5日間にわたり正常体温（36〜37.5℃）を維持するか，最初の2日間は連続して低体温（32〜34℃）を維持し，その後は3日間連続して正常体温を維持するのが妥当である。 - 院内心停止後も昏睡状態が続く乳児や小児では，正常体温よりも低体温を推奨する十分なエビデンスは揃っていないが，すべての患者について目標体温管理を行い，発熱を回避あるいは積極的に治療する必要がある。冷却処置中に，シバリングの治療や予防を要することが多い。 - 低体温の合併症をモニターし，治療する。合併症としては，心拍出量低下，不整脈，感染症，膵炎，血液凝固障害，血小板減少，低リン血症，低マグネシウム血症などが挙げられる。

（続く）

	管理
頭蓋内圧亢進	• 血圧が良好で頸椎保護措置を講じていない場合は，ベッドの頭側を30°に挙上する。 • 頭部は正中線上に保つ。 • 適切な換気をサポートし，正常な二酸化炭素分圧を維持する。 • 切迫脳ヘルニアの徴候（不規則な呼吸や無呼吸，徐脈，高血圧，瞳孔不同または瞳孔散大，対光反射消失，除脳姿勢または除皮質姿勢など）が現れた場合は，応急救命処置として軽度の過換気を短時間実施してもよい。 • 急性ヘルニア症候群には，マンニトールか高張食塩液投与を考慮する。 • 脳神経外科疾患（外傷性脳損傷や頭蓋内出血など）がある小児では，ICPのモニタリングや脳神経外科的治療，あるいはその両方の適応について専門医に相談する。 「長時間の過換気はICP亢進の治療に有効ではなく，極端な過換気は神経学的転帰を悪化させる恐れがある。低二酸化炭素血症症は脳血管収縮を引き起こし，脳血流を減少させる。過換気は静脈環流量と心拍出量を低下させ，脳虚血の原因にもなる。」
けいれん発作	• けいれんは積極的に治療する。治療の選択肢としてはには，ベンゾジアゼピン系（ロラゼパム，ミダゾラムなど），ホスフェニトイン／フェニトイン，レベチラセタム，バルビツール酸誘導体（フェノバルビタールなど）といった薬物がある。フェニトインやフェノバルビタールを使用する場合は，低血圧を引き起こすことがあるため，血圧を注意深くモニターする。 • 低血糖，低ナトリウム血症，または低カルシウム血症などの治療可能な代謝性の原因を調べる。 • 病因として中毒や代謝性疾患を考慮する。 • 可能であれば神経内科医に相談する。

パート 13

付録

BLS 習熟度テスト

BLS スキルテストチェックリスト

所定の CPR スキルの詳細な説明は,「小児に対する CPR および AED スキルテストチェックリスト」および「乳児に対する CPR のスキルテストチェックリスト」に記載されている。スキルテストの際は,インストラクターがこの説明に基づいて受講者の CPR スキルを評価する。

重要なスキルの説明に記載されている通り正確なスキルを実演できれば,インストラクターはその判定のスキルを「合格」とする。記載どおりに実行していない場合は合格としてチェックされず,そのスキルについては補習が必要となる。

「各スキルを正しく実行できるように,BLS スキルテストチェックリストについて学習しておくこと。」

PALS（小児の二次救命処置）
小児に対する CPR および AED スキルテストチェックリスト

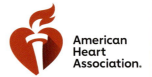
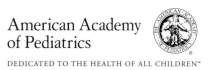

受講者名＿＿＿＿＿＿＿＿＿＿＿＿＿＿＿＿＿＿＿＿＿　　テスト日＿＿＿＿＿＿＿＿

院内シナリオ：「病院，またはクリニックで働いているあなたは，廊下で突然，小児が倒れるのを目撃した。現場が安全であることを確認してから，傷病者に近づいた。その次に何を行うかを実演してください」

病院搬送前のシナリオ：「あなたは呼吸をしていない小児がいる現場に到着した。バイスタンダー（その場に居合わせた人）による CPR は行われていない。現場に近づき，安全を確認した。その次に何を行うかを実演してください」

評価と通報
- ☐ 反応を確認する
- ☐ 大声で助けを呼ぶ／救急対応システムに出動を要請する／AED を持って来てもらう
- ☐ 呼吸を確認する
- ☐ 脈拍を確認する

「受講者が助けを呼んだら，インストラクターは「ここに感染防護具があります。私は AED を取ってきます」と言う。」

CPR サイクル1（30：2）　　「*正確に行うためには，CPR フィードバック装置の使用が望ましい」

小児に対する胸骨圧迫
- ☐ 質の高い胸骨圧迫を行う
  - 胸骨の下半分の位置に手を置く
  - 15～18 秒間に 30 回の圧迫を行う
  - 胸部厚さの少なくとも 1/3（約 5 cm）の深さまで圧迫する
  - 圧迫を行うたびに胸壁が完全に元に戻す

小児に対する人工呼吸
- ☐ 感染防護具を使用して人工呼吸を 2 回行う
  - 1 回の人工呼吸は 1 秒かけて行う
  - 1 回の人工呼吸ごとの目視可能な胸の上がりを確認する
  - 10 秒以内に胸骨圧迫を再開する

CPR サイクル2（サイクル1の手順を繰り返す）　　「各手順の実施が完了できた場合のみ，☐をチェックする」
- ☐ 胸骨圧迫　　☐ 人工呼吸　　☐ 10 秒以内に胸骨圧迫を再開する

「救助者 2 が「AED を持ってきました。圧迫を替わりますから，あなたが AED を使ってください」と言う。」

AED（AED の指示に従う）
- ☐ AED の電源を入れる
- ☐ 正しくパッドを貼る
- ☐ 解析のため離れさせる
- ☐ 安全にショックを実施するために離れさせる
- ☐ 安全にショックを実施する

胸骨圧迫を再開する
- ☐ 電気ショック実施後，ただちに胸骨圧迫を再開する
  - 受講者が胸骨圧迫を再開するようにインストラクターに指示する，または
  - 受講者が胸骨圧迫を再開する

テスト終了

インストラクターメモ
- 受講者が正常に完了した手順の横にあるボックスにチェックを記入する。
- 受講者がすべての手順を正常に完了できなかった場合（つまり，チェックされていないボックスが残っている場合），その受講者は補習を受ける必要がある。補習を必要とするスキルについて，ここにメモしておくこと（補習については，インストラクターマニュアルを参照）。

テスト結果　合格の場合は**合格**，補習が必要である場合は**要補習**を〇で囲む：	合格	要補習

インストラクターイニシャル＿＿＿＿＿　インストラクター番号＿＿＿＿＿＿＿　日付＿＿＿＿＿＿＿

© 2021 American Heart Association

PALS
小児に対するCPRおよびAED
スキルテストの重要なスキルの説明

1. **最大でも30秒以内に傷病者を評価して救急対応システムに出動を要請する（これは必ず胸骨圧迫を開始する前に実行する）。現場の安全を確認したら，以下を実行する。**
   - 軽くたたいて大きな声で呼びかけ，反応を確認する
   - 大声で助けを呼ぶか，助けを呼ぶよう人に指示し，AED／除細動器を入手する
   - 呼吸をしていないか，あるいは正常な呼吸をしていない（死戦期呼吸のみ）かを確認する
     - 5秒以上10秒以内で頭部から胸部にかけて確認する
   - 頸動脈の脈拍をチェックする
     - 呼吸の確認と同時に実施しても良い。
     - 確認には5秒以上かけ，10秒以内に抑える
2. **質の高い胸骨圧迫を実施する（心停止を認識したら，ただちに胸骨圧迫を開始する）**
   - 正しい手の位置
     - 胸骨の下半分
     - 両手（一方の手の上にもう一方を重ねるか，最初に置いた手の手首をつかむ）または片手を使用
   - 圧迫のテンポ 100〜120回/分
     - 15〜18秒で圧迫30回
   - 圧迫の深さと胸郭の戻り：胸部厚さの1/3以上，約5cm
     - 市販のフィードバック装置または忠実度の高いマネキンの使用が必要
     - 圧迫を行うたびに胸が完全に元に戻るまで待つ
   - 胸骨圧迫の中断を最小限に抑える
     - 1つのサイクルの最後の圧迫から次のサイクルの最初の圧迫までの経過時間が10秒未満になるように，2回の人工呼吸を行う
     - ショック後，あるいはショック適応ではないと確認された後，ただちに圧迫を再開する
3. **感染防護具を使用して2回の人工呼吸を行う**
   - 気道を十分に確保する
     - 頭部後屈-あご先挙上法，または下顎挙上法を使用する
   - 1回の人工呼吸は1秒かけて行う
   - 人工呼吸は胸の上がりを目視できるように行う
   - 過換気を避ける
   - 10秒以内に胸骨圧迫を再開する
4. **2サイクル目の圧迫と人工呼吸を同じ手順で実施する**
5. **AEDの使用**
   - AEDの電源を入れる
     - AEDが到着したら，ただちにボタンを押すか蓋を開けて電源を入れる
   - パッドを正しく装着する
     - 傷病者の年齢に応じた適切なサイズのパッドを，正しい位置に配置する
   - 解析のために傷病者から離れる
     - AEDで心リズムを解析できるように，すべての救助者が傷病者から離れるようにする（器具によっては，解析ボタンを押す）
     - 他のすべての救助者に対して，傷病者に触れないように明確に伝える
   - 安全に電気ショックを実行できるように傷病者から離れる
     - 他のすべての救助者に対して，傷病者に触れないように明確に伝える
   - 電気ショックを実行する
     - 電気ショック実施後は，ただちに胸骨圧迫を再開する
     - CPR中はAEDの電源を切ってはならない
6. **胸骨圧迫を再開する**
   - 電気ショック実施直後から質の高い胸骨圧迫を再開する
   - 同じ手順で圧迫を繰り返す

PALS（小児の二次救命処置）
乳児に対する CPR
スキルテストチェックリスト（1／2）

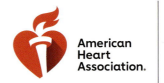
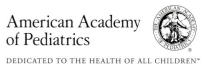

受講者名＿＿＿＿＿＿＿＿＿＿＿＿＿＿＿＿＿＿＿＿＿＿＿　テスト日＿＿＿＿＿＿＿＿＿＿＿＿＿＿

院内シナリオ：「あなたは病院または診療所で勤務しています。そこへ，乳児を抱いた女性が走りこんできました。女性は「助けてください！この子が呼吸していないんです」と叫んでいます。あなたは手袋とポケットマスクを持っています。あなたは同僚に頼んで救急対応システムに通報してもらい，救急治療用器材を取ってきてもらいます」

病院搬送前のシナリオ：「あなたは呼吸をしていない乳児がいる現場に到着しました。バイスタンダー（その場に居合わせた人）による CPR は行われていない。現場に近づき，安全を確認した。その次に何を行うかを実演してください」

評価と通報
☐ 反応を確認する　　　☐ 大声で助けを呼ぶ／救急対応システムに出動を要請する
☐ 呼吸を確認する　　　☐ 脈拍を確認する

「受講者が助けを呼んだら，インストラクターは「ここに感染防護具があります」と言う。」

CPR サイクル 1（30：2）　　「*正確に行うためには，CPR フィードバック装置の使用が望ましい」

乳児に対する胸骨圧迫
☐ 質の高い胸骨圧迫を行う
- 乳児の胸部中央の乳頭間線のすぐ下に 2 本の指または両母指を置く
- 15～18 秒間に 30 回の圧迫を行う
- 胸部厚さの少なくとも 1/3（約 4 cm）の深さまで圧迫する
- 圧迫を行うたびに胸壁が完全に元に戻す

乳児に対する人工呼吸
☐ 感染防護具を使用して人工呼吸を 2 回行う
- 1 回の人工呼吸は 1 秒かけて行う
- 1 回の人工呼吸ごとの目視可能な胸の上がりを確認する
- 10 秒以内に胸骨圧迫を再開する

CPR サイクル 2（サイクル 1 の手順を繰り返す）　「各手順の実施が完了できた場合のみ，☐をチェックする」
☐ 胸骨圧迫　　☐ 人工呼吸　　☐ 10 秒以内に胸骨圧迫を再開する

「救助者 2 がバッグマスクを持って到着し，人工呼吸を開始する。その間，救助者 1 は胸郭包み込み両母指圧迫法による圧迫を継続する。」

CPR サイクル 3

救助者 1：乳児に対する胸骨圧迫
☐ 質の高い胸骨圧迫を行う
- 胸郭包み込み両母指圧迫法で 15 回圧迫する
- 7～9 秒間に 15 回の圧迫を行う
- 胸部厚さの少なくとも 1/3（約 4 cm）の深さまで圧迫する
- 圧迫を行うたびに胸壁が完全に元に戻す

救助者 2：乳児に対する人工呼吸
「この救助者は評価対象ではない。」

（続く）

© 2021 American Heart Association

PALS（小児の二次救命処置）
乳児に対する CPR
スキルテストチェックリスト（2／2）

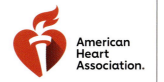
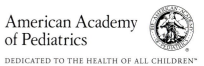

受講者名＿＿＿＿＿＿＿＿＿＿＿＿＿＿＿＿＿＿＿＿＿＿＿＿＿　テスト日＿＿＿＿＿＿＿＿＿＿＿＿＿＿＿＿

（続き）

CPR サイクル 4

救助者 2：乳児に対する胸骨圧迫
「この救助者は評価対象ではない。」

救助者 1：乳児に対する人工呼吸
☐ バッグマスクを使用して人工呼吸を 2 回行う
- 1 回の人工呼吸は 1 秒かけて行う
- 1 回の人工呼吸ごとの目視可能な胸の上がりを確認する
- 10 秒以内に胸骨圧迫を再開する

テスト終了

インストラクターメモ
- 受講者が正常に完了した手順の横にあるボックスにチェックを記入する。
- 受講者がすべての手順を正常に完了できなかった場合（つまり，チェックされていないボックスが残っている場合），その受講者は補習を受ける必要がある。補習を必要とするスキルについて，ここにメモしておくこと（補習については，インストラクターマニュアルを参照）。

テスト結果　合格の場合は**合格**，補習が必要である場合は**要補習**を〇で囲む：	**合格**	**要補習**
インストラクターイニシャル＿＿＿＿＿　インストラクター番号＿＿＿＿＿＿＿＿＿＿　日付＿＿＿＿＿＿＿＿＿＿		

© 2021 American Heart Association

PALS
乳児に対するCPR
スキルテストの重要スキルの説明

1. **最大でも30秒以内に傷病者を評価して救急対応システムに出動を要請する（これは必ず胸骨圧迫を開始する前に実行する）。現場の安全を確認したら，以下を実行する。**
   - 軽くたたいて大きな声で呼びかけ，反応を確認する
   - 大声で助けを呼ぶか，助けを呼ぶよう人に指示し，救急治療用器材を入手する
   - 呼吸をしていないか，あるいは正常な呼吸をしていない（死戦期呼吸のみ）かを確認する
     - 5秒以上10秒以内で頭部から胸部にかけて確認する
   - 上腕動脈の脈拍をチェックする
     - 呼吸の確認と同時に実施してもかまわない
     - 確認には5秒以上かけ，10秒以内に抑える
2. **1人法のCPR中に質の高い胸骨圧迫を実施する（心停止を判定してから10秒以内に圧迫を開始する）**
   - 胸部中央の正しい位置に手または指を置く
     - 1人法：乳頭間線のすぐ下に2本の指を置く，または胸郭包み込み両母指圧迫法
   - 圧迫のテンポ100～120回/分
     - 15～18秒で圧迫30回
   - 年齢に応じた十分な深さ
     - 乳児：胸部厚さの少なくとも1/3（約4 cm）の深さまで
     - 市販のフィードバック装置または忠実度の高いマネキンの使用が必要
   - 圧迫を行うたびに胸が完全に元に戻るまで待つ
   - 年齢と救助者の数に応じた適切な比率
     - 1人法：胸骨圧迫30回に対し人工呼吸2回
   - 胸骨圧迫の中断を最小限に抑える
     - 1つのサイクルの最後の圧迫から次のサイクルの最初の圧迫までの経過時間が10秒未満になるように，2回の人工呼吸を行う
3. **2人法のCPRを実施する際，バッグマスクで効果的な人工呼吸を行う**
   - 気道を十分に確保する
   - 1回の人工呼吸は1秒かけて行う
   - 人工呼吸は胸の上がりを目視できるように行う
   - 過換気を避ける
   - 10秒以内に胸骨圧迫を再開する
4. **（この評価のために出される）インストラクターの指示に従い，適切な間隔で圧迫担当を交代する。交代に5秒以上かけてはならない。**
5. **2人法のCPRを実施する際，質の高い胸骨圧迫を行う**
   - 胸部中央の正しい位置に手または指を置く
     - 2人法：乳頭間線のすぐ下で胸郭包み込み両母指圧迫を行う
   - 圧迫のテンポ100～120回/分
     - 7～9秒で圧迫15回
   - 年齢に応じた十分な深さ
     - 乳児：胸部厚さの少なくとも1/3（約4 cm）の深さまで
   - 圧迫を行うたびに胸が完全に元に戻るまで待つ
   - 年齢と救助者の数に応じた適切な比率
     - 2人法：胸骨圧迫15回に対し人工呼吸2回
   - 胸骨圧迫の中断を最小限に抑える
     - 1つのサイクルの最後の圧迫から次のサイクルの最初の圧迫までの経過時間が10秒未満になるように，2回の人工呼吸を行う

初期評価(第一印象) – 小児評価のトライアングル*

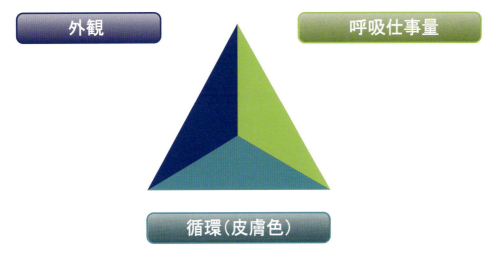

外観
患者と相対してすぐに,最初の観察を開始する。以下の点を観察する

- 筋肉の異常な緊張
- 対話能力の鈍化
- 精神的不安定
- 異常な視線
- 異常な言動／泣き声

呼吸仕事量
- 異常な呼吸音
- 異常な姿勢
- 陥没呼吸
- 鼻翼呼吸
- 無呼吸／死戦期呼吸

皮膚の循環
- 蒼白
- まだら模様
- 黒ずみ
- チアノーゼ

*患者に反応がない,呼吸がない,または死戦期呼吸のみの場合は,パート2の「ヘルスケアプロバイダー向けの小児に対するBLSアルゴリズム–救助者1人」または「ヘルスケアプロバイダー向けの小児に対するBLSアルゴリズム–救助者が2人以上」を開始する。

一次評価

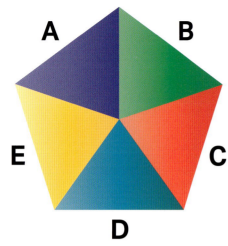

A：気道（Airway）

「評価」
- 気道の開通を維持できるか？
- 気道はクリアーか？
- いずれかが「いいえ」の場合は，以下の介入を行う*

「介入」
- 体位を整えたり OPA を使用したりして，気道の開通を維持する
- 適応があれば吸引を行う
- 高度な気道確保（声門上気道または気管チューブなど）
- 高度な気道確保器具を挿入する場合は，波形表示呼気 CO_2 モニターを使用して挿入位置が正しいことを確認する

B：呼吸（Breathing）

「評価」
- 適切な深さと速さの呼吸
- 胸の上がり
- 雑音混じりの呼吸音（呻吟，吸気性喘鳴，呼気性喘鳴など）
- 呼吸補助筋の使用，鼻翼呼吸
- パルスオキシメトリ*

「介入」
- 高流量酸素を投与する
- OPA ありまたは OPA なしのバッグマスク換気
- 高度な気道確保
- 過換気を避ける

C：循環（Circulation）

「評価」
- 十分な末梢脈拍および／または中枢脈拍
- 心拍数
- 血圧*
- 毛細血管再充満－末梢および／または中枢
- 皮膚色および皮膚温
- 意識レベル

「介入」
- 静脈路／骨髄路を確保する
- 輸液蘇生を検討

D：神経学的評価（Disability）

「評価」
- 反応，意識レベル，光に対する瞳孔反射を迅速に評価する
- AVPU：意識清明（Alert），声（Voice），痛み（Painful），反応なし（Unresponsive）
- ベッドサイド血糖測定を実施する

「介入」
- 脊椎の動きを制限する
- 低血糖を是正する
- 急性オピオイド毒性についてはナロキソンを検討する

E：全身観察（Exposure）

「評価」
- 衣服を脱がせて身体診察（前面および背面から）を行い，外傷，出血，熱傷，不自然な打撲創，発疹の明らかな徴候や医療情報を記載したブレスレットがないかを確認する
- 体温

「介入」
- 正常体温の確保
- 止血
- 汚染の除去

ᴬこの手順のいずれかの部分で，患者が致死的な状態であることがわかった場合は，血圧やパルスオキシメトリなどベースラインのバイタルサイン測定を確立するよりも，そのような状態の是正を優先すること。一次評価が完了し，致死的な問題への対処を行ったら，ヘルスケアプロバイダーは二次評価へと進む（Consensus Statement: Emergency Medical Services for Children-Definitions and Pediatric Assessment Approaches. 2005 年 4 月。2015 年 7 月更新）。

補習

どちらのスキルテストにも合格しなかったプロバイダーは，本コースの最後の補習レッスンにおいて実習と補習を行う。

補習と再テストが必要なプロバイダーについては，スキル全体のテストを行う。

スキルステーション習熟度チェックリスト

気道管理スキルステーション習熟度チェックリスト

「重要な能力基準」

- 高流量および低流量酸素供給システムの違いを口頭で説明する
  - 高流量：システムが密着している場合は、酸素流量が患者の吸気流量を超え、室内気の混入が阻止される。ほぼ 1.00 の FiO_2 が供給される（リザーバーおよび高流量鼻カニューレ付き非再呼吸式マスクなど）
  - 低流量（$\leqq$ 10 L/分）：患者の吸気流量が酸素流量を超えるため、室内気が混入する。0.22〜0.60 の FiO_2 が供給される（鼻カニューレ，簡易酸素マスクなど）
- 標準的な鼻カニューレの最大流量（4 L/分）を口頭で説明する
- 口が開いた状態を維持しながら、頭部後屈-あご先挙上法を行って気道を確保する（外傷患者には下顎（かがく）挙上法を行う）
  - 詳細については、インストラクターによるデモンストレーションを参照のこと
- OPA と NPA の適応について口頭で説明する
  - OPA は咽頭反射のない，無意識の患者にのみ適応
  - NPA は意識のある患者，または半無意識の患者に適応
- 測定を行い、適切なサイズの気道確保器具を選択する
  - OPAは口角から下顎角まで
- OPA を正しく挿入する
- OPA 挿入後の適切な呼吸の評価について口頭で説明する
- OPA を適切に留置し吸引をする。吸引に 10 秒以上かけないことを口頭で説明する
- 換気用の正しいサイズのマスクを選択する
  - 詳細については、「パート 8：呼吸窮迫および呼吸不全の管理」を参照のこと
- バッグマスクを、気道を確保し、EC クランプ法を用いてマスクと顔を密着させる
- バッグマスクを用いて、2〜3 秒ごとに 1 回の人工呼吸を約 30 秒間実施する。1 回の人工呼吸を約 1 秒かけて行い、1 回ごとに胸が上がらなければならない
- 気管挿管
  - 気管チューブの挿管手順に必要な器材について説明する
  - 身体診察と呼気 CO_2 検知器によって気管チューブが適切な位置にあるかどうかを確認する方法を実演する
  - 気管チューブを固定する
  - 挿管された気管チューブで吸引を行う
  - 詳細については、表 38 を参照のこと。気管挿管における必要器具の挿管前チェックリスト

以下の手順はオプションである。気管挿管が受講者の業務範囲に含まれる場合のみ、これらを実施し評価を行う。

- 気管挿管
  - 気管挿管に必要な物品を準備する
  - 適切に気管チューブを挿管する

心リズム障害／電気的治療スキルステーション習熟度チェックリスト

「重要な能力基準」

- 3本の心電図リード線を正しく取り付ける（現地の装置で4本以上のリード線が使用されている場合は，それに合わせる）
  - 負（白）リード：右肩に装着
  - 正（赤）リード：左側下部肋骨に装着
  - グラウンド（黒，緑，茶色）リード：左肩に装着
  - 詳細については，インストラクターによるデモンストレーションを参照のこと
- モニターの正しい操作を実演する
  - モニターの電源を入れる
  - 装置を手動モード（AEDモードではなく）に調整し，標準的な四肢誘導（I, II, III）またはパドル／電極パッドの心リズムを表示させる
  - 詳細については，インストラクターによるデモンストレーションを参照のこと
- 主要な心リズムについて正しい電気的治療について口頭で説明する
  - 不安定なSVTまたは脈拍のあるVTに対する同期電気ショック
  - 無脈性VTおよびVFに対する除細動
  - 詳細については，「パート11：不整脈の認識」および「パート12：不整脈の管理」を参照のこと
- 乳児または小児に対して正しいパドル／電極パッドを選択し，パドル／電極パッドを正しい位置に装着する
  - 詳細については，「パート12：不整脈の管理」を参照のこと
- 正しく安全な同期電気ショックを実演する
  - 装置を同期モードにする
  - 適切なエネルギー量を選択する（初回ショックは0.5〜1.0 J/kg）
  - 充電し，周囲の人間を遠ざけ，電気ショックを施行する
  - 詳細については，「パート12：不整脈の管理」を参照のこと
- 正しく安全な手動による除細動を実演する
  - 装置を非同期モードにする
  - エネルギー量を選択する（初回ショックは2〜4 J/kg）
  - 充電し，周囲の人間を遠ざけ，電気ショックを施行する
  - 詳細については，「パート12：不整脈の管理」を参照のこと

血管確保スキルステーション習熟度チェックリスト

「重要な能力基準」

- 骨髄内投与の適応について口頭で説明する
  - 詳細についてはパート10の「循環器系緊急事態の管理に関するリソース」を参照
- 骨髄針刺入部位について口頭で説明する（前脛骨，大腿遠位，内果，上前腸骨棘）
- 骨髄針刺入の禁忌を口頭で説明する
  - 四肢の骨折
  - 以前にも挿入を試みている骨
  - 骨を覆う局所の感染
- 骨髄針を安全に挿入する
- 骨髄針が正しい位置にあることを確認する方法，および骨髄針を固定する方法を口頭で説明する
- 骨髄針に静注ラインを取り付け，三方活栓とシリンジを使用して骨髄へのボーラス投与を実演する
  - 詳細については，インストラクターによるデモンストレーションを参照のこと
- 身長別カラーコード化蘇生テープやその他のリソースを使用して適切な投与量を決定する方法を実演する
  - 詳細については，表56を参照のこと。身長別カラーコード化蘇生テープ
- オプション：静脈ラインを確保するための正しい手順を口頭で説明する

リズム認識の復習

図 54. 心電図 1：正常洞調律，心拍数 100 回/分。

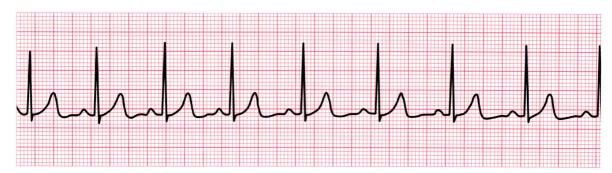

図 54 ではすべての P 波が心室に伝導し，QRS 波が発生していることに注意する。小児集団では正常な心拍数が年齢によって異なることを念頭に置いておく。例えば，心拍数 75 回/分は 10 歳児では正常値であるが，新生児では徐脈である。同様に，心拍数 140 回/分は乳児では正常であるが，青少年では頻拍である。

図 55. 心電図 2：洞性徐脈。

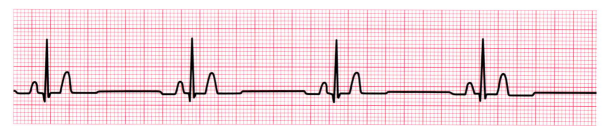

図 55 では，P 波の後に QRS 幅が続いていることに注意する（心室に伝導している）。心拍数は非常に低い（約 45 回/分）。洞性徐脈は低酸素血症とアシドーシスの徴候であることが多い。洞性徐脈は健康な小児において，特に睡眠中にみられることがある。

図 56. 心電図 3：洞性頻脈，180 回/分。

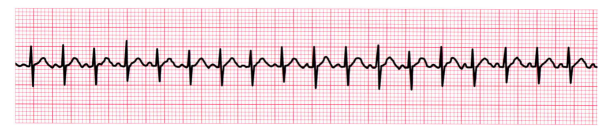

図 56 では，すべての QRS 波の前に P 波がみられることに注意する。洞性頻脈の場合の心拍数は年齢によって異なることがある。乳児の洞性頻脈では，220 回/分にまで上昇することがある。

図 57. 心電図 4：第 1 度心ブロックを伴う洞調律。

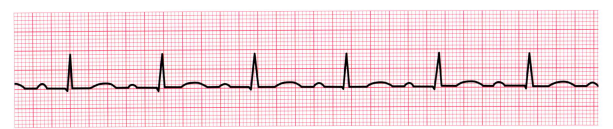

図 57 では，PR 時間が延長していることに注意する（0.3 秒）。これは，迷走神経緊張の亢進を反映していることが多く，健康な小児にも認められることがある。また，頻度は低いが，内因性の房室結節疾患，心筋炎，電解質平衡異常（高カリウム血症など），低酸素血症，薬物中毒（ジゴキシン，β遮断薬，カルシウム拮抗薬など）または急性リウマチ熱の徴候として生じる場合もある。

図 58. 心電図 5：MobitzⅠ型または Wenckebach 型第 2 度心ブロック。

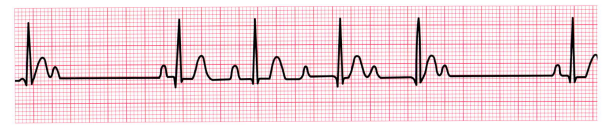

図 58 では，PR 時間が次第に延長して，P 波が心室に伝導しなくなっていることに注意する。第 1 度心ブロックと同様に，健康な小児において，特に睡眠中にみられることが多い。また，薬物中毒（ジゴキシン，β遮断薬，カルシウム拮抗薬など）の徴候として生じることもある。

図 59. 心電図 6：**C，**MobitzⅡ型第 2 度房室ブロック。

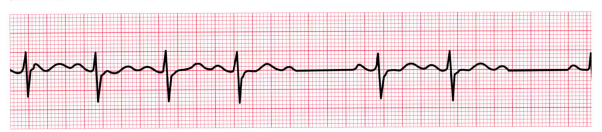

図 59 では，一部の P 波は心室に伝導していないことに注意する。進行性の PR 時間延長は認められない。これは，内因性の伝導系疾患（一般に，心臓手術または心筋炎症もしくは心筋梗塞に関連するもの）の徴候である。

図 60. 心電図 7：心室補充調律を伴う第 3 度（完全）心ブロック。

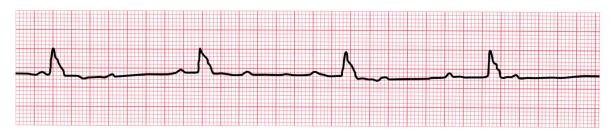

図 60 では，心室に P 波が伝導していないことに注意する。接合部補充調律または心室補充調律のため，QRS 幅が一定の間隔で続くことが多い。P 波と QRS 幅の間には関連性がない。これは，重度の低酸素血症およびアシドーシスが原因となって生じることがある。また，房室結節の損傷や広範な伝導系疾患（心臓手術もしくは心筋炎の後，または先天性完全心ブロックに伴い認められるものなど）の徴候として生じることもある。

図 61. 心電図 8：上室性頻拍，230 回/分。

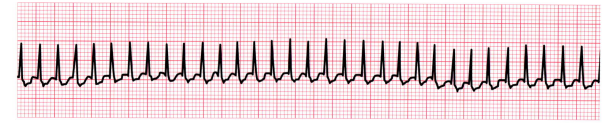

図 61 では，QRS 幅が狭く，規則的であること，心拍数が非常に高いこと（200 回/分を超える），P 波が明らかでないことに注意する。

図 62. 心電図 9：心房粗動。

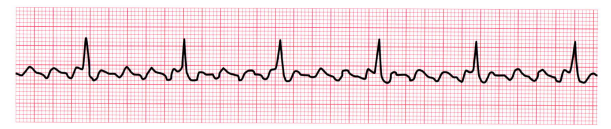

図 62 では，P 波に「鋸歯状」パターンがみられ，心房レートが極度に速いことを示している点に注意する。心室への P 波の伝導は変動することがあり，QRS レートが不規則になる。

図 63. 心電図 10：心室頻拍，150 回/分。

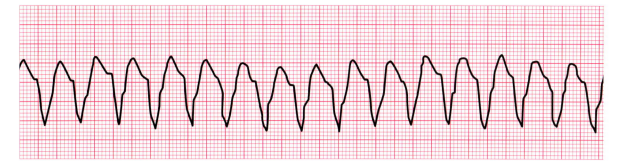

図 63 では，QRS 幅が広く（0.09 秒超），規則的で速いことに注意する。QRS 形態がすべて同一であり，単形性心室頻拍であることを示している。P 波は判定できない。

図 64. 心電図 11：多形性心室頻拍。

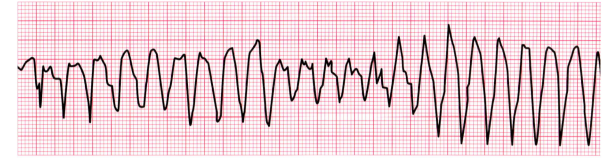

図 64 では，QRS 幅が広く，不規則で，非常に速い（200 回/分を超える）ことに注意する。QRS 幅の形状にはばらつきが認められ，多形性であることを示している。実際，この心電図において相の変化が認められ，QRS 幅は当初陽性であるが，次いで陰性となり，陽性の極性に戻っている。これは Torsades de Pointes（「ねじれ」）型の多形性心室頻拍であり，ベースライン時の QT 時間が延長している場合にみられることが特に多い。

図 65. 心電図 12：心室細動

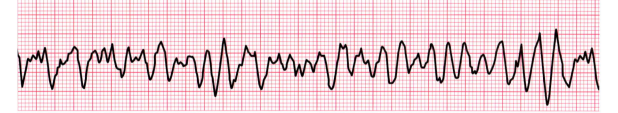

図 65 では，QRS 幅を判定することができず，不規則かつ無秩序な電気活動のみが認められることに注意する。

図 66. 心電図 13：T 波の尖鋭化を伴う洞調律。

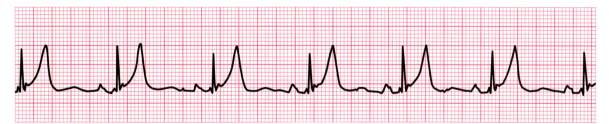

図 66 では，T 波の振幅が増加し，QRS 幅よりも大きいことに注意する。これは高カリウム血症を示していることがある。

学習ステーション習熟度チェックリストおよび PALS ケースシナリオテストチェックリスト

学習ステーション習熟度チェックリストには，各学習／スキルステーションで実行する重要な能力基準の詳細な説明が記載されている。

また，ケースシナリオテストのチェックリストには，各ケースシナリオテストで実行する手順が記載されている。インストラクターは，この説明に基づいて受講者のスキルを評価する。

重要な行動基準詳細に記載されているように正確に判定のスキルを行えば，インストラクターはその判定のスキルを「合格」とする。記載どおりに実行していない場合は合格としてチェックされず，そのスキルについては補習が必要となる。

「各スキルを正しく実行できるように，BLS スキルテストチェックリストについて学習しておくこと。」

気道確保
スキルステーション習熟度チェックリスト

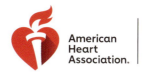
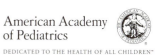

受講者名 _____ 試験日 _____

重要な能力基準	正しく完了した場合はチェックを入れる
高流量および低流量の酸素供給システムの違いを口頭で説明する • 高流量：システムが密着している場合は，酸素流量が患者の吸気流量を上回り，室内気の混入が阻止され，ほぼ 1.00 の FIO_2 が供給される（リザーバー付き非再呼吸式マスク，高流量鼻カニューレなど） • 低流量（≦ 10 L/分）：患者の吸気流量が O_2 流量を超えるため，室内気が混入し，0.22～0.60 の FIO_2 が供給される（標準的な鼻カニューレ，簡易酸素マスクなど）	
標準鼻カニューレの最大流量（4 L/分）を口頭で説明する	
口が開いた状態を維持しながら，頭部後屈 - あご先挙上を行って気道を確保する（外傷患者には下顎（かがく）挙上を行う）	
OPA と NPA の適応について口頭で説明する • OPA は咽頭反射のない，無意識の患者にのみ適応 • NPA は意識のある患者，または意識の薄れた患者に適応	
測定を行い，適切なサイズの気道確保器具を選択する • OPA は口角から下顎角まで	
OPA を正しく挿入する	
OPA 挿入後の適切な呼吸の評価について口頭で説明する	
OPA を適切に留置し吸引をする。吸引に 10 秒以上かけないことを口頭で説明する	
換気用の正しいサイズのマスクを選択する	
バッグマスク器具を組み立て，気道を確保し，EC クランプ法を用いてマスクと顔を密着させる	
バッグマスクを用いて，2～3 秒ごとに 1 回の人工呼吸を 30 秒間実施する。1 回の人工呼吸を約 1 秒かけて行い，1 回ごとに胸が上がらなければならない	
気管挿管 • 気管チューブの挿管手順に必要な器材について説明する • 身体診察と呼気 CO_2 検知器によって気管チューブが適切な位置にあるかどうかを確認する方法を実演する • 気管チューブを固定する • 挿管された気管チューブで吸引を行う	
以下の手順はオプションである。気管挿管が受講者の業務範囲に含まれる場合のみ，これらを実施し評価を行う。	
気管挿管 • 気管挿管に必要な物品を準備する • 適切に気管挿管する	

テスト終了

インストラクターメモ
• 受講者が正しく実行した場合，各手順のボックスにチェックマークを記入する。
• 受講者がすべての手順を正しく実行できなかった場合（つまり，チェックマークのないボックスが 1 つ以上残っている場合），その受講者は補習を受ける必要がある。補習を必要とするスキルについて，ここにメモしておくこと（補習については，インストラクターマニュアルを参照）。

テスト結果 合格の場合は**合格**，補習が必要な場合は**要補習**を〇で囲む：	**合格**	**要補習**

インストラクターイニシャル _____ インストラクター番号 _____ 日付 _____

© 2021 American Heart Association

心リズム障害／電気的治療スキルステーション
習熟度チェックリスト

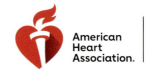
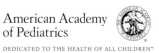

受講者名 _____　　試験日 _____

重要な能力基準	正しく完了した場合はチェックを入れる
3本の心電図リード線を正しく取り付ける（4本以上のリード線が使用されている装置の場合） • 負（白）リード：右肩に装着 • 正（赤）リード：左側下部肋骨に装着 • グラウンド（黒，緑，茶色）リード：左肩に装着	
モニターの正しい操作を実演する • モニターの電源を入れる • 装置を手動モード（AEDモードではなく）に調整し，標準的な四肢誘導（I, II, III）またはパドル／電極パッドの心リズムを表示させる	
主要な心リズムについて正しい電気的治療を口頭で説明する • 不安定なSVTまたは脈拍のあるVTに対する同期電気ショック • 無脈性VTおよびVFに対する除細動（非同期電気ショック）	
乳児または小児に対して正しいパドル／電極パッドを選択し，パドル／電極パッドを正しい位置に装着する	
正しく安全な同期電気ショックを実演する • 装置を同期モードにする • 適切なエネルギー量を選択する（初回ショックは0.5～1 J/kg） • 充電し，周囲の人間を遠ざけ，ショックを実行する	
正しく安全な手動による除細動（非同期電気ショック）を実演する • 装置を非同期モードにする • エネルギー量を選択する（初回ショックは2～4 J/kg） • 充電し，周囲の人間を遠ざけ，ショックを実行する	

テスト終了

インストラクターメモ
- 受講者が正しく実行した場合，各手順のボックスにチェックマークを記入する。
- 受講者がすべての手順を正しく実行できなかった場合（つまり，チェックマークのないボックスが1つ以上残っている場合），その受講者は補習を受ける必要がある。補習を必要とするスキルについて，ここにメモしておくこと（補習については，インストラクターマニュアルを参照）。

テスト結果　　合格の場合は**合格**，補習が必要な場合は**要補習**を〇で囲む：	合格	要補習
インストラクターイニシャル _____　インストラクター番号 _____　日付 _____		

© 2021 American Heart Association

血管確保
スキルステーション
習熟度チェックリスト

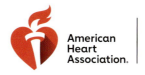
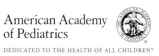

受講者名 _____ 試験日 _____

重要な能力基準	正しく完了した場合はチェックを入れる
骨髄内投与の適応について口頭で説明する	
骨髄針刺入部位について口頭で説明する（前脛骨，大腿遠位，内果，上前腸骨棘）	
骨髄針刺入の禁忌を口頭で説明する • 四肢の骨折 • 以前にも挿入を試みている骨 • 骨を覆う局所の感染	
骨髄針を安全に挿入する	
骨髄針が正しい位置にあることを確認する方法，および骨髄針を固定する方法を口頭で説明する	
骨髄針に静注ラインを取り付け，三方活栓とシリンジを使用して骨髄へのボーラス投与投与を実演する	
身長別カラーコード化蘇生テープやその他のリソースを使用して適切な投与量を決定する方法を実演する	
以下はオプションである。	
静脈ラインを確保するための正しい手順を口頭で説明する	

テスト終了

インストラクターメモ
- 受講者が正しく実行した場合，各手順のボックスにチェックマークを記入する。
- 受講者がすべての手順を正しく実行できなかった場合（つまり，チェックマークのないボックスが1つ以上残っている場合），その受講者は補習を受ける必要がある。補習を必要とするスキルについて，ここにメモしておくこと（補習については，インストラクターマニュアルを参照）。

テスト結果 合格の場合は**合格**，補習が必要な場合は**要補習**を〇で囲む：	**合格**	**要補習**

インストラクターイニシャル _____ インストラクター番号 _____ 日付 _____

© 2021 American Heart Association

PALS ケースシナリオ テストチェックリスト 呼吸ケースシナリオ 上気道閉塞

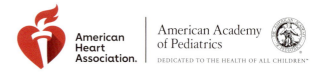

受講者名 _____ 試験日 _____

重要な能力基準	正しく完了した場合はチェックを入れる
チームリーダー	
チームメンバーに役割を割り当てる	
全体を通じて効果的なコミュニケーションを行う	
患者管理	
気道，呼吸，循環，神経学的評価，全身観察（バイタルサインを含む）の評価を指示する	
100％酸素の投与，または酸素化を補助するために必要な濃度の酸素投与を指示する	
心電図モニターおよびパルスオキシメータの装着を指示する	
徴候や症状から上気道閉塞を判定する	
呼吸窮迫か呼吸不全かを分類する	
アドレナリンと副腎皮質ステロイドの噴霧吸入（クループの場合），またはアドレナリン筋注と副腎皮質ステロイド静注（アナフィラキシーの場合）を指示する	
バッグマスク換気やその他の気道確保，または換気補助の適応について述べる	
受講者が上記の内容を口頭で説明できない場合は，次の質問により受講者の回答を促す。「バッグマスク換気やその他の気道確保，または換気補助の適応となるのはどのような場合ですか？」	
適応がある場合は，静脈路または骨髄路の確保を指示する	
治療に対する患者の反応を再評価するよう指示する	
ケースのまとめ／デブリーフィング	
次の手順は，受講者の業務範囲内である場合にのみ評価する	
患者に対して正しい気管チューブサイズを推定する方法を説明する	
受講者が上記の内容を口頭で説明できない場合は，次の質問により受講者の回答を促す。「上気道閉塞の乳児に適した気管チューブのサイズをどのように推定しますか？」	

テスト終了

インストラクターメモ
- 受講者が正しく実行した場合，各手順のボックスにチェックマークを記入する。
- 受講者がすべての手順を正しく実行できなかった場合（つまり，チェックマークのないボックスが1つ以上残っている場合），その受講者は補習を受ける必要がある。補習を必要とするスキルについて，ここにメモしておくこと（補習については，インストラクターマニュアルを参照）。

テスト結果　合格の場合は**合格**，補習が必要な場合は**要補習**を〇で囲む：	**合格**	**要補習**

インストラクターイニシャル _____　インストラクター番号 _____　日付 _____

© 2021 American Heart Association

PALS ケースシナリオ
テストチェックリスト
呼吸ケースシナリオ
下気道閉塞

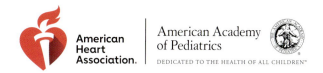

受講者名 _____ 試験日 _____

重要な能力基準	正しく完了した場合はチェックを入れる
チームリーダー	
チームメンバーに役割を割り当てる	
全体を通じて効果的なコミュニケーションを行う	
患者管理	
気道，呼吸，循環，神経学的評価，全身観察（バイタルサインを含む）の評価を指示する	
100％酸素の投与，または酸素化を補助するために必要な濃度の酸素投与を指示する	
心電図モニターおよびパルスオキシメータの装着を指示する	
徴候や症状から下気道閉塞を判定する	
呼吸窮迫か呼吸不全かを分類する	
サルブタモールと副腎皮質ステロイドの投与（喘息の場合），または吸引もしくは追加の臨床検査（細気管支炎の場合）を指示する	
バッグマスク換気やその他の気道確保，または換気補助の適応について述べる	
受講者が上記の内容を口頭で説明できない場合は，次の質問により受講者の回答を促す。「バッグマスク換気やその他の気道確保，または換気補助の適応となるのはどのような場合ですか？」	
必要に応じて，静脈路または骨髄路の確保を指示する	
治療に対する患者の反応を再評価するよう指示する	
ケースのまとめ／デブリーフィング	
次の手順は，受講者の業務範囲内である場合にのみ評価する	
気管挿管の適応について述べる	
受講者が上記の内容を口頭で説明できない場合は，次の質問により受講者の回答を促す。「気管挿管が適応となるのはどのような症状の場合ですか？」	

テスト終了

インストラクターメモ
- 受講者が正しく実行した場合，各手順のボックスにチェックマークを記入する。
- 受講者がすべての手順を正しく実行できなかった場合（つまり，チェックマークのないボックスが1つ以上残っている場合），その受講者は補習を受ける必要がある。補習を必要とするスキルについて，ここにメモしておくこと（補習については，インストラクターマニュアルを参照）。

テスト結果　合格の場合は**合格**，補習が必要な場合は**要補習**を〇で囲む： 　　**合格**　**要補習**

インストラクターイニシャル _____　インストラクター番号 _____　日付 _____

© 2021 American Heart Association

PALS ケースシナリオ
テストチェックリスト
呼吸ケースシナリオ
肺組織疾患

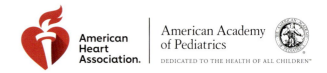

受講者名 _____ 試験日 _____

重要な能力基準	正しく完了した場合はチェックを入れる
チームリーダー	
チームメンバーに役割を割り当てる	
全体を通じて効果的なコミュニケーションを行う	
患者管理	
気道，呼吸，循環，神経学的評価，全身観察（バイタルサインを含む）の評価を指示する	
100％酸素の投与（または酸素化の補助に必要な濃度の酸素投与）および反応の評価を指示する	
バッグマスク換気，または他の気道確保や補助換気の適応について判定する	
バッグマスク換気が有効であることを確認する方法について説明する	
心電図モニターおよびパルスオキシメータの装着を指示する	
徴候や症状から肺組織疾患を判定する	
呼吸窮迫か呼吸不全かを分類する	
静脈路または骨髄路の確保を指示する	
治療に対する患者の反応を再評価するよう指示する	
小児の挿管と人工呼吸管理に関する専門知識を持つ上級プロバイダーの関与が必要かどうかを判断する	
ケースのまとめ／デブリーフィング	
次の手順は，受講者の業務範囲内である場合にのみ評価する	
気管挿管の適応について述べる	
受講者が上記の内容を口頭で説明できない場合は，次の質問により受講者の回答を促す。「気管挿管が適応となるのはどのような場合ですか?」	

テスト終了

インストラクターメモ
- 受講者が正しく実行した場合，各手順のボックスにチェックマークを記入する。
- 受講者がすべての手順を正しく実行できなかった場合（つまり，チェックマークのないボックスが1つ以上残っている場合），その受講者は補習を受ける必要がある。補習を必要とするスキルについて，ここにメモしておくこと（補習については，インストラクターマニュアルを参照）。

テスト結果 合格の場合は**合格**，補習が必要な場合は**要補習**を○で囲む：	**合格**	**要補習**

インストラクターイニシャル _____ インストラクター番号 _____ 日付 _____

© 2021 American Heart Association

PALS ケースシナリオ
テストチェックリスト
呼吸ケースシナリオ
呼吸調節障害

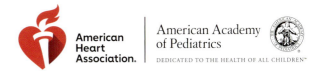

受講者名 _____ 試験日 _____

重要な能力基準	正しく完了した場合はチェックを入れる
チームリーダー	
チームメンバーに役割を割り当てる	
全体を通じて効果的なコミュニケーションを行う	
患者管理	
気道，呼吸，循環，神経学的評価，全身観察（バイタルサインを含む）の評価を指示する	
100％酸素の投与（または酸素化の補助に必要な濃度の酸素投与）および反応の評価を指示する	
バッグマスク換気，または他の気道確保や補助換気の適応について判定するついて判定する	
バッグマスク換気が有効であることを確認する方法について説明する	
心電図モニターおよびパルスオキシメータの装着を指示する	
徴候や症状から呼吸調節障害を判定する判定する	
呼吸窮迫か呼吸不全かを分類する	
静脈路または骨髄路の確保を指示する	
治療に対する患者の反応を再評価するよう指示する	
小児の挿管と人工呼吸管理に関する専門知識を持つ上級プロバイダーの関与が必要かどうかを判断する	
ケースのまとめ／デブリーフィング	
次の手順は，受講者の業務範囲内である場合にのみ評価する	
気管挿管の適応について述べる	
受講者が上記の内容を口頭で説明できない場合は，次の質問により受講者の回答を促す。「気管挿管が適応となるのはどのような場合ですか？」	

テスト終了

インストラクターメモ
- 受講者が正しく実行した場合，各手順のボックスにチェックマークを記入する。
- 受講者がすべての手順を正しく実行できなかった場合（つまり，チェックマークのないボックスが1つ以上残っている場合），その受講者は補習を受ける必要がある。補習を必要とするスキルについて，ここにメモしておくこと（補習については，インストラクターマニュアルを参照）。

テスト結果 合格の場合は**合格**，補習が必要な場合は**要補習**を〇で囲む：	**合格**	**要補習**

インストラクターイニシャル _____ インストラクター番号 _____ 日付 _____

© 2021 American Heart Association

PALS ケースシナリオ テストチェックリスト ショックケースシナリオ 循環血液量減少性ショック

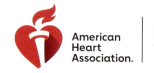
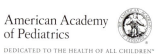

受講者名 _____ 試験日 _____

重要な能力基準	正しく完了した場合はチェックを入れる
チームリーダー	
チームメンバーに役割を割り当てる	
全体を通じて効果的なコミュニケーションを行う	
患者管理	
気道，呼吸，循環，神経学的評価，全身観察（バイタルサインを含む）の評価を指示する	
100％酸素の投与を指示する	
心電図モニターおよびパルスオキシメータの装着を指示する	
徴候や症状から循環血液量減少性ショックを判定する	
代償性ショックか低血圧性ショックかを分類する	
静脈路または骨髄路の確保を指示する	
20 mL/kg の等張晶質液を急速に輸液ボーラス投与するよう指示し，ショックの徴候を治療するため必要に応じて繰り返し投与する	
輸液ボーラスの投与中および投与後に患者を再評価する。心不全の徴候（呼吸窮迫の悪化，肝腫大の発現，またはラ音の発症）がみられる場合は，輸液ボーラス投与を中止する	
各治療に応じて患者の再評価を指示する	
ケースのまとめ／デブリーフィング	
ショック管理中の治療エンドポイントについて述べる	
受講者が上記の内容を口頭で説明できない場合は，次の質問により受講者の回答を促す。「ショック管理中の治療エンドポイントは何ですか？」	

テスト終了

インストラクターメモ
- 受講者が正しく実行した場合，各手順のボックスにチェックマークを記入する。
- 受講者がすべての手順を正しく実行できなかった場合（つまり，チェックマークのないボックスが1つ以上残っている場合），その受講者は補習を受ける必要がある。補習を必要とするスキルについて，ここにメモしておくこと（補習については，インストラクターマニュアルを参照）。

テスト結果 合格の場合は**合格**，補習が必要な場合は**要補習**を〇で囲む：	**合格**	**要補習**

インストラクターイニシャル _____ インストラクター番号 _____ 日付 _____

© 2021 American Heart Association

PALS ケースシナリオ
テストチェックリスト
ショックケースシナリオ
閉塞性ショック

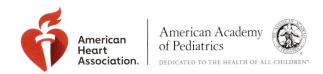

受講者名 _____ 試験日 _____

重要な能力基準	正しく完了した場合はチェックを入れる
チームリーダー	
チームメンバーに役割を割り当てる	
全体を通じて効果的なコミュニケーションを行う	
患者管理	
気道,呼吸,循環,神経学的評価,全身観察(バイタルサインを含む)の評価を指示する	
心電図モニターおよびパルスオキシメータの装着を指示する	
気管挿管中の悪化に対する「DOPE」暗記法を口頭で述べる	
受講者が上記の内容を口述できない場合は,次の質問により受講者の回答を促す。「挿管された患者が悪化した場合に覚えておくと役立つ略語は何ですか?その略語は何を意味していますか?」	
徴候や症状から閉塞性ショックを判定する	
閉塞性ショックの原因を少なくとも2つ述べる	
受講者が上記の内容を口述できない場合は,次の質問により受講者の回答を促す。「閉塞性ショックの原因を少なくとも2つ述べてください。」	
代償性ショックか低血圧性ショックかを分類する	
必要に応じて,静脈路または骨髄路の確保を指示する	
必要に応じて(心タンポナーデ,広範性肺塞栓症の場合),等張晶質液の急速なボーラス投与を指示する	
閉塞性ショックに対する適切な治療(緊張性気胸に対する胸腔穿刺減圧,心タンポナーデに対する輸液ボーラス投与および心膜穿刺,広範性肺塞栓症に対する酸素,換気補助,輸液ボーラス投与,および専門医への相談,動脈管依存性の先天性心疾患および動脈管の収縮/閉塞のある新生児に対するプロスタグランジン注入および専門医への相談)を指示する	
治療に対する患者の反応を再評価するよう指示する	
ケースのまとめ/デブリーフィング	
ショック管理中の治療エンドポイントについて述べる	
受講者が上記の内容を口頭で説明できない場合は,次の質問により受講者の回答を促す。「ショック管理中の治療エンドポイントは何ですか?」	

テスト終了

インストラクターメモ
- 受講者が正しく実行した場合,各手順のボックスにチェックマークを記入する。
- 受講者がすべての手順を正しく実行できなかった場合(つまり,チェックマークのないボックスが1つ以上残っている場合),その受講者は補習を受ける必要がある。補習を必要とするスキルについて,ここにメモしておくこと(補習については,インストラクターマニュアルを参照)。

テスト結果 合格の場合は**合格**,補習が必要な場合は**要補習**を○で囲む:	**合格**	**要補習**

インストラクターイニシャル _____ インストラクター番号 _____ 日付 _____

© 2021 American Heart Association

PALS ケースシナリオ
テストチェックリスト
ショックケースシナリオ
血液分布異常性ショック

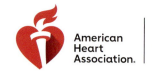
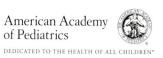

受講者名 _____ 試験日 _____

重要な能力基準	正しく完了した場合はチェックを入れる
チームリーダー	
チームメンバーに役割を割り当てる	
全体を通じて効果的なコミュニケーションを行う	
患者管理	
気道，呼吸，循環，神経学的評価，全身観察（バイタルサインを含む）の評価を指示する	
100 %酸素の投与を指示する	
心電図モニターおよびパルスオキシメータの装着を指示する	
徴候や症状から血液分布異常性（敗血症性）ショックを判定する	
代償性ショックか低血圧性ショックかを分類する	
静脈路または骨髄路の確保を指示する	
敗血性ショックの場合は等張晶質液 10〜20 mL/kg，アナフィラキシーショックの場合は等張晶質液 20 mL/kg を急速に輸液ボーラス投与するように指示し，必要な場合は（慎重な再評価とともに）繰り返す。	
輸液ボーラスの投与中および投与後に患者を再評価する。心不全の徴候（呼吸窮迫の悪化，肝腫大の発現，またはラ音／クラックル音の発症）がみられた場合は輸液ボーラス投与を中止する	
輸液抵抗性ショックの治療では，最初の 1 時間以内に血管作動薬の投与を開始できるよう指示する	
治療に対する患者の反応を再評価するよう指示する	
抗生物質の早期投与（ショックの判定から最初の 1 時間以内）を指示する	
ケースのまとめ／デブリーフィング	
ショック管理中の治療エンドポイントについて述べる	
受講者が上記の内容を口頭で説明できない場合は，次の質問により受講者の回答を促す。「ショック管理中の治療エンドポイントは何ですか？」	

テスト終了

インストラクターメモ

- 受講者が正しく実行した場合，各手順のボックスにチェックマークを記入する。
- 受講者がすべての手順を正しく実行できなかった場合（つまり，チェックマークのないボックスが 1 つ以上残っている場合），その受講者は補習を受ける必要がある。補習を必要とするスキルについて，ここにメモしておくこと（補習については，インストラクターマニュアルを参照）。

テスト結果 合格の場合は**合格**，補習が必要な場合は**要補習**を〇で囲む：	合格	要補習

インストラクターイニシャル _____ インストラクター番号 _____ 日付 _____

© 2021 American Heart Association

PALS ケースシナリオ
テストチェックリスト
ショックケースシナリオ
心原性ショック

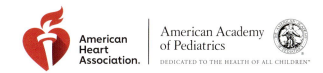

受講者名 _____ 試験日 _____

重要な能力基準	正しく完了した場合はチェックを入れる
チームリーダー	
チームメンバーに役割を割り当てる	
全体を通じて効果的なコミュニケーションを行う	
患者管理	
気道，呼吸，循環，神経学的評価，全身観察（バイタルサインを含む）の評価を指示する	
100％酸素の投与を指示する	
心電図モニターおよびパルスオキシメータの装着を指示する	
徴候や症状から心原性ショックを判定する	
代償性ショックか低血圧性ショックかを分類する	
静脈路または骨髄路の確保を指示する	
10～20分かけて等張晶質液5～10 mL/kgの輸液ボーラスの緩徐投与を行い，輸液ボーラス投与の実施中および実施後に患者を再評価するように指示する。心不全の徴候が悪化した場合は輸液ボーラス投与を中止する	
治療に対する患者の反応を再評価するよう指示する	
小児心臓専門医への相談の必要性を認識する	
心原性ショックの治療中に陽性変力作用薬／血管作動薬の必要性を判断する	
受講者が上記の内容を説明できない場合は，次の質問により受講者の回答を促す。「心原性ショック時に陽性変力作用薬／血管作動薬が適応となるのはどのような場合ですか？」	
ケースのまとめ／デブリーフィング	
ショック管理中の治療エンドポイントについて述べる	
受講者が上記の内容を口頭で説明できない場合は，次の質問により受講者の回答を促す。「ショック管理中の治療エンドポイントは何ですか？」	

テスト終了

インストラクターメモ
- 受講者が正しく実行した場合，各手順のボックスにチェックマークを記入する。
- 受講者がすべての手順を正しく実行できなかった場合（つまり，チェックマークのないボックスが1つ以上残っている場合），その受講者は補習を受ける必要がある。補習を必要とするスキルについて，ここにメモしておくこと（補習については，インストラクターマニュアルを参照）。

テスト結果　　合格の場合は**合格**，補習が必要な場合は**要補習**を○で囲む：	**合格**	**要補習**

インストラクターイニシャル _____　インストラクター番号 _____　日付 _____

© 2021 American Heart Association

PALS ケースシナリオ
テストチェックリスト
心臓ケースシナリオ
上室性頻拍

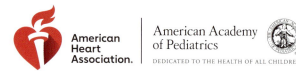

受講者名 _____ 試験日 _____

重要な能力基準	正しく完了した場合はチェックを入れる
チームリーダー	
チームメンバーに役割を割り当てる	
全体を通じて効果的なコミュニケーションを行う	
患者管理	
気道，呼吸，循環，神経学的評価，全身観察（バイタルサインを含む）の評価を指示する	
心電図モニターおよびパルスオキシメータの装着を指示する	
酸素の投与を指示する	
QRS 幅の狭い頻拍（循環が良好な SVT）を判定し，ST と SVT の鑑別方法を口頭で伝える	
受講者が上記の内容を口頭で説明できない場合は，次の質問により受講者の回答を促す。「ST と SVT はどのように識別しますか？」	
適切な迷走神経刺激の実施を指示する	
静脈路または骨髄路の確保を指示する	
適切な用量のアデノシン（1 回，必要であれば 2 回）を準備し投与するように指示する	
安定した SVT の小児が迷走神経刺激およびアデノシンに反応しなかった場合は，同期電気ショックを実施する前に専門医へ相談することを強く推奨する根拠について述べる	
0.5 ～ 1 J/kg の同期電気ショック（以降のエネルギー量は 0.5 ～ 1 J/kg ずつ増加し，2 J/kg を超えない）の実施について，適応と安全なショック実行を指示または説明する	
治療に対する患者の反応を再評価する	
ケースのまとめ／デブリーフィング	
同期電気ショックの適応と適切なエネルギー量について検討する	
受講者が上記の内容を口頭で説明できない場合は，次の質問により受講者の回答を促す。「同期電気ショックの適応と適切なエネルギー量は何 J /kg ですか？」	

テスト終了

インストラクターメモ
- 受講者が正しく実行した場合，各手順のボックスにチェックマークを記入する。
- 受講者がすべての手順を正しく実行できなかった場合（つまり，チェックマークのないボックスが 1 つ以上残っている場合），その受講者は補習を受ける必要がある。補習を必要とするスキルについて，ここにメモしておくこと（補習については，インストラクターマニュアルを参照）。

テスト結果　　合格の場合は**合格**，補習が必要な場合は**要補習**を〇で囲む：	合格	要補習

インストラクターイニシャル _____　インストラクター番号 _____　日付 _____

© 2021 American Heart Association

PALS ケースシナリオ
テストチェックリスト
心臓ケースシナリオ
徐脈

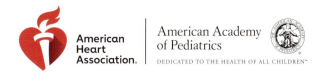

受講者名 _____   試験日 _____

重要な能力基準	正しく完了した場合はチェックを入れる
チームリーダー	
チームメンバーに役割を割り当てる	
全体を通じて効果的なコミュニケーションを行う	
患者管理	
気道，呼吸，循環，神経学的評価，全身観察（バイタルサインを含む）の評価を指示する	
心肺障害／心肺機能不全に伴う徐脈を判定する	
100％酸素によるバッグマスク換気の開始を指示する	
心電図モニターおよびパルスオキシメータの装着を指示する	
バッグマスク換気の開始後に，心拍数および全身の循環徴候を再評価する	
徐脈患者における質の高い CPR（胸骨圧迫および換気）の適応を認識する	
受講者が上記の内容を説明できない場合は，次の質問により受講者の回答を促す。「徐脈の患者に質の高い CPR を実施するのはどのような場合ですか？」	
静脈路または骨髄路の確保を指示する	
アドレナリンの適切な投与および用量（0.01 mg/kg IV/IO［濃度 0.1 mg/mL を 0.1 mL/kg 投与］）の準備を指示するか検討する	
治療に対する患者の反応を再評価する	
ケースのまとめ／デブリーフィング	
乳児および小児における徐脈の潜在的原因を 3 つ考察し口頭で説明する	
受講者が上記の内容を口頭で説明できない場合は，次の質問により受講者の回答を促す。「乳児および小児における徐脈の潜在的原因を 3 つ考察し述べてください。」	

テスト終了

インストラクターメモ
- 受講者が正しく実行した場合，各手順のボックスにチェックマークを記入する。
- 受講者がすべての手順を正しく実行できなかった場合（つまり，チェックマークのないボックスが 1 つ以上残っている場合），その受講者は補習を受ける必要がある。補習を必要とするスキルについて，ここにメモしておくこと（補習については，インストラクターマニュアルを参照）。

テスト結果 合格の場合は**合格**，補習が必要な場合は**要補習**を〇で囲む：	**合格**	**要補習**

インストラクターイニシャル _____   インストラクター番号 _____   日付 _____

© 2021 American Heart Association

PALS ケースシナリオ
テストチェックリスト
心臓ケースシナリオ
心静止／PEA

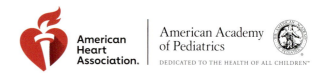

受講者名 _____ 試験日 _____

重要な能力基準	正しく完了した場合はチェックを入れる
チームリーダー	
チームメンバーに役割を割り当てる	
全体を通じて効果的なコミュニケーションを行う	
患者管理	
心停止を判定する	
CPRをただちに開始するように指示し，常に質の高いCPRが実施されるようにする	
パッド／リードの配置とモニター／除細動器の起動を指示する	
心静止またはPEAを判定する	
骨髄路または静脈路の確保を指示する	
適切な用量のアドレナリンを準備し，適切な間隔で投与するよう指示する	
胸骨圧迫の中断を最小限にしながら，約2分ごとに心リズムをチェックするように指示する	
ケースのまとめ／デブリーフィング	
PEAまたは心静止の治療可能な原因を少なくとも3つ口頭で説明する	
受講者が上記の内容を口頭で説明できない場合は，次の質問により受講者の回答を促す。「PEAまたは心静止の治療可能な原因を少なくとも3つ述べてください。」	

テスト終了

インストラクターメモ
- 受講者が正しく実行した場合，各手順のボックスにチェックマークを記入する。
- 受講者がすべての手順を正しく実行できなかった場合（つまり，チェックマークのないボックスが1つ以上残っている場合），その受講者は補習を受ける必要がある。補習を必要とするスキルについて，ここにメモしておくこと（補習については，インストラクターマニュアルを参照）。

テスト結果 合格の場合は**合格**，補習が必要な場合は**要補習**を〇で囲む：	**合格**	**要補習**

インストラクターイニシャル _____ インストラクター番号 _____ 日付 _____

© 2021 American Heart Association

PALS ケースシナリオ
テストチェックリスト
心臓ケースシナリオ
VF／無脈性 VT

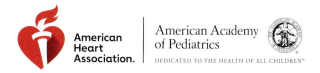

受講者名 _____ 試験日 _____

重要な能力基準	正しく完了した場合はチェックを入れる
チームリーダー	
チームメンバーに役割を割り当てる	
全体を通じて効果的なコミュニケーションを行う	
患者管理	
心停止を判定する	
CPR をただちに開始するように指示し，常に質の高い CPR が実施されるようにする	
パッド／リードの配置とモニター／除細動器の起動を指示する	
VF または無脈性 VT を判定する	
除細動を 2 J/kg で安全に実施するように指示する	
毎回の電気ショックの実施後は，胸骨圧迫から CPR をただちに再開するように指示する	
骨髄路または静脈路の確保を指示する	
適切な用量のアドレナリンを準備し，適切な間隔で投与するよう指示する	
4 J/kg のエネルギー量で 2 回目の電気ショックを安全に実施する（それ以降は 4〜10 J/kg のエネルギー量で，10 J/kg または成人に対する標準的な除細動器のエネルギー量を超えない）ように指示する	
適切な用量の抗不整脈薬（アミオダロンまたはリドカイン）を準備し，適切なタイミングで投与するよう指示する	
ケースのまとめ／デブリーフィング	
アドレナリンおよび抗不整脈薬（アミオダロンまたはリドカイン）の追加投与が必要になる可能性と，治療可能と考えられる心停止原因（「H と T」）の考慮事項を口頭で説明する	
受講者が上記の内容を口頭で説明できない場合は，次の質問により受講者の回答を促す。「治療を施しても VF が持続している場合は，他に何を投与，検討する必要がありますか？」	

テスト終了

インストラクターメモ

- 受講者が正しく実行した場合，各手順のボックスにチェックマークを記入する。
- 受講者がすべての手順を正しく実行できなかった場合（つまり，チェックマークのないボックスが 1 つ以上残っている場合），その受講者は補習を受ける必要がある。補習を必要とするスキルについて，ここにメモしておくこと（補習については，インストラクターマニュアルを参照）。

テスト結果　　合格の場合は**合格**，補習が必要な場合は**要補習**を〇で囲む：	**合格**	**要補習**

インストラクターイニシャル _____ インストラクター番号 _____ 日付 _____

© 2021 American Heart Association

索引

「評価−判定−介入」の手順, 39, 42-43
1 回換気量，低, 136
1 回拍出量, 168-169
2 本の指による胸骨圧迫法, 18, 19, 23
4-2-1 法, 274
A-B-C 評価, 40, 262
ABCDE 評価, 44
ABCDE 評価, 63
 アナフィラキシーショック, 179
 溺水による心停止, 100–100
 心タンポナーデ, 184
 心原性ショック, 182
 血液分布異常性ショック, 177
 左室流出路の閉塞性病変, 186
 一次評価, 63, 287
 肺塞栓症, 187
 ショック, 175, 188
 心肺機能障害を伴う SVT の場合, 237
 緊張性気胸, 185
AVPU 小児反応スケール, 59, 60, 61, 62
βアドレナリン遮断薬の過量投与, 200, 201
C-A-B 手順, 38，75
CPR コーチ, 30–31, 107
CPR。心肺蘇生を参照
E-C クランプ法, 149
DOPE 暗記法, 163，266
H と T, 64, 76, 271
Flash capillary refill, 55
OHCA：院外での心停止も参照
Mobitz I 型房室ブロック（Wenckebach 現象）, 232, 233, 291
Mobitz II 型房室ブロック, 232, 233–234, 291
P 波
 徐脈, 231
 ST, 236, 239
 SVT, 238, 239
 VT, 240
PALS における体系的なアプローチアルゴリズム, 37. 38
PALS プロバイダーコース
 完了要件, 8.
 説明, 2.
 試験, 4.
 目標, 1.
 学習目標, 1
 資料, 7.

目的, 1–4
概要, 1–12
受講前の準備, 5–6
受講前自己評価, 5, 7
準備, 142
科学技術に関する更新情報, 9-10.
PALS プロバイダーマニュアル, 7
PALS リファレンスカード, 7
PALS 受講者用資料, 7
PALS。小児二次救命処置を参照
PERRL, 62
pH，動脈, 67
PR 間隔, 236, 238
QRS 波形
 徐脈, 231
 評価, 257–258, 259
 QRS 幅の狭い SVT, 238, 257, 258, 259
 ST, 236
 SVT, 238
 VT, 240
 QRS 幅の広い SVT, 238, 257, 258, 259
R-R 間隔, 236, 238
SAMPLE 暗記法, 64, 65
T 波, 240
TICLS 暗記法, 40
Torsades de Pointes, 79, 240–241
 薬剤, 86-95, 256
 心リズム, 79, 240
Wenckebach 現象, 232, 233, 291
アシドーシス
 ABG, 66
 治療, 248
アデノシン, 251, 253, 256, 257, 258, 259
アドレナリン
 2020 年版での変更, 9, 10
 アナフィラキシーショック, 216
 アナフィラキシー, 129
 喘息, 133
 徐脈, 244, 246
 心停止, 86, 89
 クループ, 128
 気管内投与, 84
 低血圧, 129
 持続性 VF/無脈性VT, 93, 94

索引

推奨される気管内投与量, 84
敗血症性ショック, 214
ショック, 197
ROSC 後のショック, 271, 272, 273

圧迫のテンポ, 18, 81

アトロピン
　徐脈, 244, 247
　心停止, .87
　気管内投与, 84

アナフィラキシー
　この理由による心停止, 100–101
　管理, 129, 141
　軽度, 129
　中等度から重度, 129

アナフィラキシーショック
　管理, 216, 222
　病態生理, 179
　徴候, 179

アミオダロン
　心停止, 86, 89, 95
　頻脈, 252, 256, 259

アミノグリコシド系剤, 140

アルカローシス, 66

アルゴリズム：フローチャートを確認
　ヘルスケアプロバイダーのためのオピオイドによる致死的な緊急事態アルゴリズム, 139
　PALS における ROSC 後のショック管理アルゴリズム, 270-273
　PALS における体系的なアプローチアルゴリズム, 37.38
　ヘルスケアプロバイダー向けの小児に対する BLS アルゴリズム―救助者 2 人以上, 20-21
　ヘルスケアプロバイダー向けの小児に対する BLS アルゴリズム―救助者 1 人, 14
　小児の脈拍のある徐脈アルゴリズム, 244
　小児の心停止アルゴリズム, 83, 88–102
　小児の敗血症性ショックアルゴリズム, 210–214
　小児の脈拍のある頻拍アルゴリズム, 257-259

アレルギー, 64

安定化後の治療, 215

意識レベル
　減少, 60, 156
　ショック, 193

一次救命処置（BLS）, 13–23
　1 人法の手順, 15–18；アルゴリズム, 14
　2 人法の手順, 21–23；アルゴリズム, 20–21
　習熟度テスト, 2, 279
　質の高い CPR, 81
　主要な勧告, 9–10
　前提条件および準備, 5
　スキルテストチェックリスト, 279–284

一次評価, 40–41
　致死的な状態を判定する, 37-39
　体系的なアプローチアルゴリズム, 37.38

異物による気道閉塞, 130
　管理のフローチャート, 141
　取り除く方法, 45

異物誤嚥, 141

胃膨満, 152

胃管, 266

いびき, 50

イプラトロピウム臭化物, 133

院外心停止（OHCA）, 73
　2020 年版での変更, 9
　原因, 76
　救命の連鎖, 11
　心リズム, 78
　生存率, 74
　外傷関連, 98

うっ血性心不全（CHF）
　評価, 69
　徴候, 182

塩化カリウム, 274

炎症反応，全身性, 178

横隔筋, 116

オキシメトリのデータ, 161

遅い呼吸（徐呼吸）, 47

オピオイド, 9-10, 138, 139, 140
　2020 年版での変更, 9, 10
　アルゴリズム, 139

外観, 285

外傷性, 114–115

外傷性脳損傷（TBI）, 138, 248

外傷性心停止, 98-99

下顎挙上法, 45, 156

科学性肺炎, 134–135, 141

過換気, 110–111, 138

下気道閉塞, 119–120, 122
　ケースシナリオテストチェックリスト, 299
　原因, 119
　管理, 131–133, フローチャート, 141
　徴候, 120

覚醒状態, 60, 61, 62

学童
　正常血圧, 58
　正常心拍数, 53
　正常呼吸数, 46

拡張期血圧, 9, 10

拡散障害, 112

学習ステーション習熟度チェックリスト, 294-298

家族性チャネル病, 75

カテーテル
　サイズ, 153
　軟性カテーテルと硬性カテーテル, 153

カリウム, 195

カルシウム
　心停止, .87
　ショック, 195

カルシウム拮抗薬の過量投与
 輸液療法, 200, 201
 薬剤, 87
換気
 臨床パラメータ, 151
 障害, 110–113
 不十分。高炭酸ガス血症を参照
換気マスク, 142
換気血流（Ventilation/perfusion, V/Q）不均衡, 112
換気補助
観血的動脈圧モニタリング, 68-69
感染性肺炎, 134
感染性肺臓炎, 141
陥没呼吸, 48, 128
機械的換気
 心原性肺水腫, 135
 心拍再開後の治療, 266
気管支拡張薬, 135
気管支痙攣（呼気性喘鳴）, 51, 122, 129, 132, 134, 135
気管挿管, 45, 162–164
 喘息, 133
 心停止. 84
 重要な概念, 129
 クループ, 128
 DOPE暗記法, 163
 薬物投与, 84
 患者の評価, 163
 適応, 136, 162
 肺組織病変, 136
 肺炎, 134
 肺臓炎, 135
 体位を整える, 147–148
 心拍再開後の治療, 265, 266, 269
 必要器具の挿管前チェックリスト, 164
 準備, 162
 突然の悪化, 163
 気管チューブ, カフ付き, 9
気胸
 簡単な, 184–185
 緊張性, 184–185, 220
器具
 AED, 24
 バッグマスク換気, 142–146
 気管挿管, 164
 挿管前チェックリスト, 164
 パルスオキシメトリ, 162
 吸引器具, 152
気道抵抗, 113–114
気道評価と管理
 補助器具, 45
 高度な処置, 45；心停止, 88, 89；CPR中, 94–95；上気道閉塞, 127
 アナフィラキシーショック, 179
 アナフィラキシー, 101

徐脈, 244, 246
心停止, 75, 88, 89
心タンポナーデ, 184
心原性ショック, 182
習熟度チェックリスト, 288, 295
CPR中, 94–95
血液分布異常性ショック, 177
溺水, 100
学習ステーションチェックリスト, 295
左室流出路の閉塞性病変, 186
気道を確保する, 20
口咽頭エアウェイ（OPA）, 153–155
心拍再開後の治療, 262
一次評価, 44–45, 286
肺塞栓症, 187
呼吸窮迫または呼吸不全, 125
ショック, 175, 188, 192
簡単な処置, 44–45
スキルステーション, 2
頻脈, 257, 258
チームの役割, 31, 107
緊張性気胸, 185
外傷性心停止, 99
上気道閉塞, 127
気道閉塞
 意識レベルの低下, 156
 異物の管理, 130；取り除く方法, 45
 下, 119–120, 122；ケースシナリオテストチェックリスト, 299；管理, 131–133, 141
 呼吸数, 120
 上, 119–120, 122；ケースシナリオテストチェックリスト, 125；初期管理, 127-130, 管理, 127–130, 141
気道音, 50–51
気道陽圧, 127
奇脈, 68–69, 132, 184
吸引器具, 152
吸引カテーテル
 サイズ, 153
 軟性カテーテルと硬性カテーテル, 153
吸引, 45, 152–153
 中毒または薬物の過量摂取, 138
 上気道閉塞, 127
吸気, 115
吸気性喘鳴, 50, 122
 聞き取れる, 128
 原因, 50
救急医療サービス（EMS）への搬送, 139
救急対応システムに出動を要請, 81
 1人法の手順, 15
 2人法の手順, 22
 異物による気道閉塞, 130
 体系的なアプローチ, 38, 39. 42
 上気道閉塞, 127

313

索引

救助者が 1 人の場合
    BLS 手順, 15–18；アルゴリズム, 14
    胸骨圧迫の方法, 18
    胸骨圧迫と人工呼吸の比率, 18
救助者 2 人以上
    2 本の指による胸郭包み込み両母指圧迫法, 19, 23
    BLS 手順, 21, 23
    胸骨圧迫と人工呼吸の比率, 18, 22
    ヘルスケアプロバイダー向けの小児に対する BLS アルゴリズム—救助者 2 人以上, 20-21
急性呼吸窮迫症候群（ARDS）, 135–136
    特徴, 136
    管理, 136, 141
救命の連鎖, 11-12
胸郭の戻り, 81
胸郭拡張, 49-50
胸郭拡張（胸の上がり）, 49
胸郭陥没, 48
胸腔内圧（P_{O_2}）, 低い 111
胸腔ドレーンチューブの配置, 220
胸部 X 線, 69, 218
    前後像（AP）, 69
    心停止後, 265, 268
    ST と SVT の比較, 239
胸骨圧迫
    1 人法, 18-19；2 本指法, 18, 19, 23；胸骨圧迫と人工呼吸の比率, 18；テクニック, 17, 18
    2 人法, 23；両手を親指で包み込み, 19, 23；胸骨圧迫と人工呼吸の比率, 18, 22
    高度な気道確保器具, 88
    アルゴリズム, 89
    心停止. 89
    胸骨圧迫と人工呼吸の比率, 18, 22, 81
    CPR コーチの役割, 30
    手の位置, 81
    質の高い, 82
    乳児：2 本指法, 18, 19, 23；母指-包み込み法, 19, 23
    中間目標 '30
    中断の最小化, 81, 82, 92
    一時停止, 30
    体系的なアプローチ, 39
    チームの役割, 31, 107
    技術, 18
気流
    音を聞く領域, 49
    大きさ, 49
    一次評価, 49–50
近赤外分光法, 69
グルコース投与, 204
胸骨圧迫と人工呼吸の比率, 18, 22, 81
胸骨圧迫の深さ, 20, 81
胸骨圧迫の割合（CCF）, 28
ケースシナリオ
    ディスカッション, 3.
    シミュレーションを用いた練習, 3.
    テストチェックリスト, 298, 309
    テストステーション, 4
緊張性気胸, 184–185
    管理, 220, フローチャート, 222
    徴候, 185
グラスゴー昏睡スケール（GCS）59, 60–61, 62
クループ
    管理, 128, フローチャート, 141
    軽度, 128
    中等度, 128
    呼吸不全/切迫した呼吸停止, 128
    重度, 128
    重度の呼吸窮迫/切迫した呼吸不全, 128
敬意, 相互, 35, 108
経胸／経静脈ペーシング, 247
頚静脈, 怒張, 184
血圧
    拡張期, 9, 10
    通常, 57–58
    ショック, 166, 170, 193
    収縮期：低血圧, 172；心停止後ケア, 269；ショック, 171:
血液培養, 213
血液または血液製剤
    急速投与の合併症, 202
    適応, 202
    心拍再開後の治療, 268, 269
    使用のタイプと優先度, 202
血液分布異常性ショック, 174, 175-180
    ケースシナリオテストチェックリスト, 304
    管理のフローチャート, 222
    認識のフローチャート, 188
    管理, 210；フローチャート, 222；輸液療法, 201
    病態生理学, 176
    徴候, 177
血行動態モニタリング, 263
血糖モニタリング　糖モニタリングを参照
糖モニタリング, 203
    心拍再開後の治療, 263, 275, 276
    一次評価, 63
    ショック, 195
血圧モニタリング
    観血的動脈圧モニタリング, 68-69
    心拍再開後の治療, 267, 269
    一次評価, 57–59
血液量, 207
血管収縮薬
    （昇圧薬）
    心停止, , 86
    ショック, 197, 213, 214
血管性浮腫, 179
血管確保
    徐脈, 246

心停止, 83-84, 96
　　　心拍再開後の治療, 268
　　　ショック, 192, 198
　　　スキルステーション, 3
　　　スキルテストチェックリスト, 289–297
血管作動薬
　　　心拍再開後の治療, 269
　　　敗血症性ショック, 214
　　　ショック, 196, 197
　　　血管拡張薬, 197
解毒剤, 138
解熱剤, 269
現場の安全性, 81
　　　1人法の手順, 15
　　　2人法の手順, 21
口咽頭エアウェイ（OPA）, 127, 153–155
膠質液
　　　循環血液量減少性ショック, 209
　　　心拍再開後の治療, 268
　　　ショック蘇生, 199
高炭酸ガス血症, 112～113
　　　ABG, 66
　　　許容, 136
抗ヒスタミン薬, 129, 216
抗不整脈薬, 86, 95
抗生物質, 134, 213
高マグネシウム血症, 87
高酸素症, 67
高血圧
　　　肺, 102
　　　頭蓋内圧亢進による呼吸窮迫／呼吸不全, 137
興奮
　　　気管チューブの挿管手順, 163–164
　　　心拍再開後の治療, 269
　　　呼吸障害, 122
　　　治療, 137
高流量酸素供給システム, 157
高流量鼻カニューレ, 158
誤嚥性肺炎, 135, 141
呼気終末部分圧（P$_{ETCO_2}$）, 82–83
呼気終末陽圧（PEEP）
　　　バッグマスク換気, 146
　　　低酸素血症, 112
　　　肺組織病変, 135, 136
呼気性喘鳴（気管支痙攣）, 51, 122, 129, 132, 134, 135
呼気流量, 115
吸気流量, 115
呼吸
　　　1人法の手順, 15
　　　2人法の手順, 22
　　　死戦期呼吸, 47
　　　アナフィラキシーショック, 179
　　　アナフィラキシー, 101
　　　徐脈, 246

　　　心停止, 75
　　　心タンポナーデ, 184
　　　心原性ショック, 182
　　　胸部陥没呼吸, 48
　　　横隔筋の役割, 116
　　　調節障害, 121, 122, ケースシナリオテストチェックリスト, 301, 原因, 121, 頭蓋内圧亢進, 137；管理, 137～140, 141；中毒または薬物過量投与, 138；徴候, 121
　　　血液分布異常性ショック, 177
　　　溺水, 100
　　　心リズム, 54
　　　仕事量の増加, 113
　　　一次評価, 38, 39
　　　初期評価（第一印象）, 40–41, 285
　　　左室流出路の閉塞性病変, 186
　　　オピオイド関連緊急事態, 139, 140
　　　心拍再開後の治療, 262
　　　　二次評価, 44, 45–53, 286
　　　肺塞栓症, 187
　　　規制, 116
　　　救助, 20；1人法, 14, 17；2人法, 21；高度な気道確保器具を使用, 88；ガイドライン, 124；質の高い, 82；呼吸停止, 124；体系的なアプローチ, 39
　　　呼吸窮迫または呼吸不全, 125
　　　ショック, 188
　　　心肺機能障害を伴うSVTの場合, 237
　　　緊張性気胸, 185
　　　外傷性心停止, 99
呼吸停止
　　　2020年版での変更, 9
　　　切迫, 117, 128, 132
　　　補助呼吸, 124
呼吸原性心停止, 73, 75
呼吸器系
　　　検査, 118
　　　病態生理, 110
呼吸数
　　　2020年版での変更, 9
　　　異常, 46
　　　気道閉塞, 120
　　　重要な概念, 46
　　　速い, 47
　　　不十分な呼吸努力, 49
　　　呼吸努力の増加, 47～48
　　　不規則, 46, 47
　　　通常, 45–46
　　　一次評価, 46
　　　シーソー呼吸, 49
　　　遅い, 47
呼吸性アシドーシス, 248
呼吸窮迫, 109–122
　　　急性呼吸窮迫症候群（ARDS）, 135–136, 141
　　　重要な概念, 123

索引

定義, 109
焦点を絞った身体診察, 65
関連する基本的な問題, 110-116
酸素化と換気の障害, 110-113
頭蓋内圧亢進, 137-138
管理, 123–164；重要な概念, 123；
　　　初期, 125
軽度, 117
病態生理, 113–116
中毒または薬物の過量投与, 138-140
呼吸不全への進行, 122
重度, 117, 118, 128, 129
徴候, 117–118
タイプと重症度, 43, 117–118, 119–121, 122
呼吸器系緊急事態
　　ケースシナリオ：呼吸調節障害テストチェックリスト, 301, 下気道閉塞テストチェックリスト, 299, 肺組織疾患テストチェックリスト, 300, 上気道閉塞テストチェックリスト, 298
　　管理：フローチャート, 122, 141；一般的な推奨事項, 264, 265–266；即時の心拍再開後目標, 264；心拍再開後ケア, 264-266；優先順位, 264；リソース, 142-164；ターゲット, 126
　　神経筋疾患, 138
呼吸不全, 109–122
　　重要な概念, 123
　　クループ, 128
　　切迫, 128, 133
　　頭蓋内圧亢進, 137-138
　　管理, 122, 123–164；重要な概念, 123；初期, 125
　　中毒または薬物の過量投与, 138-140
　　心拍再開後の治療, 266
　　考えられる, 118
　　呼吸器疾患の進行, 122
　　徴候, 53
固執エラー, 33, 106
骨髄路（IO）, 223～226
　　心停止, 83, 84
　　禁忌, 223
　　手順, 223–225
　　部位, 223, 224
　　チームの役割, 31, 107
　　外傷性心停止, 99
コミュニケーション
　　明確なメッセージ, 34, 35, 108
　　クローズドループ, 34, 108
　　知識の共有, 33, 106
　　再評価, 33, 106
　　まとめ, 33, 106
コリンエステラーゼ阻害薬, 248
ゴロゴロ音, 51
コロトコフ音, 184
コンピュータ断層撮影（CT）, 276
コンピュータ断層撮影（CTA）, 221

細気管支炎, 131–141
最後の食事, 65
最大呼気流量（PEF）, 132
再評価
　　頻回の, 194, 198, 201
　　継続, 65
再評価, 33, 106
左室流出路閉塞
　　病変, 185, 186
　　管理フローチャート, 222
サードスペースへの水分喪失, 207
サルブタモール
　　アナフィラキシーショック, 216
　　アナフィラキシー, 129
　　喘息, 133
　　急性感染性肺炎の喘鳴, 134
三環系抗うつ薬の過量投与, 87
酸素（O_2）
　　動脈血含有量, 111
　　動脈分圧（PaO_2）, 66, 68
　　大気圧（PO_2）, 111
　　血液含有量の最適化, 190
　　需要の削減, 190
酸素供給
　　アルゴリズム, 38, 271–272
　　喘息, 133
　　バッグマスク換気, 144
　　徐脈, 244, 246, 248
　　細気管支炎, 131
　　心原性ショック, 218, 219
　　意識のある小児, 155-156
　　クループ, 128
　　意識レベルの低下, 156
　　影響を与える要因, 168
　　一般的推奨事項, 265
　　高流量システム, 157
　　低酸素血症, 111, 112
　　当面の目標, 264
　　適応, 155
　　低流量システム, 156-157
　　最適化, 190, 198
　　心拍再開後の治療, 263, 269, 271, 272
　　肺塞栓症, 221
　　蘇生中, 144
　　ショック, 190, 192, 198
　　ROSC後のショック, 271, 272
　　単心室患者, 102
　　システム, 155–158
　　組織, 167
　　外傷性心停止, 99
　　システムのタイプ, 156, 158
酸素マスク
　　非再呼吸式, 157-158
　　単純, 157

索引

酸素飽和度
　動脈I（SaO$_2$）, 68
　喘息, 132
　中心静脈（ScvO$_2$）, 167;敗血症性ショック, 179;ショック, 193, 196
　心拍再開直後の管理の目標, 264
　低。低酸素血症を参照
　心拍再開後の治療, 268
　パルスオキシメトリ（SpO$_2$）, 51–53, 193
　静脈（SvO$_2$）, 68
酸塩基平衡, 209
酸素化
　臨床パラメータ, 151
　呼吸障害, 110–113
時間管理／記録係, 31, 107
自己心拍再開（ROSC）, 97
　2020年版での変更, 9
　維持輸液, 273-274
　ショック, 270, 273
四肢, 63
思春期, 58
思春期
　圧迫の深さ, 20
　CPR, 81
　正常血圧, 58
　正常心拍数, 53
　正常呼吸数, 46
　正常尿量, 53, 193
死戦期リズム, 77
死戦期呼吸, 47
失血, 207, 208
自動体外式除細動器（AED）
　重要なスキルの説明, 281
　除細動：救助者1名, 14, 18；救助者2名, 21, 23；乳児および小児, 13；乳児および8際未満の小児, 24–26
　エネルギー減衰器, 24
　装置, 24
　乳児, 26
　パッドおよび配置, 24–25
　事前充電, 28
　ショックエネルギー量, 24
　スキルテストチェックリスト, 279, 280
　Vf/無脈性VT, 28
紫斑, 41, 63
ジフェンヒドラミン, 129, 216
シミュレーション, 3.
シャント, 右-左, 112
集中治療
　心拍再開後の治療, 267
　敗血症性ショック, 212, 215
焦点を絞った病歴聴取, 64, 65
晶質液, 等張

アナフィラキシーショック, 216
心原性ショック, 219
重要な概念, 193, 199
DKA, 200
循環血液量減少性ショック, 208
低血圧, 129
循環血液量減少性ショック, 209
頭蓋内圧亢進, 137
心拍再開後の治療, 268
敗血症性ショック, 210, 211, 212, 213, 214
ROSC後のショック, 271
ショック蘇生, 210, 182, 193, 198, 199
小児二次救命処置（PALS）
　心停止, 83-88
　ケースシナリオテストチェックリスト, 298–309
　介入, 43
　体系的なアプローチ, 37–69
小児評価トライアングル（PAT）
　一次評価, 37, 40
　初期評価（第一印象）, 40–41, 285
上腕動脈脈拍, 16
除細動
　1人法, 18；AEDを使用, 18；アルゴリズム, 14.
　2人法, 23；AEDを使用, 23；アルゴリズム, 21.
　AEDを使用する場合：1人法, 14, 18；2人法, 21, 23
　心停止, 85, 95, アルゴリズム, 89
　退避, 91
　CPR, 85
　重要な概念, 85
　乳児, 26
　手動, 26；VF/pVT心停止, 90, 92
　VF/pVT心停止, 90, 92
除細動器, 90
徐脈性不整脈
　管理, 222
　タイプ, 231–234
徐脈, 54
　ケースシナリオテストチェックリスト, 307
　分類, 230
　定義, 229–230
　ECGの特徴, 231
　薬剤, 87
　心拍再開後の治療, 269
　一次, 230
　脈拍あり：アルゴリズム, 244, 管理, 243-248
　呼吸障害, 122
　二次, 230
　徴候と症状, 231
　洞調律, 231–232
　症候性, 229–230
　原因の治療, 247, 248
習熟度チェックリスト
　気道管理スキルステーション習熟度チェックリスト, 288, 295

317

索引

心リズム障害／電気的治療スキルステーション習熟度チェックリスト, 289, 298
血管確保スキルステーション習熟度チェックリスト, 289, 297

収縮期血圧
　低血圧, 172
　心拍再開後の治療, 269
　ショック, 171
重要な概念のボックス, 7
出血している傷口, 41
小児
　年齢の定義, 13.
　グラスゴー昏睡スケール（GCS）, 61
　正常呼吸数, 46
　正常尿量, 53
小児 CPR および AED スキルテストチェックリスト, 279, 280
小児の心停止アルゴリズム, 83, 88–102
小児の敗血症性ショックアルゴリズム, 210–214
小児用 AED パッド, 24, 25
小児 CPR および AED スキルテストの重要なスキルの説明, 281
情報の共有, 33, 106
ショック, 165-188
　加速度的進行過程, 173
　アナフィラキシー：管理, 216, 222；生理学, 179；徴候, 179
　血圧, 166, 170, 171, 193
　心原性, 174, 180–182；ケースシナリオテストチェックリスト, 305；管理のフローチャート, 222；認識のフローチャート, 188；輸液蘇生, 182, 193；管理, 201, 217–219, 222
　代償, 171, 201
　代償機序, 169-170, 172
　重要な概念, 166, 173
　定義, 165–166
　血液分布異常性, 174, 175–180；ケースシナリオテストチェックリスト, 304；管理のフローチャート, 222；認識のフローチャート, 188；管理, 201, 219–210, 222
　管理のフローチャート, 222
　認識のフローチャート, 188
　輸液療法, 199-202
　出血性：晶質液不応性, 209；循環血液量減少性, 207～209, 222
　低血圧性, 171, 172–173；輸液療法, 199；初期管理, 198；心停止後の治療, 271, 272–273；ROSC 後, 271, 272–273；警告, 189
　循環血液量減少性, 174～175；ケースシナリオテストチェックリスト, 302；管理のフローチャート, 222；認識のフローチャート, 188；輸液蘇生, 201, 205；管理, 198, 205–209；非出血性, 206–207, 222
　臨床検査, 194
　管理, 189-227, アルゴリズム, 271, 重要な概念, 194；フローチャート, 222；基本, 190-191；一般, 192；目標, 166, 189；初期原則, 198；薬物療法, 196-197, 198；心拍再開後の治療, 270- 273；ROSC 後, 270-273
　モニタリング, 198
　神経原性, 180, 216, 217, 222
　閉塞性, 174, 183–187；ケースシナリオテストチェックリスト, 303；管理のフローチャート, 222；認識のフローチャート, 188；管理, 200, 219–221, 222
　病態生理学, 167–170
　パルスオキシメトリ, 162
　発疹, 63
　ROSC 後, 270-273
　敗血症性, 177-179；2020 年版の変更点, 9, 10；輸液抵抗性, 214；低血圧, 172；管理, 178, 179, 198, 199, 210–215, 222.
　重症度, 171–173
　徴候, 172
　正常血圧, 171
　タイプ, 174–187
　尿量, 53
　警告, 189
就学前小児
　正常血圧, 58
　正常心拍数, 53
　正常呼吸数, 46
手動除細動器, 26, 90
手動式除細動器
　重要な概念, 92
　エネルギー量, 90
出血性ショック
　晶質液不応性, 209
　循環血液量減少性, 207–209, 222
循環（Circulation）
　アナフィラキシーショック, 179
　アナフィラキシー, 101
　評価, 53
　徐脈, 246
　心タンポナーデ, 184
　心原性ショック, 182
　血液分布異常性ショック, 177
　溺水, 100
　初期評価（第一印象）, 41, 285
　左室流出路の閉塞性病変, 186
　心拍再開後の治療, 262
　一次評価, 53–59, 286
　肺塞栓症, 187
　呼吸窮迫または呼吸不全, 125
　ショック, 175, 188
　自己心拍再開（ROSC）, 97；2020 年版の変更店, 9；維持輸液, 273～274；後のショック, 270～273
　心肺機能障害を伴う SVT の場合, 237
　緊張性気胸, 185

外傷性心停止, 99
循環器系の問題
　　緊急：モニタリング, 193, 管理用リソース, 223-227
　　タイプと重症度, 43
循環血液量減少, 174
循環血液量, 213, 268
循環血液量減少, 相対, 176
循環血液量減少性ショック, 174-175
　　ケースシナリオテストチェックリスト, 302
　　原因, 174
　　代償機序, 174
　　管理のフローチャート, 222
　　認識のフローチャート, 188
　　輸液蘇生, 201, 205
　　過換気, 207-209, 222
　　管理, 205-209；考慮事項, 209；フローチャート, 222；初期, 198；薬物療法, 209
　　非出血性, 206-207, 222
　　病態生理, 174
　　徴候, 175
循環不良, 17

傷害
　　四肢, 63
　　頭部：GCSスコアによる分類, 60；治療, 248
　　外傷性脳損傷（TBI）, 138, 248
上気道評価, 44
上気道閉塞, 119, 122
　　ケースシナリオテストチェックリスト, 298
　　原因, 119
　　管理, 127-130, フローチャート, 141
　　徴候, 44-119
上室性頻拍（SVT）, 236-238
　　アルゴリズム, 257, 258-259
　　電気ショック, 254-255, 256
　　ケースシナリオテストチェックリスト, 306
　　臨床所見, 236-237
　　STとの比較, 238-239
　　ECG特性, 238
　　緊急介入, 255, 256
　　乳児, 237, 238
　　薬物療法, 251, 252, 253, 256
　　狭いQRS幅, 238, 257, 258, 259
　　年長児, 237
　　リズム認識, 238, 253, 292
　　徴候と症状, 237
　　QRS幅の広いQRS波形, 238, 257, 258, 259
静脈路
　　心停止, 83, 84
　　チームの役割, 31, 107
　　薬物の供給を改善する方法, 84
静脈血酸素飽和度（SvO_2）, 68
　　ARDS, 136
　　バッグマスク, 20, 150-152

感染防護具, 20
徐脈, 244
動脈管依存性閉塞性病変, 221
異物による気道閉塞, 130
適応, 135
オピオイド関連緊急事態, 139, 140
体位を整える, 147-148
心停止後の治療, 263, 265, 266；アルゴリズム, 271, 272；当面の目標, 264；推奨事項, 265.
肺塞栓症, 221
ショック, 192, 198
外傷性心停止, 99
トラブルシューティング, 151
初期評価（第一印象）, 40-41, 285
心エコー, 69, 218, 221
呻吟, 50-51, 121
心筋機能障害, 169, 269
心筋炎, 222
神経原性ショック, 180, 217, 222
神経筋疾患
　　避けるべき薬物, 140
　　呼吸器系の管理, 38；フローチャート, 141
心血管系
　　失血, 208
　　一般的推奨事項, 267-269
　　管理の優先事項, 267
　　心拍再開後の治療, 267-274
心原性ショック, 174, 180, 182
　　ケースシナリオテストチェックリスト, 305
　　原因, 180
　　代償機序, 181
　　重要な概念, 182
　　管理のフローチャート, 222
　　認識のフローチャート, 188
　　輸液蘇生, 182, 193
　　管理, 217-219；フローチャート, 222；輸液療法, 201, 217, 218
　　病態生理, 180-181
　　徴候, 181-182
人工呼吸：バッグマスク換気も参照
　　徐脈, 248
　　クループ, 128
　　最中の胃膨満, 152
心室細動（VF）, 78
　　持続, 93-94
　　心リズム, 78, 293
　　終了, 93
　　VF/pVT心停止, 73；アルゴリズム, 89, 90, 92, 93-94, 95-96；ケースシナリオテストチェックリスト, 309；除細動, 90, 92；薬剤, 86, 93-94, 95；持続, 93-94；生存率, 74；停止, 93
心室レート, 240
身長別カラーコード化蘇生テープ, 197, 226, 227
心停止(IHCA) 73

索引

　　救命の連鎖, 11
　　心リズム, 78
　　生存率, 74
心電図（ECG）, 69
　　死戦期リズム, 77
　　心停止リズム, 77
　　徐脈, 231, 246
　　心原性ショック, 218
　　習熟度チェックリスト, 289, 296
　　学習ステーションチェックリスト, 296
　　心拍再開後の治療, 268
　　心リズムの判定, 5
　　心リズムの判定, 290–293
　　スキルステーション, 3
　　ST, 236, 239
　　SVT, 238, 239
　　VT, 240
心静止, 77
新生児。乳児も参照
　　低血圧, 58
　　正常血圧, 58
　　正常心拍数, 53
心静止／PEA 心停止
　　アルゴリズム, 89, 96–97
　　ケースシナリオテストチェックリスト, 308
　　薬剤, 86
　　生存率, 74
心拍再開後の治療, 87, 191, 248
心拍出量
　　中心静脈 O_2 飽和度（$ScvO_2$）, 167
　　重要な概念, 168
　　式, 168
　　心拍数と, 168
　　心拍出量と血流分布の改善, 190
　　乳児, 168
　　頻脈性不整脈, 235
心タンポナーデ, 183-184
　　管理, 220, フローチャート, 222
　　徴候, 184
身体診察
　　集中, 65
　　心拍再開後の治療, 265, 268, 275
　　呼吸, 118
　　ST と SVT の比較, 239
診断評価, 42, 66–69
　　喘息, 133
　　心原性ショック, 218
　　感染性肺炎, 134
　　中毒または薬物の過量摂取, 138
　　肺塞栓症, 221
　　敗血症性ショック, 214
心拍再開後の治療, 277

2020 年版での変更, 9, 10
チェックリスト, 262-263
治療の目標, 262
主要な目標, 262
心拍数と心リズム
　　評価, 230；初期, 39；一次評価, 53 〜 54 （心リズムの
　　　チェックも参照）
　　徐脈, 231
　　呼吸, 54
　　心拍出量, 168
　　正常数, 53
　　心拍再開後の治療, 267, 270, 275
　　ショック, 172, 193
　　ST, 236, 239
　　SVT, 238, 239
　　頻脈, 257, 258
心ブロック
　　第 1 度, 291
　　Mobitz I 型または Wenckebach 型, 291
　　Mobitz II 型第 2 度房室ブロック, 291
　　第 3 度（完全）, 292
　　治療, 248
心房粗動, 239
　　電気ショック, 256
　　リズム認識, 239, 292
身長別カラーコード化蘇生テープ, 197, 226, 227
心原性肺水腫, 135, 141
心筋症, 222
心タンポナーデ, 184
心停止, 71-102
　　アルゴリズム, 83, 88–102
　　アナフィラキシー性, 100–101
　　心静止／PEA：アルゴリズム, 89, 96 – 97, ケースシナリ
　　　オテストチェックリスト, 308, 投薬, 86
　　原因, 76
　　圧迫のテンポ, 18
　　重要な概念, 75
　　定義, 74
　　溺水, 99-100
　　H と T, 64, 76
　　低体温関連, 100
　　低酸素性／呼吸原性, 75, 80
　　院内。院内心停止を参照
　　乳児および小児, 73-74
　　管理, 80-102
　　薬物療法, 85, 87
　　最適エネルギー量, 90
　　院外。院外での心停止も参照
　　PALS, 83 〜 88
　　経路, 71, 72, 75
　　中毒, 101
　　心拍再開後の治療, 261 – 277；2020 年版での変更, 9,
　　　10

治療可能な原因, 97
予防, 71–72, 73
パルスオキシメトリ, 162
無脈性, 248
予防のための迅速な介入, 71-72
認識, 77, 79, 81
リズム評価, 83
リスク識別, 76
徴候, 77
特殊な状況, 97
突然, 20–75
生存率, 74
外傷性, 98–99
VF/pVT, 73；アルゴリズム, 89, 90, 92, 93–94, 95–96；ケースシナリオテストチェックリスト, 309；除細動, 90, 92；薬剤, 86, 93–94, 95；持続, 93–94；生存率, 74；停止, 93
心停止リズム, 77
心停止後のけいれん発作
2020年版での変更, 9, 10
管理, 277

心不全
評価, 65
うっ血性（CHF）：評価, 69；徴候, 182
心臓の大きさ, 69
心筋収縮力, 168
心原性ショック, 180
循環血液量減少性ショック, 174
閉塞性ショック, 183
心拍再開後の治療, 270
ショック, 169, 170
神経学的管理
一般的推奨事項, 275–277
心拍再開後の治療, 263, 275, 277
優先事項, 275
神経筋遮断薬, 266
神経学的評価
アナフィラキシーショック, 179
心タンポナーデ, 184
心原性ショック, 182
血液分布異常性ショック, 177
左室流出路の閉塞性病変, 186
一次評価, 59–63, 287
肺塞栓症, 187
ショック, 175, 188
心肺機能障害を伴うSVTの場合, 237
緊張性気胸, 185
心肺機能障害, 229
アルゴリズム, 257, 258
徐脈, 244, 245
頻脈, 257
心肺蘇生（CPR）

1人法, 17, 18, 81；アルゴリズム, 81；手の位置, 81
2人法, 22,；アルゴリズム, 81；手の位置, 81
2020年版での変更, 9, 10
高度な気道確保器具, 88, 95
高度な気道確保器具の挿入, 94–95
アナフィラキシー, 100, 101
脈拍のある徐脈, 244, 245
C-A-B手順, 38, 75
心停止, 80, 90, 96, アルゴリズム, 89
CPRコーチの役割, 30
重要なスキルの説明, 281
除細動, 85
溺水, 99, 100
体外（ECPR）, 102
質の高い, 80, 81；心停止, 90；要素, 82
低酸素性／呼吸原性心停止, 80
乳児：重要なスキルの説明, 284；スキルテストチェックリスト, 279, 282–283
最中の薬物投与, 94
質のモニタリング, 82–83
オピオイド関連緊急事態, 139, 140
措置, 151
スキルテストチェックリスト, 279, 280
体系的なアプローチアルゴリズム, 38
外傷性心停止, 99
換気における注意事項, 151
心リズムのチェック, 92-93。心拍数と心リズムも参照
心停止, 83, 95, 96
習熟度チェックリスト, 289, 296
学習ステーションチェックリスト, 296
一次評価, 53–54
心リズムの判定, 290–293
スキルステーション, 3
頭蓋内圧（ICP）上昇
薬物療法, 137
心拍再開後の治療, 277
呼吸器系の管理, 137-138；フローチャート, 141
スキサメトニウム, 140
スキルステーション, 2
習熟度チェックリスト, 288, 289
スニッフィングポジション, 146, 147
スペーサー器具, 160
正常尿量, 168
心原性ショック, 180
循環血液量減少性ショック, 174
上昇, 169
閉塞性ショック, 183
心拍再開後の治療. 270
生命を脅かす状態
「評価−判定−介入」の手順, 42-43
一次評価, 37, 39
介入, 73
徴候, 73
生理食塩水
頭蓋内圧亢進による呼吸調節障害, 137

索引

循環血液量減少性ショック, 209
咳
　犬吠様, 51, 128
　変化, 51
全血球算定, 195
穿刺減圧, 220
喘息
　急性, 131, 133
　管理, 131, 133, 141
　軽度, 132, 133
　中等度, 132, 133
　重度, 132, 133
先天性心疾患（CHD）
　チアノーゼ, 185
　動脈管依存, 183, 185-186, 220-221
　管理, 220–221, フローチャート, 222
　単心室, 101-102
先端チアノーゼ, 56, 57
前負荷, 168, 169, 267
　心原性ショック, 180
　循環血液量減少性ショック, 174
　閉塞性ショック, 183
　心拍再開後の治療, 270
専門医への相談, 198, 221
挿管。気管挿管（ET）を参照
総血量, 207
創傷, 出血, 41
相談
　専門家, 198
　専門医, 197
蒼白, 41, 56-57
組織低酸素症, 110, 111
組織への酸素供給, 167
組織灌流, 194
蘇生
　2020年版での変更, 9
　建設的介入, 32, 33, 105
　チームメンバーを調整する, 88
　輸液。輸液療法を参照
　O_2の使用, 144
　敗血症性ショック, 210
蘇生のトライアングル, 31, 107
体位を整える
　気道管理, 44
　バッグマスク換気, 146–148
　ショックの管理, 192, 198, 217
　スニッフィングポジション, 146, 147
　換気および気管挿管, 147-148
体液過負荷, 213
体液喪失
　血管外, 174
　ショック, 193

体温
　評価, 55–57
　正常化, 134
　目標を定めた管理, 263, 276
体外心肺蘇生（ECPR）, 102
体系的なアプローチ, 37-69
　アルゴリズム, 37, 38
体血管抵抗（SVR）, 169, 170, 172
代謝性アシドーシス, 68, 190, 191
代謝障害
　補正, 190– 191, 221
　管理, 214
　心拍再開後の治療, 268
　敗血症性ショック, 214
代償性ショック, 171, 201
代償機序
　心原性ショック, 181
　低酸素血症, 167
　ショック, 169-170, 172
大腿動脈脈拍, 16
タイミング, 27
高い能力を持つチーム, 27-35, 103-108
脱水症状, 205, 206, 207
炭酸水素ナトリウム（HCO_3）, 67, 87, 191
単心室, 101-102
チアノーゼ, 41, 56, 57, 182
　中枢性, 56, 57
　重要な概念, 57
　末梢性, 56, 57
　呼吸障害, 122
チアノーゼ性先天性心病変, 185
チェックリスト
　学習ステーション習熟度, 294–298
　心拍再開後の治療, 262-263
　スキルステーション習熟度, 288–289
知識の共有, 33, 106
チーム
　6名, 31, 107
　コミュニケーション, 33, 106–108
　建設的介入, 32, 33, 105
　蘇生中のチームメンバーの調整, 88
　重要な概念, 28, 29
　効果的なダイナミクス, 31-35, 103-108
　高い能力を持つ, 27-35, 103-108
　重点分野, 27, 28
　知識の共有, 33
　リーダーの役割, 31, 107
　メンバーの制限, 32, 105
　メンバーの位置, 31, 107
　メンバーの役割, 30, 31 – 32, 104, 105
　メンバーのタスク, 32, 33, 34, 35
　蘇生のトライアングル, 31, 107

役割とダイナミクス, 29 – 35, 104
　　　役割と責任, 105
　　　シミュレーションおよびイベントの際に推奨される配置, 31, 107
チームリーダー
　　　制約, 32
　　　役割と責任, 29, 31, 32, 34, 82, 104, 105, 106, 107, 108
　　　タスク, 32, 33, 34, 35
チャネル病, 75
中心静脈路, 218
中心静脈 O_2 飽和度（$ScvO_2$）, 167
　　　敗血症性ショック, 212-213
　　　ショック, 179, 193, 196
中枢性チアノーゼ, 56, 57
中枢神経系, 116, 208
中枢脈拍, 55
中毒管理, 138
中毒。有毒照射を参照
聴診器, 118
鎮静
　　　電気ショック, 253-254
　　　心拍再開後の治療, 263, 266, 269
啼泣
　　　変化, 51
　　　乱流, 114
低カルシウム血症, 87, 191
低血糖, 63, 190, 203–204
低マグネシウム血症, 86
低血圧, 58–59
　　　輸液抵抗性, 217
　　　式, 172
　　　心拍再開後の治療, 269
　　　頭蓋内圧亢進による呼吸窮迫／呼吸不全, 137
　　　敗血症性ショック, 172
　　　治療, 129, 269
停止
　　　心臓の：心停止を参照
　　　呼吸の：呼吸停止を参照
低体温関連の心停止, 100
低換気, 肺胞, 111
低血圧性ショック, 171, 172, 173
　　　輸液療法, 199
　　　初期管理, 198
　　　心拍再開後の治療, 271, 272, 273
　　　ROSC 後, 271, 272, 273
　　　警告, 189
低酸素性／呼吸原性心停止, 73, 75
低酸素症
　　　脳, 59
　　　全身性, 110
　　　徴候, 59
　　　組織, 110
　　　治療, 248
低酸素血症, 52, 110– 112

ABG, 66
代償機序, 167
介入, 133, 136
機序, 111-112
抵抗性, 133
低体温症
　　　合併症, 276
　　　パルスオキシメトリ, 162
　　　治療, 276
　　　治療, 248
低流量システム, 156-157
定量噴霧式吸入器（MDI）, 160
テストチェックリスト
　　　ケースシナリオ：心静止／PEA, 308, 徐脈, 307, 心原性ショック, 305；呼吸調節障害, 301；血液分布異常性ショック, 304；循環血液量減少性ショック, 302；下気道閉塞, 298；肺組織疾患, 300；閉塞性ショック, 303；上室性頻拍, 306；上気道閉塞, 298；VF／pVT, 309
　　　小児 CPR および AED スキルテストチェックリスト, 279, 280
　　　乳児 CPR スキルテストチェックリスト, 279, 282–283
デキサメタゾン, 128
溺水, 99-100
手の位置, 81
テルブタリン, 133
電解質, 263, 275
電気ショック
　　　重要な概念, 255
　　　同期, 253–255, 256, 257, 258
点状出血, 41, 63
同期電気ショック, 253-255, 256, 257, 258
瞳孔反射, 62
洞性不整脈, 54
洞性徐脈, 231–232, 233, 290
洞調律
　　　第 1 度房室ブロック, 291
　　　通常, 290
　　　ピーク T 波, 293
頭部損傷
　　　GCS スコアによる分類, 60
　　　外傷性脳損傷（TBI）, 138, 248
　　　治療, 248
動脈管依存, 183, 185-186
　　　管理, 220–221, フローチャート, 222
動脈血 CO_2 分圧（$PaCO_2$）, 66, 264
動脈血酸素分圧（PaO_2）, 66, 68
動脈 O_2 分圧, 68
動脈 pH, 67
動脈血ガス（ABG）分析, 66–67
　　　重要な概念, 67
　　　解釈, 66–67
　　　制限, 67
　　　ショック, 196

索引

動脈血ガス（CBG）分析, 68
動脈血乳酸, 68
動脈血酸素含有量, 111
動脈酸素飽和度（SaO$_2$）, 68
糖尿病性ケトアシドーシス（DKA）, 191
 代償性ショック, 201
 輸液療法, 200, 201
ドブタミン, 197, 271, 273
ドパミン, 197, 271, 272, 273
トロポニン, 268
ナロキソン
 2020年版での変更, 9
 気管内投与, 84
 オピオイド過量投与, 138, 139
二酸化炭素（CO$_2$）
 動脈分圧（PaCO$_2$）, 66, 264
 呼気終末部分圧（PETCO$_2$）, 82–83
二次評価, 42, 64–65
ニトログリセリン, 197
ニトロプルシド, 197
乳酸リンゲル溶液
 頭蓋内圧亢進による呼吸調節障害, 137
 循環血液量減少性ショック, 209
乳児。新生児も参照
 AED, 26
 年齢の定義, 13.
 バッグマスク換気, 20
 BLS, 14-23, 1人法の手順, 15～18, 2人法の手順, 21-23
 上腕動脈脈拍, 16
 呼吸, 20
 心停止, 73-74
 心拍出量, 168
 2本指法, 18, 19, 23；母指-包み込み法, 19, 23
 圧迫の深さ, 20
 CPR, 81；1人法, 17；2人法, 23；重要なスキルの説明, 284；スキルテストチェックリスト, 279, 282–283
 除細動, 26
 異物による気道閉塞, 130
 グラスゴー昏睡スケール（GCS）, 61
 低血圧, 58
 正常血圧, 58
 正常心拍数, 53
 正常呼吸数, 46
 正常尿量, 53
 人工呼吸, 20, 39, 124
 上室性頻拍（SVT）, 237, 238
 低体温療法, 276
 尿量, 193
尿量
 失血, 208
 正常値, 53
 心拍再開後の治療. 267

ショック, 193
粘膜
 初期評価, 41
 蒼白, 57

脳灌流, 276
脳脊髄液の研究, 275
脳波（EEG）, 276
脳ヘルニア, 275
脳ヘルニア, 59
ノルアドレナリン
 敗血症性ショック, 214
 ショック, 197
 ROSC後のショック, 271
肺炎, 134–135, 141
肺炎
 感染性, 134
 管理, 141
 肺音, 50–51
敗血症, 177, 178
敗血症性ショック, 177-179
 2020年版での変更, 9, 10
 輸液抵抗性, 214
 低血圧, 172
 管理, 178, 210–215；アルゴリズム, 210–214；集中治療, 212, 215；フローチャート, 222；輸液療法, 199, 201, 210, 211, 212, 213；初期, 198, 210；介入, 179；安定化後の治療, 215；治療エンドポイント, 215
 病態生理学, 178
 徴候, 178, 210, 211, 212
肺コンプライアンス, 114–115, 151
肺疾患，実質。肺組織疾患を参照
肺水腫
 評価, 69
 心原性, 135, 141
 管理, 135-136, 141, 213
肺塞栓症, 186–187
 管理, 221, 222
 広範, 186–187, 221
 徴候, 186–187
肺組織疾患, 120～121, 122
 ケースシナリオテストチェックリスト, 300
 原因, 120
 管理, 134–136, フローチャート, 141
 徴候, 120–121
肺高血圧症, 102
波形表示呼気CO$_2$モニター, 82–83
バソプレシン, 84, 197, 214
バッグマスク換気, 20, 142–152
 1人法, 149
 2人法, 150
 2020年版での変更, 9

重要な概念, 150
クループ, 128
装置, 142-146
異物による気道閉塞, 130
O_2 治療, 144
PEEP, 146
体位を整える, 146-148
措置, 151
手順, 149-150
自発呼吸のある小児, 151
外傷性心停止, 99
トラブルシューティング, 151
パッド／パドル, 91
パルスオキシメトリ, 161-162
　精度, 161, 162
　数値を解釈する際の注意, 52-53
　確認, 161
　機器の正しい使用, 162
　重要な概念, 161
　適応, 161
　O_2 飽和度（SpO_2）, 51-53, 193
　心拍再開後の治療, 267

発生の変化, 51

鼻カニューレ, 157, 158
速い呼吸（頻呼吸）, 47
　呼吸努力の増加を伴わない, 47, 177
　ショック, 175
バルブまたはシリンジ吸引器具, 152
ハンドヘルドマウスピース, 159
反応のチェック
　1人法の手順, 15
　2人法の手順, 21
　AVPU 小児反応スケール, 60, 61, 62
　オピオイド関連緊急事態, 139, 140
鼻咽頭エアウェイ, 127
非再呼吸式, 157-158

非侵襲的陽圧換気（NPPV）, 45
　適応, 136
　心拍再開後の治療, 269
　上気道閉塞, 127
ヒドロコルチゾン
　副腎不全, 215
　敗血症性ショック用のストレス用量, 213-214
病院への搬送, 139
評価
　気道：気道評価と管理を参照
　診断, 42, 66-69
　「評価－判定－介入」の手順, 39, 42-43
　頻回の再評価, 194, 198, 201
　初期, 37-39, 40-41

初期評価（第一印象）, 40-41, 285
継続的な再評価, 65
小児評価トライアングル（PAT）：初期評価（第一印象）, 37, 40；初期評価, 40-41, 285
初期, 42, 44-63, 286-287（一次評価も参照）
二次, 42, 64-65
頻脈（VT）, 240, 293
　アルゴリズム, 257, 258
　電気ショック, 254-255, 256
　ECG の特徴, 240
　薬物療法, 252, 253, 256
　多形性, 79, 240, 241, 293
　無脈性。無脈性心室頻拍（pVT）を参照
　心リズム, 79, 240
頻脈, 54, 235
　アルゴリズム, 257-259
　分類, 235
　重要な概念, 54
　薬物療法, 257
　薬物療法, 251, 253
　呼吸障害, 122
　ショック, 169
　洞性。洞性頻脈を参照
　上室性。上室性頻拍を参照
　心室性。心室性頻拍（VT）を参照
頻脈, 54, 236, 290
　アルゴリズム, 257, 258
　SVT との比較, 238-239
　ECG の特徴, 236
　心リズム, 236
頻脈性不整脈, 235-241
　心拍出量, 235
　分類, 235
　緊急介入, 249-255, 256
　管理, 249-255；フローチャート, 222；輸液療法, 249
　薬物療法, 250, 253
　徴候と症状, 235
ファモチジン, 216
フェイスマスク
　片手での E-C クランプ法, 149
　適用, 142, 149
　バッグマスク換気, 142
　非再呼吸式, 157-158
　簡易酸素マスク, 157
　噴霧器を使用する手順, 159
副腎不全
　補正, 215
　敗血症性ショック, 178
副腎皮質ステロイド薬
　アナフィラキシーショック, 216
　喘息, 133
浮腫
　血管性浮腫, 179

索引

気道抵抗への影響, 114
肺：評価, 69；心原性, 135, 141；管理, 135-136, 141, 213
不整脈, 229–241
　焦点を絞った身体診察, 65
　管理, 243-259
　心拍再開後の治療, 269
　パルスオキシメトリ, 162
　不安定性の徴候, 243
　頻脈性不整脈, 235–241, 249–255, 256
ブドウ糖液
　低血糖, 204
　心拍再開後の治療, 274
プロカインアミド, 253, 256, 259
プロスタグランジン E_1（PGE_1）, 220
フローチャート。アルゴリズムも参照
　呼吸器系緊急事態の管理フローチャート, 141
　ショック管理フローチャート, 222
　ショックの認識フローチャート, 188
分時換気量, 50
噴霧器, 158–159
閉塞。気道閉塞を参照
閉塞性ショック, 174, 183, 187
　ケースシナリオテストチェックリスト, 303
　原因, 183
　管理のフローチャート, 222
　認識のフローチャート, 188
　管理, 222；フローチャート, 222；輸液療法, 200
　病態生理学, 183–185
　徴候, 183–186
　まとめ, 187
ヘモグロビン濃度, 68
ベラパミル, 255, 256
ヘルスケアプロバイダー向けの小児に対するBLSアルゴリズム—救助者1人, 14
ヘルスケアプロバイダー向けの小児に対するBLSアルゴリズム—救助者2人以上, 20-21
ベンゾジアゼピン系, 277
ヘリオックス（ヘリウムと酸素の混合ガス）, 128
変力作用薬
　動脈管依存性閉塞性, 221
　ショック, 197
房室（AV）ブロック, 232–234
　分類, 232–233
　例, 233
　第1度, 232, 233
　第2度, 232
　　MobitzⅠ型第2度房室ブロック（Wenckebach現象）, 232, 233, 291
　　MobitzⅡ型第2度房室ブロック, 232, 233–234
　第3度, 232, 233–234
治療, 248
補助呼吸, 20
　1人法, 14, 17

2人法, 21
高度な気道確保器具, 88
ガイドライン, 124
質の高い, 82
呼吸停止, 124
体系的なアプローチ, 39
ホスホジエステラーゼ阻害薬, 197
発作性心房頻拍, 236
発作性上室性頻拍, 236
マウスピース，ハンドヘルド, 159
麻酔バッグ, 145
まだら模様, 41, 56, 57
末梢性チアノーゼ, 56, 57
末梢の脈拍, 55, 193
まとめ, 33, 106
脈拍チェック, 17
　1人法の手順, 15–16；アルゴリズム, 14
　2人法の手順, 22；アルゴリズム, 21
　徐脈, 244, 246
　一次評価, 38, 39
　オピオイド関連緊急事態, 139, 140
　一次評価, 44, 55
　ショック, 193
ミルリノン
　心原性ショック, 218
　ショック, 197
　ROSC後のショック, 271
無脈性心停止, 248
　管理, 249
　同期電気ショック, 254
無脈性電気活動（PEA）, 77-78
　死戦期呼吸, 77
　心静止／PEA：心停止アルゴリズム, 89, 96–97, ケースシナリオテストチェックリスト, 308, 投薬, 86, 生存率, 74
　心リズム, 78
無脈性心室頻拍（pVT）, 78, 79
　VF/pVT心停止, 73；アルゴリズム, 89, 90, 92, 93–94, 95–96；ケースシナリオテストチェックリスト, 309；除細動, 90, 92；薬剤, 86, 93–94, 95；持続, 93–94；生存率, 74；停止, 93
迷走神経刺激, 249-250, 256, 257, 259
メチルプレドニゾロン
　アナフィラキシーショック, 216
　低血圧, 129
毛細血管再充満時間, 55, 193
目標体温管理（TTM）, 263, 276
モニタリング, 193, 198
　重要な概念, 194
　心拍再開後の治療, 265, 267, 275
薬物
　過量投与。薬物の過量投与を参照
　治療。薬物療法を参照
薬物の過量投与

2020年版での変更, 9, 10
βアドレナリン遮断薬, 200, 201
カルシウム拮抗薬, 87, 200, 201
中毒に伴う心停止, 101
管理, 248；輸液療法, 200, 201；呼吸, 138-140, 141
オピオイド, 9-10, 138, 139, 140
薬物療法
 使用しない, 140
 徐脈, 245, 246-247
 心停止, 85-87, アルゴリズム, 89
 心原性ショック, 218-219
 CPR中, 94
 気管内投与, 84
 循環血液量減少性ショック, 209
 頭蓋内圧亢進, 137
 末梢静脈路, 84
 二次評価, 64
 ショック, 196-197, 198
 ROSC後のショック, 271
 頻脈性不整脈, 250-253, 256
 頻脈, 257, 259
 チームの役割, 31, 107
 供給を改善する方法, 84
薬理学。薬物療法も参照
 前提条件および準備, 6
有毒照射
 中毒に伴う心停止, 101
 薬物の過量投与。薬物過量投与を参照
 管理, 248；フローチャート, 141, 222；輸液療法, 201；心拍再開後, 275；呼吸, 138-140, 141
輸液療法
 4-2-1法, 274
 アルゴリズム, 211
 心原性ショック, 217, 218
 重要な概念, 193, 200, 208
 動脈管依存性閉塞性病変, 221
 出血性ショック, 208
 循環血液量減少性ショック, 205-206, 209
 維持輸液, 273-274
 神経原性ショック, 217
 心拍再開後の治療, 268, 271, 272, 273–274
 肺塞栓症, 221
 急速投与, 201
 速度と量, 199-201
 再評価, 201
 敗血症性ショック, 10, 210, 211, 212, 213, 214
 ショック, 182, 192－193, 198, 199－202

輸血
 適応, 208
 心拍再開後の治療, 268, 269
幼児
 正常血圧, 58
 正常心拍数, 53
 正常呼吸数, 46
陽性変力作用薬, 197
ラ音, 51
ラニチジン, 216
ラリンゲアルマスクエアウェイ（LMA）, 45
乱流, 114
リーダーシップ，チーム, 31, 107。チームリーダーも参照
リドカイン，アドレナリン，アトロピン，ナロキソン（LEAN）, 84
リドカイン
 心停止, 86, 89
 気管内投与, 84
 VF/無脈性VT, 95
流量膨張式バッグ, 145, 151
両母指圧迫法, 19, 23
臨床検査
 心原性ショック, 218
 心拍再開後の治療, 265, 268, 275
 ショック, 194-196, 198
 頻脈性不整脈, 249
臨床シナリオ
 ケースディスカッション, 3.
 実用的応用, 6
 シミュレーションを用いた練習, 3.
 テストチェックリスト, 298, 309
 テストステーション, 4
輪状軟骨圧迫法, 9, 10, 152
輪状軟骨切開術, 45
連携, 27, 88
連続気道陽圧（CPAP）, 45, 112

索引

索引

索引